中医执业助理医师资格考试
最后成功四套胜卷（一）

（医学综合考试部分）

第一单元

考生姓名：＿＿＿＿＿＿＿＿

准考证号：＿＿＿＿＿＿＿＿

考　　点：＿＿＿＿＿＿＿＿

考 场 号：＿＿＿＿＿＿＿＿

A1 型题

答题说明

每一道试题下面有 A、B、C、D、E 五个备选答案，请从中选择一个最佳答案，并在答题卡上将相应题号的相应字母所属的方框涂黑。

---

1. 下列对中医"证"叙述正确的是
   A. 一个完整的异常生命过程
   B. 是疾病过程中的某一阶段或某一类型的病理概括
   C. 是疾病过程中表现出的个别、孤立的现象
   D. 是病人异常的主观感觉或行为表现
   E. 头痛、发热、恶心、呕吐属于证

2. 下述药性都属阳的是
   A. 辛、甘、酸
   B. 辛、甘、温
   C. 酸、苦、辛
   D. 辛、苦、咸
   E. 酸、苦、咸

3. "阳盛则阴病，阴盛则阳病"体现阴阳之间的关系为
   A. 对立制约
   B. 相互转化
   C. 消长平衡
   D. 互根互用
   E. 交感互藏

4. 先有肾阴不足，后出现肝肾阴虚，肝阳上亢的证候，体现了五行之间哪种关系
   A. 相克
   B. 相乘
   C. 相侮
   D. 子病及母
   E. 母病及子

5. 下列有关五脏生理功能及特点的表述，错误的是

   A. 化生精气
   B. 贮藏精气
   C. 藏精气而不泻
   D. 满而不能实
   E. 实而不能满

6. 肝被称为"罢极之本"的理论基础是
   A. 在体合筋
   B. 在体合骨
   C. 在体合肉
   D. 在体合脉
   E. 在体合皮

7. 体现"精血同源""藏泄互用"关系的两脏是
   A. 心与肺
   B. 心与肾
   C. 脾与肾
   D. 肝与肾
   E. 肺与肾

8. 五脏与五液的关系中，与肺相应的液是
   A. 涕
   B. 汗
   C. 唾
   D. 泪
   E. 津

9. "利小便所以实大便"的生理基础是
   A. 大肠主津
   B. 肾主水液
   C. 膀胱贮尿
   D. 脾主运化
   E. 小肠主液

10. "正气存内，邪不可干"指气的何种作用
　　A. 推动和调控作用
　　B. 温煦与凉润作用
　　C. 防御作用
　　D. 固摄作用
　　E. 中介作用

11. 具有"走息道以司呼吸，贯心脉以行气血"功能的气是
　　A. 心气
　　B. 肺气
　　C. 营气
　　D. 卫气
　　E. 宗气

12. 行于头部两侧的经脉是
　　A. 太阳经
　　B. 阳明经
　　C. 少阳经
　　D. 厥阴经
　　E. 少阴经

13. 下列各项，易袭身体下部，阻遏气机的外邪是
　　A. 风邪
　　B. 火邪
　　C. 湿邪
　　D. 寒邪
　　E. 暑邪

14. 下列各项，其致病特点为"一气一病，症状相似"的是
　　A. 六淫
　　B. 疬气
　　C. 痰饮
　　D. 七情内伤
　　E. 劳逸失度

15. 《素问·举痛论》中，如劳力过度会出现

A. 劳则气上
B. 劳则气缓
C. 劳则气乱
D. 劳则气耗
E. 劳则气结

16. 小儿由食积发展为疳积，体现了中医发病的
　　A. 感邪即发
　　B. 徐发
　　C. 伏而后发
　　D. 继发
　　E. 复发

17. 下列可以应用通因通用治法的是
　　A. 食积泄泻
　　B. 血虚崩漏
　　C. 气虚便秘
　　D. 痰湿闭经
　　E. 癥瘕积聚

18. 下列各项，可用"阴中求阳"思想治疗的是
　　A. 虚热证
　　B. 实热证
　　C. 实寒证
　　D. 虚寒证
　　E. 真热假寒证

19. 疹的主要特点是
　　A. 色深红或青紫
　　B. 平铺于皮肤
　　C. 抚之碍手
　　D. 压之不褪色
　　E. 点大成片

20. 有形实邪阻闭气机所致的疼痛，其疼痛性质是
　　A. 胀痛
　　B. 灼痛

C. 冷痛

D. 绞痛

E. 隐痛

21. 患者口淡乏味，常提示的是

A. 痰热内盛

B. 湿热蕴脾

C. 肝胃郁热

D. 脾胃虚弱

E. 食滞胃脘

22. 提示瘀血日久的面色特点是

A. 面色苍白

B. 面色黧黑

C. 面色青黄

D. 面色青灰

E. 面黑暗淡

23. 下列各项，与牙齿干燥如枯骨关系最密切的是

A. 热盛伤津

B. 阳明热盛

C. 胃阴不足

D. 肾阴枯涸

E. 肺阴亏虚

24. 舌绛少苔有裂纹，多见于

A. 热邪内盛

B. 气血两虚

C. 阴虚火旺

D. 瘀血内阻

E. 脾虚湿侵

25. 自言自语，喃喃不休，见人语止，首尾不续者，其病因多属

A. 热扰心神

B. 痰火扰心

C. 风痰阻络

D. 心气不足

E. 心阴大伤

26. 外感风寒或风热袭肺或痰湿壅肺，肺失清肃导致的音哑或失音，称为

A. 子喑

B. 金破不鸣

C. 金实不鸣

D. 少气

E. 短气

27. 下列脉象除哪项外，均主实证

A. 弦

B. 濡

C. 滑

D. 紧

E. 长

28. 腹内结块，痛有定处，按之有形而不移。病属

A. 鼓胀

B. 痞满

C. 癥积

D. 瘕聚

E. 虫积

29. 下列各项，不是血虚证临床表现的是

A. 经少经闭

B. 头晕眼花

C. 心烦失眠

D. 面色淡白

E. 肢体麻木

30. 假神的病机是

A. 气血不足，精神亏损

B. 邪气亢盛，热扰神明

C. 脏腑虚衰，功能低下

D. 精气衰竭，虚阳外越

E. 阴盛于内，格阳于外

31. 具有升浮性质的性味是
    A. 苦、甘、寒
    B. 辛、甘、温
    C. 甘、酸、凉
    D. 苦、酸、咸
    E. 以上都不是

32. 妊娠禁用药是
    A. 牛膝
    B. 莪术
    C. 砂仁
    D. 黄芩
    E. 桑寄生

33. 荆芥与蝉蜕的共同功效是
    A. 透疹
    B. 解毒
    C. 消疮
    D. 止血
    E. 平肝

34. 具有峻下冷积功效的药物是
    A. 巴豆霜
    B. 大黄
    C. 火麻仁
    D. 郁李仁
    E. 松子仁

35. 可用于治疗温病初起及热毒血痢的药物是
    A. 金银花
    B. 板蓝根
    C. 白头翁
    D. 蒲公英
    E. 鱼腥草

36. 可凉血除蒸，清肺降火的药物是
    A. 黄芩
    B. 石膏
    C. 青蒿
    D. 鱼腥草
    E. 地骨皮

37. 茯苓和薏苡仁共同具有的功效是
    A. 清热
    B. 燥湿
    C. 透疹
    D. 健脾
    E. 升阳

38. 治疗亡阳证，寒饮喘咳，应选用的药物是
    A. 附子
    B. 肉桂
    C. 干姜
    D. 吴茱萸
    E. 小茴香

39. 可治疗肝郁气滞、食积、腹痛的药物是
    A. 川楝子
    B. 青皮
    C. 乌药
    D. 厚朴
    E. 沉香

40. 治疗食积气滞，咳喘痰多，应选用的药物是
    A. 山楂
    B. 神曲
    C. 麦芽
    D. 莱菔子
    E. 鸡内金

41. 既能治肠道寄生虫病，又能治水肿、脚气肿痛、疟疾的药物是
    A. 苦楝皮
    B. 槟榔
    C. 榧子

D. 使君子

E. 雷丸

42. 既能化瘀止血，又能通淋的药物是

    A. 三七

    B. 蒲黄

    C. 茜草

    D. 白及

    E. 白茅根

43. 具有活血、凉血功效的药组是

    A. 延胡索、姜黄

    B. 土鳖虫、乳香

    C. 郁金、丹参

    D. 姜黄、红花

    E. 水蛭、莪术

44. 治疗肺热咳嗽，胃热呕吐，应选用的药物是

    A. 苦杏仁

    B. 竹茹

    C. 百部

    D. 桔梗

    E. 瓜蒌

45. 具有补气升阳，利水消肿功效的药物是

    A. 黄芪

    B. 甘草

    C. 白术

    D. 大枣

    E. 党参

46. 既可用于肾虚腰痛，又可用于肝肾亏虚，胎动不安的药物是

    A. 杜仲

    B. 补骨脂

    C. 益智仁

    D. 沙苑子

    E. 肉苁蓉

47. 用于治疗肾虚筋骨痿弱，失眠健忘的药物是

    A. 龟甲

    B. 茯苓

    C. 丹参

    D. 鳖甲

    E. 龙眼肉

48. 治疗久泻不止并见脘腹胀痛、食少呕吐者，应选用

    A. 藿香

    B. 赤石脂

    C. 草果

    D. 白术

    E. 肉豆蔻

49. 关于反佐药含义的表述正确的是

    A. 针对次要兼证起直接治疗作用

    B. 针对重要的兼病或兼证起主要治疗作用

    C. 针对主病或主证起主要治疗作用

    D. 消减或者制约君、臣药的毒性和峻烈之性

    E. 防止病重邪甚时药病格拒

50. 逍遥散的君药是

    A. 柴胡

    B. 白芍

    C. 白术

    D. 枳实

    E. 当归

51. 小柴胡汤中配伍柴胡的意义是

    A. 疏利肝胆

    B. 升举清阳

    C. 疏肝解郁

    D. 和解少阳

    E. 透邪疏郁

52. 风温初起，邪客肺络用
    A. 桑菊饮
    B. 防风通圣散
    C. 银翘散
    D. 大柴胡汤
    E. 小柴胡汤

53. 主治脾虚湿盛之泄泻的首选方剂是
    A. 四君子汤
    B. 参苓白术散
    C. 补中益气汤
    D. 真人养脏汤
    E. 乌梅丸

54. 以"补血而不滞血，行血而不伤血"为配伍特点的方剂是
    A. 四物汤
    B. 归脾汤
    C. 炙甘草汤
    D. 补中益气汤
    E. 当归补血汤

55. 治疗阴虚血少，神志不安的方剂是
    A. 朱砂安神丸
    B. 酸枣仁汤
    C. 天王补心丹
    D. 天台乌药散
    E. 镇肝熄风汤

56. 川芎茶调散中偏于治太阳经头痛的药物是
    A. 防风
    B. 细辛
    C. 白芷
    D. 川芎
    E. 羌活

57. 清营汤证发热的特点是
    A. 夜热早凉
    B. 高热不退
    C. 身热夜甚
    D. 长期低热
    E. 白天高热

58. 治疗虚热肺痿，应首先考虑的方剂是
    A. 清燥救肺汤
    B. 炙甘草汤
    C. 麦门冬汤
    D. 百合固金汤
    E. 养阴清肺汤

59. 五苓散的功用是
    A. 利水渗湿，养阴清热
    B. 温阳健脾，行气利水
    C. 利水渗湿，温阳化气
    D. 益气祛风，健脾利水
    E. 温补脾肾，利水渗湿

60. 真人养脏汤的主治病证是
    A. 泻利无度，滑脱不禁
    B. 五更泄泻
    C. 久咳不已
    D. 寒热夹杂，久泻久痢
    E. 体虚自汗

61. 银翘散与桑菊饮的共同药物组成是
    A. 薄荷
    B. 竹叶
    C. 淡豆豉
    D. 杏仁
    E. 石膏

62. 理中丸可用于治疗的病证是
    A. 胸痹
    B. 心悸
    C. 胁痛
    D. 眩晕
    E. 头痛

63. 羚角钩藤汤的功效是
   A. 镇肝息风，滋阴潜阳
   B. 凉肝息风，增液舒筋
   C. 平肝息风，清热活血
   D. 清肝泻火，降逆止呕
   E. 清肝宁肺，凉血止血

64. 独活寄生汤含有的药物是
   A. 防风、羌活
   B. 防风、细辛
   C. 防风、荆芥
   D. 羌活、当归
   E. 桑寄生、羌活

65. 半夏泻心汤中体现"苦降"配伍的药物是
   A. 黄芩、黄连
   B. 人参、半夏
   C. 人参、黄芩
   D. 干姜、人参
   E. 甘草、大枣

66. COPD 稳定期常规选用
   A. 抗生素
   B. 利尿剂
   C. 皮下免疫调节剂
   D. 支气管扩张药
   E. 高流量吸氧

67. 支气管哮喘的典型表现是
   A. 长期、反复咳嗽、咳痰
   B. 吸气性呼吸困难伴三凹征
   C. 咳嗽、咳痰，伴长期午后低热，消瘦，盗汗
   D. 发作性带哮鸣音的呼气性呼吸困难
   E. 夜间熟睡后突然憋醒，伴咳嗽、咳痰

68. 典型心绞痛胸部疼痛的部位是
   A. 心尖部
   B. 左肩背部
   C. 胸部左侧
   D. 胸骨体上段或中段之后
   E. 胸部右侧

69. 心肌梗死患者心电图出现 $V_1 \sim V_3$ 导联 ST 段抬高，T 波倒置，其定位诊断是
   A. 下壁
   B. 前侧壁
   C. 高侧壁
   D. 前间壁
   E. 广泛前壁

70. 上消化道出血最常见的病因是
   A. 消化性溃疡
   B. 食管胃底静脉曲张破裂
   C. 急性胃黏膜损害
   D. 胃癌
   E. 胃息肉

71. 诊断慢性胃炎最可靠的方法是
   A. X 线钡餐检查
   B. 血清胃泌素水平
   C. Hp 检查
   D. 胃镜和黏膜活检
   E. 胃液分析

72. 急性白血病最多见的感染是
   A. 肺部感染
   B. 咽峡炎、口腔炎
   C. 肛周炎
   D. 皮肤感染
   E. 尿路感染

73. 原发免疫性血小板减少症的典型临床表现是
   A. 进行性贫血
   B. 皮肤、鼻腔等处发生坏死性溃疡
   C. 皮肤、黏膜出血

D. 频繁性呕吐

E. 胸骨压痛

74. 诊断血脂异常，测定空腹血浆或血清血脂四项，一般不包括

A. TC

B. TG

C. VLDL–C

D. LDL–C

E. HDL–C

75. 下列哪项属于非感染性发热的疾病

A. 肺结核

B. 肺炎

C. 急性肾盂肾炎

D. 伤寒

E. 血清病

76. 呈压榨样痛，可伴有窒息感的是

A. 心肌梗死

B. 干性胸膜炎

C. 心绞痛

D. 纵隔肿瘤

E. 原发性肺癌

77. 出现腹痛伴休克的疾病是

A. 肝炎

B. 胃炎

C. 肠炎

D. 脾破裂大出血

E. 肾结石

78. 表现为呼气性呼吸困难的是

A. 肺不张

B. 胸腔积液

C. 气管异物

D. 慢性支气管炎

E. 气胸

79. 下列除哪项外，均属于现病史的内容

A. 起病情况

B. 主要症状及伴随症状

C. 诊治经过

D. 患者的一般情况

E. 家族成员患同样疾病的情况

80. 脉压增大的疾病不包括

A. 主动脉瓣关闭不全

B. 动脉导管未闭

C. 动静脉瘘

D. 高热

E. 主动脉瓣狭窄

81. 震颤麻痹患者常见的步态是

A. 醉酒步态

B. 蹒跚步态

C. 慌张步态

D. 痉挛性偏瘫步态

E. 剪刀步态

82. 双侧眼睑闭合不全的常见疾病是

A. 眼外伤

B. 脑出血

C. 沙眼

D. 面神经麻痹

E. 甲状腺功能亢进症

83. 符合二尖瓣狭窄震颤特点的是

A. 胸骨右缘第2肋间收缩期震颤

B. 胸骨左缘第2肋间收缩期震颤

C. 胸骨左缘第3、4肋间收缩期震颤

D. 心尖部舒张期震颤

E. 胸骨左缘第2肋间及其附近连续性震颤

84. 舒张早期奔马律常见于

A. 房间隔缺损

B. 急性心肌梗死

C. 肥厚梗阻型心肌病

D. 肺动脉高压

E. 主动脉粥样硬化

85. 类风湿关节炎常表现为

A. 指关节梭状畸形

B. 杵状指

C. 匙状甲

D. 浮髌现象

E. 肢端肥大

86. 感觉障碍呈手套状、袜子状分布的是

A. 椎间盘突出症

B. 急性脊髓炎

C. 多发性神经炎

D. 脑梗死

E. 颈椎病

87. 下列各项，不属红细胞增多的疾病是

A. 严重腹泻

B. 大面积烧伤

C. 肺源性心脏病

D. 再生障碍性贫血

E. 真性红细胞增多症

88. 中性粒细胞核左移不会出现在下列哪种疾病中

A. 急性中毒

B. 急性溶血反应

C. 急性化脓性感染

D. 急性失血

E. 巨幼细胞贫血

89. 血清总胆红素、结合胆红素、非结合胆红素均中度增加，可见于

A. 蚕豆病

B. 胆石症

C. 珠蛋白生成障碍性贫血

D. 病毒性肝炎

E. 胰头癌

90. 血型不合的输液反应尿外观改变是

A. 血尿

B. 脓尿

C. 乳糜尿

D. 胆红素尿

E. 血红蛋白尿

91. 脑脊液蛋白质定量显著提升的是

A. 化脓性脑膜炎

B. 病毒性脑膜炎

C. 蛛网膜下腔出血

D. 结核性脑膜炎

E. 脑肿瘤

92. 下列各项中，心电图表现为 P 波与 QRS 波群无固定关系的是

A. 窦性心动过速

B. 一度房室传导阻滞

C. 二度 I 型房室传导阻滞

D. 二度 II 型房室传导阻滞

E. 三度房室传导阻滞

93. 在感染过程的五种表现形式中最不常见的是

A. 病原体被清除

B. 隐性感染

C. 显性感染

D. 病原携带状态

E. 潜伏性感染

94. 下列不属急性重型肝炎典型表现的是

A. 黄疸迅速加深

B. 出血倾向明显

C. 肝大

D. 出现烦躁、谵妄等神经系统症状

E. 急性肾功能不全

95. 下列有关流行性出血热的描述，正确的是
    A. 发病以青少年为主
    B. 一般不经呼吸道传播
    C. 无明显季节性
    D. 所有患者均有五期经过
    E. 可有母婴传播

96. 下列各项中，不支持流行性脑脊髓膜炎诊断的脑脊液检查结果是
    A. 外观混浊呈脓性
    B. 蛋白质含量增高
    C. 白细胞明显减少
    D. 糖含量明显减少
    E. 氯化物含量减少

97. 乙型脑炎的主要传染源是
    A. 猪
    B. 乙脑病毒携带者
    C. 乙脑患者
    D. 蚊虫
    E. 野鼠

98. 伤寒患者出现玫瑰疹，多见于
    A. 潜伏期
    B. 发热初期
    C. 极期
    D. 缓解期
    E. 恢复期

99. 伤寒杆菌血液培养阳性率最高的时间是
    A. 第 1 周
    B. 第 2 周
    C. 第 3 周
    D. 第 4 周
    E. 第 5 周

100. HIV 造成机体免疫功能损害主要侵犯的细胞是

A. CD4$^+$T 淋巴细胞
B. CD8$^+$T 淋巴细胞
C. B 淋巴细胞
D. NK 细胞
E. 浆细胞

101. 下列各项不属传染病基本特征的是
    A. 有病原体
    B. 有感染后免疫性
    C. 有流行病学特征
    D. 有发热
    E. 有传染性

102. 发生霍乱时，对疫区接触者的检疫期是
    A. 3 天
    B. 5 天
    C. 7 天
    D. 9 天
    E. 12 天

103. 下列各项，不属于感染过程中病原体作用的是
    A. 侵袭力
    B. 免疫力
    C. 数量
    D. 毒力
    E. 变异性

104. 艾滋病肺部感染最常见的病原体是
    A. 念珠菌
    B. 隐球菌
    C. 肺孢子菌
    D. 结核杆菌
    E. 疱疹病毒

105. 流行性出血热发生原发性休克属于
    A. 低血容量休克
    B. 心源性休克
    C. 过敏性休克

D. 细胞性休克

E. 神经源性休克

106. 对乙脑最有早期诊断价值的标志物是

　　A. 特异性 IgM 抗体

　　B. 病毒分离

　　C. 补体结合抗体

　　D. 血凝抑制抗体

　　E. Vi 抗体

107. 治疗流行性脑脊髓膜炎应首选的抗菌药物是

　　A. 磺胺嘧啶

　　B. 氯霉素

　　C. 红霉素

　　D. 磷霉素

　　E. 青霉素

108. 有关消毒方法叙述错误的是

　　A. 灭菌法有微波、热力等物理消毒法

　　B. 紫外线消毒法属于高效消毒法

　　C. 通风换气属于低效消毒法

　　D. 超声波消毒法属于中效消毒法

　　E. 高效消毒法能杀灭一切微生物

109. "上以疗君亲之疾，下以救贫贱之厄，中可保身长全"体现的医学道德原则是

　　A. 尊重原则

　　B. 保密原则

　　C. 公益原则

　　D. 审慎原则

　　E. 公正原则

110. 下列各项，符合体格检查道德要求的是

　　A. 尊重病人，心正无私

　　B. 全神贯注，语言得当

C. 客观求实，科学探索

D. 安全保密，谨慎行事

E. 综合分析，合理运用

111. 《吉汉宣言》的内容是

　　A. 主张科技必须考虑公共利益

　　B. 涉及人类受试者医学研究的伦理准则

　　C. 涉及发展中国家的临床试验

　　D. 规范各国的人体生物医学研究政策

　　E. 涉及人类辅助生殖技术和人类精子库伦理原则

112. 《传染病防治法》是由哪里制定的

　　A. 全国人民代表大会常务委员会

　　B. 国务院

　　C. 全国政协

　　D. 市级人民政府

　　E. 卫计委

113. 医师不按规定使用精神药品，情节严重的，有关部门有权暂停其执业活动的时间规定是

　　A. 六个月以上一年以下

　　B. 一年以上三年以下

　　C. 三年以上五年以下

　　D. 一个月以上三个月以下

　　E. 三个月以上六个月以下

114. 对医疗机构内的甲类传染病患者的密切接触者，医疗机构应采取的措施是

　　A. 对疫点进行卫生处理

　　B. 强制隔离治疗

　　C. 在指定场所进行医学观察

　　D. 在指定场所单独治疗

　　E. 划定疫点

A2 型题

答题说明

　　每道考题由两个以上相关因素组成或以一个简要病历形式出现，其下面有 A、B、C、D、E 五个备选答案，请从中选择一个最佳答案，并在答题卡上将相应题号的相应字母所属的方框涂黑。

---

115. 患者，男，35 岁。2 日来微有发热恶寒，鼻流清涕，身痛无汗，口苦，胁痛，尿短黄，大便黏臭，舌红苔薄白，脉数。其证候是
    A. 表里俱热
    B. 表寒里热
    C. 真寒假热
    D. 真热假寒
    E. 表热里寒

116. 患者，男，56 岁。素患眩晕，因情急恼怒而突发头痛而胀，继则昏厥仆倒，呕血，不省人事，肢体强痉，舌红苔黄，脉弦。其病机是
    A. 气郁
    B. 气逆
    C. 气脱
    D. 气陷
    E. 气滞

117. 患者，男，46 岁。腹痛腹泻 2 天。日泻 10 余次水便，经治已缓。目前口渴心烦，皮肤干瘪，眼窝凹陷，舌红，脉细数无力。其证候是
    A. 津亏
    B. 阴虚
    C. 亡阴
    D. 外燥
    E. 实热

118. 患者，男，50 岁。咳嗽无力，气短而喘，呼多吸少，动则益甚，耳鸣，腰膝酸软，舌淡，脉弱。证属

A. 肺气虚损
B. 肺阴亏虚
C. 肺肾气虚
D. 肺肾阴虚
E. 肾气虚衰

119. 患者身目发黄，黄色鲜明，脘腹胀闷，肢体困重，便溏尿黄，身热不扬，舌红苔黄腻，脉濡数。其证候是
    A. 肝胆湿热
    B. 肠道湿热
    C. 肝火炽盛
    D. 湿热蕴脾
    E. 寒湿困脾

120. 患者心悸怔忡，神疲乏力，畏寒肢冷，肢体浮肿，腰膝酸冷，舌淡紫苔白滑，脉弱。其证候是
    A. 寒湿困脾
    B. 脾气虚弱
    C. 心肾阳虚
    D. 脾肾阳虚
    E. 心肝血虚

121. 脘腹胀痛，嗳腐吞酸，恶食呕逆，大便泄泻，舌苔厚腻，脉滑者，治宜选用
    A. 健脾丸
    B. 保和丸
    C. 四逆散
    D. 痛泻要方
    E. 葛根黄芩黄连汤

122. 患者，男，65 岁。有慢性支气管炎及

高血压病史10年，近半年活动后自觉气短。检查：血压160/95mmHg，心脏听诊未闻及器质性杂音，两肺听诊无异常，心电图及X线显示左心室增大。应首先考虑的是

A. 冠心病

B. 高血压性心脏病

C. 风心病

D. 肺心病

E. 病毒性心肌炎

123. 患者近来尿少，大便反复带有鲜血。查体：面部有蜘蛛痣，左肋缘下触及脾脏，腹部叩诊移动性浊音（＋）。应首先考虑的是

A. 肾病综合征

B. 右心功能不全

C. 肝硬化

D. 慢性肾功能不全

E. 乙型肝炎

124. 患者，女，30岁。尿频、尿痛2天。检查：体温38℃，右肾区叩击痛，尿蛋白（±），尿中红细胞2～4个/HP，白细胞20～30个/HP。应首先考虑的是

A. 急性膀胱炎

B. 急性肾小球肾炎

C. 急性肾盂肾炎

D. 尿道综合征

E. 右肾结石

125. 某患者由印尼入境后2天，频繁腹泻，无腹痛及里急后重，伴有呕吐。最重要的检查是

A. 血常规

B. 尿常规

C. 电解质检查

D. 粪便悬滴检查

E. 影像学检查

126. 患者，男，18岁。突然出现无痛性腹泻，米泔水样便，量多，大便频繁，继之出现喷射状呕吐，呕吐物为米泔水样。查体：神志淡漠，声音嘶哑，眼窝深凹，口唇干燥。治疗的关键措施是

A. 休息

B. 使用抗生素

C. 使用抗病毒药物

D. 及时足量补液

E. 预防DIC

A3 型题

答题说明

　　以下提供若干个案例，每个案例下设若干道试题。请根据案例所提供的信息，在每一道试题下面的A、B、C、D、E五个备选答案中选择一个最佳答案，并在答题卡上将相应题号的相应字母所属的方框涂黑。

（127～129题共用题干）

患者，女，40岁。不明原因关节肿痛半年余。开始为手指关节疼痛，后腕关节、掌指关节相继出现疼痛，呈对称性，遇寒或晨起时关节发硬，活动后减轻。

127. 应首先考虑的是

A. 骨关节炎

B. 痛风性关节炎

C. 强直性脊柱炎

D. 类风湿关节炎

E. 系统性红斑狼疮

128. 下列检查项目中，最有意义的是

A. 血沉

B. 抗核抗体

C. 双手 X 线平片

D. 抗链球菌溶血素"O"试验

E. 肾功能检查

129. 治疗可缓解症状，但不能控制疾病进展的药物是

A. 钙剂

B. 维生素 D

C. 塞来昔布

D. 氨甲蝶呤

E. 环孢素 A

（130～132 题共用题干）

患者，女，58 岁。既往有高血压病史。锻炼身体时突然出现头痛、呕吐，随后出现右侧肢体活动障碍，意识丧失。

130. 应首先考虑的是

A. 癫痫

B. 脑梗死

C. 脑出血

D. 蛛网膜下腔出血

E. 短暂性脑缺血发作

131. 为明确诊断以及病变部位，需检查下列哪项

A. 经颅多普勒

B. 血常规

C. 血生化

D. 脑电图

E. 颅脑 CT

132. 该患者脑脊液检查可能的结果是

A. 呈脓性，压力降低

B. 呈脓性，压力增高

C. 呈血性，压力降低

D. 呈血性，压力增高

E. 呈血性，压力正常

B1 型题

答题说明

　　两道试题共用 A、B、C、D、E 五个备选答案，备选答案在上，题干在下。每题请从中选择一个最佳答案，并在答题卡上将相应题号的相应字母所属的方框涂黑。每个备选答案可能被选择一次、两次或不被选择。

（133～134 题共用备选答案）

A. 气能生血

B. 气能摄血

C. 气能行血

D. 血能载气

E. 血能生气

133. 治疗血行瘀滞，多配用补气、行气药，是由于

134. 气随血脱的生理基础是

（135～136 题共用备选答案）

A. 肝阳化风证

B. 阴虚动风证

C. 血虚生风证

D. 热极生风证

E. 肝阳上亢证

135. 可见步履不稳，眩晕欲仆，肢体震颤，头胀头痛症状的是

136. 可见眩晕，肢体震颤，皮肤瘙痒，面白无华症状的是

（137～138 题共用备选答案）

A. 石决明

B. 羚羊角

C. 磁石

D. 赭石

中医执业助理医师资格考试最后成功四套胜卷（一）第一单元

E. 地龙

137. 具有平肝潜阳，降逆，止血功效的药是

138. 既能平肝息风，又能清肝明目的药物是

（139～140题共用备选答案）

　A. 辛凉透表，清热解毒

　B. 疏风清热，宣肺止咳

　C. 辛凉疏表，清肺平喘

　D. 疏风解表，泻热通便

　E. 清热解毒，消肿溃坚

139. 麻黄杏仁甘草石膏汤的功用是

140. 银翘散的功用是

（141～142题共用备选答案）

　A. 柳氮磺胺吡啶

　B. 奥曲肽

　C. 泼尼松

　D. 环孢素

　E. 环磷酰胺

141. 轻中型溃疡性结肠炎的治疗药物是

142. 重型和暴发型溃疡性结肠炎的治疗药物是

（143～144题共用备选答案）

　A. 面色苍白，睑厚面宽，颜面浮肿

　B. 面色晦暗，双颊紫红，口唇发绀

　C. 面色潮红，兴奋不安，口唇干燥

　D. 表情淡漠，反应迟钝，呈无欲状态

　E. 眼裂增大，眼球突出，目光闪烁，呈惊恐状

143. 黏液性水肿面容的特点是

144. 典型伤寒面容的特点是

（145～146题共用备选答案）

　A. 潜伏期

　B. 恢复期

　C. 前驱期

　D. 症状明显期

　E. 后遗症

145. 从病原体侵入人体至开始出现临床症状为止的时期是

146. 机体免疫力增长到一定程度，体内病理生理过程基本终止，症状及体征基本消失的时期是

（147～148题共用备选答案）

　A. 神灵主义医学模式

　B. 自然哲学医学模式

　C. 机械论医学模式

　D. 生物医学模式

　E. 生物－心理－社会医学模式

147. 中国传统医学中阴阳五行学说体现的医学模式是

148. 认为心理、社会因素与疾病的发生、发展、转化有着密切的联系的医学模式是

（149～150题共用备选答案）

　A. 3日

　B. 5日

　C. 15日

　D. 20日

　E. 30日

149. 医患双方申请医疗纠纷行政调解的，卫生主管部门应当自收到申请之日起多少个工作日内作出是否受理的决定

150. 医患双方申请医疗纠纷行政调解的，卫生主管部门应当自受理之日起多少个工作日内完成调解

中医执业助理医师资格考试
最后成功四套胜卷（一）

（医学综合考试部分）

第二单元

A1 型题

1. 咳嗽痰热郁肺证，痰的特点是
   A. 痰少质黏或痰中带血丝
   B. 痰多质黏或稠黄，咳吐不爽
   C. 痰多质黏，色白或带灰色
   D. 痰清稀色白
   E. 痰中带脓，有腥臭味

2. 咳嗽痰湿蕴肺的选方是
   A. 二陈平胃散合三子养亲汤
   B. 三拗汤合止嗽散
   C. 清金化痰汤
   D. 荆防达表汤
   E. 黛蛤散合黄芩泻白散

3. 喘证实喘的主要病位在
   A. 心
   B. 肝
   C. 肺
   D. 脾
   E. 肾

4. 与肺痨关系密切的脏腑是
   A. 心、肺、肾
   B. 脾、肺、肝
   C. 肺、脾、肾
   D. 心、肝、肾
   E. 脾、肝、肾

5. 厥阴头痛的部位在
   A. 头后部，下连项
   B. 前额部
   C. 眉棱骨
   D. 颠顶部，或连目系
   E. 头之两侧，连及于耳

6. 半夏白术天麻汤治疗的头痛类型是
   A. 血虚头痛
   B. 肾虚头痛
   C. 肝阳头痛
   D. 痰浊头痛
   E. 风热头痛

7. 少阳头痛的引经药应首选
   A. 葛根、白芷、知母
   B. 羌活、川芎、蔓荆子
   C. 柴胡、黄芩、川芎
   D. 藁本、吴茱萸、钩藤
   E. 细辛、白芷、羌活

8. 不属于中风脱证的症状是
   A. 目合口张
   B. 手撒肢冷
   C. 牙关紧闭
   D. 大小便自遗
   E. 肢体瘫软

9. 胃痛虚痛的表现是
   A. 痛剧，固定不移，拒按，脉盛
   B. 遇寒则痛甚，得温则痛减
   C. 痛势徐缓，痛处不定，喜按，脉虚
   D. 遇热则痛甚，得寒则痛减
   E. 痞塞不舒，胸膈满闷

10. 呕吐与噎膈的相同表现是
    A. 腹胀
    B. 呕吐
    C. 心悸
    D. 入而复出
    E. 吞咽梗阻

11. 水肿阳水的治疗原则是
　　A. 扶正为主
　　B. 理气化湿
　　C. 分利湿热
　　D. 祛邪为主
　　E. 扶正祛邪并重

12. 膏淋的主症是
　　A. 小便点滴短少
　　B. 小便混浊如米泔水
　　C. 小便时尿道刺痛有血
　　D. 小便点滴不通
　　E. 小便有血

13. 与下部疮疡关系密切的是
　　A. 风邪
　　B. 寒邪
　　C. 暑邪
　　D. 湿邪
　　E. 燥邪

14. 发病急骤，漫肿宣浮，游走无定的是
　　A. 热肿
　　B. 寒肿
　　C. 风肿
　　D. 气肿
　　E. 湿肿

15. 辨溃疡，疮面呈翻花或如岩穴属
　　A. 瘰疬溃疡
　　B. 麻风溃疡
　　C. 梅毒溃疡
　　D. 岩性溃疡
　　E. 流痰溃疡

16. 下列适用于阴证的是
　　A. 回阳玉龙膏
　　B. 冲和膏
　　C. 金黄散

　　D. 太乙膏
　　E. 九黄丹

17. 用棉花或纱布折叠成块以衬垫疮部的疗法是
　　A. 熨法
　　B. 溻渍法
　　C. 冷冻疗法
　　D. 垫棉法
　　E. 烟熏法

18. 乳癖肝郁痰凝证，治疗首选
　　A. 逍遥蒌贝散
　　B. 柴胡疏肝散
　　C. 逍遥散
　　D. 瓜蒌牛蒡汤
　　E. 桃红四物汤

19. 好发于汗腺、皮脂腺丰富部位的是
　　A. 气瘤
　　B. 肉瘤
　　C. 血瘤
　　D. 脂瘤
　　E. 筋瘤

20. 治疗蛇串疮脾虚湿蕴证，首选方剂是
　　A. 除湿胃苓汤
　　B. 龙胆泻肝汤
　　C. 柴胡疏肝散
　　D. 参苓白术散
　　E. 八珍汤

21. 花斑癣的发病部位为
　　A. 头部
　　B. 颈项、躯干
　　C. 股胯
　　D. 脚趾
　　E. 手掌

22. 治疗油风气滞血瘀证，应首选的方剂是
　　A. 桃红四物汤
　　B. 逍遥散合四物汤
　　C. 通窍活血汤
　　D. 六味地黄汤
　　E. 七宝美髯丹

23. 与月经产生机理最密切的是
　　A. 脏腑－气血－胞宫
　　B. 脏腑－天癸－胞宫
　　C. 肾－天癸－冲任－胞宫
　　D. 肾－冲任－胞宫
　　E. 脏腑－冲任－胞宫

24. 与月经后期和月经过少的发病均有关系的病机是
　　A. 气虚
　　B. 湿热
　　C. 血虚
　　D. 肝火
　　E. 血热

25. 下列有关月经病的治疗，错误的是
　　A. 重在治本调经
　　B. 分清先病和后病
　　C. 急则治标，缓则治本
　　D. 顺应不同年龄阶段论治
　　E. 重用辛温暖宫之品

26. 治疗月经先期阳盛血热证，应首选
　　A. 清经散
　　B. 大补元煎
　　C. 保阴煎
　　D. 固阴煎
　　E. 清热固经汤

27. 闭经的治则是
　　A. 补而通之，泻而通之
　　B. 塞流、澄源、复旧

C. 急则治其标，缓则治其本
D. 宜运、宜升、宜燥
E. 治病与安胎并举

28. 经行情志异常痰火上扰证，应首选
　　A. 甘麦大枣汤
　　B. 柴胡疏肝散
　　C. 丹栀逍遥散
　　D. 生铁落饮
　　E. 癫狂梦醒汤

29. 产后三急是指
　　A. 呕吐、泄泻、盗汗
　　B. 高热、昏迷、自汗
　　C. 心悸、气短、抽搐
　　D. 尿闭、便难、冷汗
　　E. 下血、腹痛、心悸

30. 产后肢体关节疼痛，屈伸不利，痛无定处。其证候是
　　A. 血瘀
　　B. 外感
　　C. 肾虚
　　D. 血虚
　　E. 气虚

31. 急性盆腔炎热毒炽盛证的治法是
　　A. 清热解毒，利湿排脓
　　B. 清热凉血，解毒止痛
　　C. 清热解毒，凉血化瘀
　　D. 清热利湿，化瘀止痛
　　E. 清热解毒，养血活血

32. 治疗阴痒肝经湿热证，应首选的方剂是
　　A. 易黄汤
　　B. 内补丸
　　C. 柴胡疏肝散
　　D. 龙胆泻肝汤
　　E. 清肝止淋汤

33. 按照公式计算，4 岁小儿的标准体重、身高分别是
    A. 12kg，91cm
    B. 12kg，98cm
    C. 14kg，91cm
    D. 16kg，101cm
    E. 16kg，103cm

34. 前囟正常闭合的时间是
    A. 1 ～ 3 个月
    B. 3 ～ 6 个月
    C. 6 ～ 12 个月
    D. 12 ～ 18 个月
    E. 18 ～ 24 个月

35. 乳牙出齐的颗数为
    A. 14
    B. 16
    C. 18
    D. 20
    E. 22

36. 5 岁小儿的收缩压是
    A. 70mmHg
    B. 80mmHg
    C. 90mmHg
    D. 100mmHg
    E. 110mmHg

37. 下列各项，符合小儿"纯阳"理论的是
    A. 生机蓬勃
    B. 脏腑娇嫩
    C. 有阳无阴
    D. 阳亢阴亏
    E. 形气未充

38. 小儿指纹青紫，其证候是
    A. 虚寒
    B. 食积

C. 痰热
D. 虚热
E. 瘀热

39. 小儿胸廓前凸，形如鸡胸，可见于
    A. 抽动障碍
    B. 佝偻病
    C. 惊风
    D. 枕秃
    E. 痴呆

40. 根据年龄不同，学龄前儿童每剂内服中药煎剂总药量为
    A. 30 ～ 50mL
    B. 50 ～ 100mL
    C. 120 ～ 240mL
    D. 250 ～ 300mL
    E. 300 ～ 400mL

41. 小儿感冒夹惊的病位在
    A. 肝
    B. 大肠
    C. 脾
    D. 胃
    E. 肾

42. 小儿泄泻主要病变的脏腑是
    A. 脾肾心肝
    B. 脾肺心肝
    C. 脾胃
    D. 肺胃
    E. 肺肾肝

43. 骨疳的病机是
    A. 脾病及心
    B. 脾病及肺
    C. 脾病及肝
    D. 脾虚水泛
    E. 脾病及肾

44. 小儿汗证自汗的病机多属
    A. 精亏
    B. 痰湿
    C. 阴虚
    D. 阳虚
    E. 湿热

45. 蛔虫肠虫证疼痛部位是
    A. 右下腹
    B. 脐周
    C. 左下腹
    D. 右上腹
    E. 无定处

46. 奇经八脉中，主一身之里的经脉是
    A. 任脉
    B. 督脉
    C. 冲脉
    D. 带脉
    E. 阴维脉

47. 根据腧穴主治规律，足三阳经腧穴相同的主治病证是
    A. 胃肠病
    B. 咽喉病
    C. 头面病
    D. 神志病
    E. 耳病

48. 胆的募穴是
    A. 中极
    B. 日月
    C. 京门
    D. 石门
    E. 巨阙

49. 肩胛骨内侧缘至后正中线的骨度分寸是
    A. 3 寸
    B. 5 寸
    C. 8 寸
    D. 9 寸
    E. 12 寸

50. 善于治疗无脉症的腧穴是
    A. 孔最
    B. 尺泽
    C. 列缺
    D. 太渊
    E. 少商

51. 既可治疗咳嗽气喘，又可治疗头痛齿痛等头面部疾患的穴位是
    A. 少泽
    B. 少海
    C. 曲泽
    D. 曲池
    E. 列缺

52. 以下对阴陵泉的定位叙述正确的是
    A. 腓骨小头前下方
    B. 内踝上三寸，胫骨内侧面后缘
    C. 犊鼻下三寸，胫骨前嵴外一横指
    D. 胫骨内侧髁下缘与胫骨内侧缘之间的凹陷中
    E. 内踝尖与跟腱之间的凹陷中

53. 常用于治疗吐血等血证的腧穴是
    A. 极泉
    B. 少海
    C. 通里
    D. 阴郄
    E. 少府

54. 膈俞穴的主治病证是
    A. 惊悸
    B. 目疾
    C. 腹痛
    D. 呃逆

E. 耳鸣

55. 在踝区，内踝尖下 1 寸，内踝下缘边际凹陷中的腧穴是
　　A. 商丘
　　B. 丘墟
　　C. 照海
　　D. 申脉
　　E. 然谷

56. 适用于皮肤松弛部位腧穴的进针方法是
　　A. 单手进针法
　　B. 舒张进针法
　　C. 提捏进针法
　　D. 夹持进针法
　　E. 指切进针法

57. 隔附子饼灸的作用是
　　A. 温胃止呕
　　B. 清热解毒
　　C. 温补肾阳
　　D. 回阳救逆
　　E. 散寒止痛

58. 针灸治疗风寒头痛的配穴是
　　A. 风池、风府
　　B. 合谷、风府
　　C. 合谷、太阳
　　D. 风门、列缺
　　E. 风门、印堂

59. 着痹的治疗配穴是
　　A. 膈俞、血海
　　B. 肾俞、关元
　　C. 阴陵泉、足三里
　　D. 大椎、曲池
　　E. 百会、内关

60. 治疗瘀血停胃型胃痛，除主穴外，还应选取的配穴是
　　A. 内庭、胃俞
　　B. 期门、太冲
　　C. 胃俞、脾俞
　　D. 膈俞、三阴交
　　E. 脾俞、关元

61. 月经先后无定期应选取的主穴是
　　A. 关元、三阴交、血海
　　B. 关元、三阴交、肝俞
　　C. 气海、三阴交、归来
　　D. 次髎、地机、三阴交
　　E. 关元、足三里、三阴交

62. 治疗瘾疹胃肠积热证，除主穴外，还应选取
　　A. 大椎、曲池
　　B. 风门、肺俞
　　C. 天枢、足三里
　　D. 脾俞、足三里
　　E. 太溪、太冲

63. 针灸治疗耳聋虚证，应选取的主穴是
　　A. 合谷、神门、翳风、耳门
　　B. 太白、耳门、风池、听会
　　C. 太溪、耳门、听宫、听会
　　D. 太冲、耳门、听宫、养老
　　E. 翳风、听宫、太溪、肾俞

64. 患者咽喉肿痛，伴恶寒发热等表证，针灸治疗应选取的主穴是
　　A. 太溪、照海、列缺、鱼际
　　B. 少商、合谷、尺泽、关冲
　　C. 太阳、风池、合谷、太冲
　　D. 合谷、太冲、内庭、关冲
　　E. 曲池、外关、合谷、尺泽

65. 虚证晕厥的配穴为

A. 太阳、风池   D. 合谷、太冲

B. 心俞、脾俞   E. 肝俞、肾俞

C. 气海、关元

A2 型题

> **答题说明**
>
> 　　每道考题由两个以上相关因素组成或以一个简要病历形式出现，其下面有 A、B、C、D、E 五个备选答案，请从中选择一个最佳答案，并在答题卡上将相应题号的相应字母所属的方框涂黑。

66. 患者，男，34 岁。突感身热 1 天，微恶风，汗少，肢体酸重，头昏胀痛，渴不多饮，胸闷脘痞，大便溏，舌苔黄腻，脉濡数。治疗应首选的方剂是

A. 竹叶石膏汤

B. 九味羌活汤

C. 藿香正气散

D. 新加香薷饮

E. 银翘散

67. 患者咳嗽声重，气急，咽痒，咳痰稀薄色白，伴鼻塞，流清涕，头痛，肢体酸楚，恶寒，发热，无汗，舌苔薄白，脉浮紧。首选方剂为

A. 桑菊饮

B. 三拗汤合止嗽散

C. 桑杏汤

D. 荆防达表汤

E. 麻黄汤

68. 患者，男，50 岁。喉中痰鸣如吼，胸高胁胀，痰黄黏稠，咳吐不利，烦闷不安，口渴喜饮，面赤汗出，舌红苔黄腻，脉弦滑。治疗应首选

A. 定喘汤

B. 射干麻黄汤

C. 三子养亲汤

D. 苏子降气汤

E. 葶苈大枣泻肺汤

69. 患者有哮喘反复发作史。气短声低，自汗，怕风，易感冒，倦怠无力，食少便溏，喉中时有轻度哮鸣，痰多质稀色白，舌质淡，苔白，脉细弱。首选方剂为

A. 八珍汤

B. 生脉地黄汤合金水六君煎

C. 平喘固本汤

D. 六君子汤

E. 补中益气汤

70. 患者，男，24 岁。恶寒发热，咳嗽，咳白色黏痰，痰量日渐增多，胸痛，咳则痛甚，呼吸不利，口干鼻燥，舌苔薄黄，脉浮数而滑。治疗首选

A. 银翘散

B. 千金苇茎汤合如金解毒散

C. 沙参清肺汤

D. 桔梗杏仁煎

E. 加味桔梗汤

71. 患者，男，咳逆喘息少气，咳痰夹血丝，血色暗淡，潮热，自汗，盗汗，声嘶，面浮肢肿，心慌，唇紫，肢冷，形寒，五更泄泻，口舌生糜，大肉尽脱，遗精阳痿，苔黄而剥，舌质光淡隐紫，少津，脉微细而数，有与肺痨病人的接触史。治疗应首选

A. 月华丸

B. 百合固金汤

C. 补天大造丸

D. 三子养亲汤

E. 保真汤

72. 患者，女，40岁。平素善惊易恐，因受惊而心悸1个月余，坐卧不安，少寐多梦，舌苔薄白，脉细弦。治疗应首选

A. 归脾汤

B. 炙甘草汤

C. 朱砂安神丸

D. 天王补心丹

E. 安神定志丸

73. 患者，男，60岁。心胸隐痛，时作时休，心悸气短，动则益甚，伴倦怠乏力，声息低微，面白自汗，舌质淡红，舌体胖边有齿痕，苔薄白，脉虚细缓。首选方剂为

A. 参附汤

B. 枳实薤白桂枝汤合当归四逆汤

C. 沙参麦冬汤合补中益气汤

D. 瓜蒌薤白半夏汤合涤痰汤

E. 生脉散合人参养荣汤

74. 患者头痛连及项背，有拘急收紧感，伴恶风畏寒，遇风尤剧，口不渴，舌淡红，苔薄白，脉浮紧。治疗首选

A. 芎芷石膏汤

B. 川芎茶调散

C. 羌活胜湿汤

D. 加味四物汤

E. 天麻钩藤饮

75. 患者，女，50岁。眩晕，头重昏蒙，伴视物旋转，胸闷恶心，呕吐痰涎，食少多寐，舌苔白腻，脉濡滑。首选方剂为

A. 桑白皮汤

B. 芎芷石膏汤

C. 半夏白术天麻汤

D. 三子养亲汤

E. 涤痰汤

76. 患者眩晕头痛，头胀，胸闷恶心，呕吐痰涎，心烦口苦，渴不欲饮，舌红苔黄腻，脉弦滑。治疗首选

A. 龙胆泻肝汤

B. 黄连温胆汤

C. 天麻钩藤饮

D. 七味都气丸

E. 半夏白术天麻汤

77. 患者突然昏仆，不省人事，牙关紧闭，口噤不开，两手握固，大小便闭，肢体偏瘫、拘急、抽搐，面红身热，气粗口臭，躁动不安，痰多而黏，舌质红，苔黄腻，脉弦滑有力。治疗首选

A. 镇肝熄风汤

B. 桃仁承气汤

C. 羚角钩藤汤合至宝丹

D. 涤痰汤

E. 羚羊角汤合安宫牛黄丸

78. 患者，男，78岁。表情呆纯，智力衰退，哭笑无常，喃喃自语，不思饮食，脘腹胀痛，痞满不适，口多涎沫，头重如裹，舌质淡，苔白腻，脉滑。其病证诊断是

A. 癫证心脾两虚证

B. 癫证痰气郁结证

C. 痴呆痰浊蒙窍证

D. 痴呆脾肾两虚证

E. 痫病风痰闭阻证

79. 患者胃脘疼痛，痛势急迫，脘闷灼热，口干口苦，口渴而不欲饮，纳呆恶心，小便色黄，大便不畅，舌红，苔黄腻，脉滑数。治疗首选

A. 香苏散合良附丸

B. 柴胡疏肝散

C. 丹栀逍遥散加左金丸

D. 附子理中丸

E. 清中汤

80. 患者脘腹痞闷，胸胁胀满，心烦易怒，善太息，呕恶嗳气，大便不爽，舌质淡红，苔薄白，脉弦。治疗应首选的方剂是

A. 益胃汤

B. 保和丸

C. 泻心汤合左金丸

D. 越鞠丸合枳术丸

E. 平胃散合逍遥丸

81. 患者恶心呕吐，食欲不振，食入难化，脘部痞闷，大便不畅，舌淡胖，苔薄，脉细。首选方剂是

A. 四七汤

B. 香砂六君子汤

C. 理中汤

D. 麦门冬汤

E. 保和丸

82. 患者腹痛拒按，烦渴引饮，潮热汗出，大便秘结，小便短黄，舌质红，苔黄腻，脉滑数。其证候是

A. 饮食积滞证

B. 湿热壅滞证

C. 肝郁气滞证

D. 肝胆湿热证

E. 胃阴亏耗证

83. 患者起病急骤，腹痛剧烈，大便频，痢下鲜紫脓血，伴有壮热口渴，头痛烦躁，恶心呕吐，舌红绛，苔黄燥，脉滑数。治疗应首选

A. 芍药汤

B. 白头翁汤

C. 藿香正气丸

D. 连理汤

E. 黄连阿胶汤

84. 患者胁肋灼热疼痛，痛有定处，触痛明显。口苦口黏，胸闷纳呆，恶心呕吐，小便黄赤，大便不爽，兼有身热恶寒，身目发黄，舌红苔黄腻，脉弦滑数。首选方剂为

A. 复元活血汤

B. 龙胆泻肝汤

C. 血府逐瘀汤

D. 草薢渗湿汤

E. 柴胡疏肝散

85. 患者胁肋隐痛，悠悠不休，遇劳加重，口干咽燥，心中烦热，头晕目眩，舌红少苔，脉细弦而数。首选方剂为

A. 沙参麦冬汤

B. 龙胆泻肝汤

C. 麦门冬汤

D. 一贯煎

E. 柴胡疏肝散

86. 患者面目及肌肤晦暗不泽，肢软乏力，心悸气短，大便溏薄，舌质淡，苔薄，脉濡细。其证候是

A. 阳黄，热重于湿证

B. 阴黄，寒湿阻遏证

C. 阴黄，脾虚湿滞证

D. 阳黄，胆腑郁热证

E. 阳黄，疫毒炽盛证

87. 患者，女，40岁。全身皮肤黄染2月。现症见：身目俱黄，黄色晦暗，脘腹痞胀，大便不实，神疲畏寒，口淡不渴，舌淡苔腻，脉濡缓。首选方剂为

A. 茵陈五苓散合甘露消毒丹

B. 逍遥散合鳖甲煎丸

C. 茵陈蒿汤

D. 茵陈四苓散

E. 茵陈术附汤

88. 患者，女，58岁。平素精神抑郁，自觉
胸部闷塞，胁肋胀满，咽中如有物梗塞，
吞之不下，咳之不出，苔白腻，脉弦滑。
首选方剂是
A. 柴胡疏肝散
B. 丹栀逍遥散
C. 半夏厚朴汤
D. 甘麦大枣汤
E. 归脾汤

89. 患者便血，色紫暗，腹部隐痛，喜热饮，
面色不华，神倦懒言，便溏，舌质淡，
脉细。治疗选方为
A. 桑杏汤
B. 柴枳半夏汤
C. 桑菊饮
D. 黄土汤
E. 归脾汤

90. 患者口渴多饮，口舌干燥，尿频量多，
烦热多汗，舌边尖红，苔薄黄，脉洪数。
首选方剂为
A. 七味白术散
B. 玉女煎
C. 消渴方
D. 六味地黄丸
E. 金匮肾气丸

91. 患者，男，56岁。小便频数，混浊如膏，
饮一溲一，面容憔悴，耳轮干枯，腰膝
酸软，四肢欠温，畏寒肢冷，阳痿，舌
苔淡白而干，脉沉细无力。治疗首选
A. 金匮肾气丸
B. 消渴方
C. 玉女煎
D. 六味地黄丸
E. 七味白术散

92. 患者肢体关节、肌肉疼痛酸楚，屈伸不
利，疼痛呈游走性，恶风，发热。舌苔
薄白，脉浮。应首选
A. 乌头汤
B. 薏苡仁汤
C. 防风汤
D. 宣痹汤
E. 白虎加桂枝汤

93. 患者痹证日久不愈，关节屈伸不利，肌
肉瘦削，腰膝酸软，畏寒肢冷，阳痿，
遗精，舌质淡红，舌苔薄白，脉沉细弱。
治疗首选
A. 独活寄生汤
B. 济生肾气丸
C. 金匮肾气丸
D. 左归丸
E. 双合汤

94. 患者于夏季见局部皮肤疖肿色红，灼热
疼痛，根脚很浅，范围局限，伴发热，
口干，便秘，溲赤，舌苔薄腻，脉滑数。
治疗首选
A. 清暑汤
B. 草薢渗湿汤
C. 仙方活命饮合五味消毒饮
D. 龙胆泻肝汤
E. 五神汤

95. 患者臀部漫肿不红，结块坚硬，病情进
展缓慢，无全身症状，舌苔白腻，脉缓。
其治法为
A. 散风清热，化痰解毒
B. 疏肝解郁，消肿化毒
C. 清热解毒，和营化湿
D. 调补气血
E. 和营活血，利湿化痰

96. 产妇产后一月，乳房胀痛，皮肤微红压

痛，伴有恶寒发热，周身酸楚，口渴，便秘，苔薄，脉数。其治法是

A. 清热消肿，托里透脓

B. 疏肝解郁，化痰散结

C. 疏肝清胃，通乳消肿

D. 凉血消肿

E. 益气和营托毒

97. 患者，女，25岁。左侧乳房外上象限触及质地坚实肿块，边界清楚，表面光滑，推之移动，无疼痛，肿块与月经周期无关。其诊断为

A. 乳痈

B. 乳癖

C. 乳核

D. 乳岩

E. 乳漏

98. 患者，女，17岁。身处山区，半月前无意中发现颈部粗大，无异常不适。查体见颈部呈弥漫性肿大，边缘不清，皮色不变，无触痛，随吞咽动作而上下移动。首先考虑的诊断是

A. 气瘿

B. 石瘿

C. 肉瘿

D. 瘿痈

E. 颈痈

99. 患者，女，32岁。双小腿皮损潮红，丘疹，糜烂，渗液，瘙痒5天，伴心烦口渴，身热不扬，便秘，溲赤，舌质红，苔黄，脉滑。其辨证是

A. 热毒炽盛证

B. 湿热蕴肤证

C. 血虚风燥证

D. 脾虚湿蕴证

E. 风热蕴肤证

100. 患者，男，28岁　有内痔病史。便血鲜红，量多，肛内肿物脱出，可自行还纳，肛门灼热，伴大便干，小便短赤，舌红苔黄腻，脉弦数。治法为

A. 清热凉血祛风

B. 清热利湿止血

C. 补气升提

D. 清热解毒透脓

E. 养阴清热解毒

101. 患者，男，80岁。尿频尿痛尿不尽10年，排尿终末自录道可见少量白色液体。其诊断为

A. 精浊

B. 精癃

C. 子痈

D. 子痰

E. 阴茎痰核

102. 患者，女，40岁。小腿累累青筋，盘屈如蚯蚓，久站则瘤体增大，下坠不适感加重，气短乏力，脘腹坠胀，腰酸，舌淡苔薄白，脉细缓无力。其治法是

A. 暖肝散寒，益气通脉

B. 活血化瘀，和营消肿

C. 补中益气，活血舒筋

D. 清热利湿，解毒通络

E. 疏肝解郁，活血解毒

103. 患者双足不慎烫伤，可见大小不等水疱，基层苍白，疼痛反应迟钝。其烫伤深度为

A. I度

B. 浅II度

C. 深II度

D. 浅III度

E. 深III度

104. 患者经期提前十余天，量少，色淡暗，

质稀，腰膝酸软，头晕耳鸣，舌淡暗，苔白润，脉沉细。治疗应首选

A. 大补元煎

B. 当归地黄饮

C. 固阴煎

D. 两地汤

E. 温经汤

105. 患者，女，27岁。多次发生经间期出血，此次出血量稍多，色深红，质黏腻，无血块，平时带下量多色黄，时现异味，小腹时痛，神疲乏力，胸闷烦躁，纳呆腹胀，舌质红，苔黄腻，脉滑数。其证型为

A. 脾虚证

B. 阴虚证

C. 肝郁证

D. 血热证

E. 湿热证

106. 患者经血非时而下，出血量时多时少、时出时止已月余，经色紫暗，有血块，小腹疼痛，舌质紫暗，边有瘀点，脉弦涩。治疗应首选的方剂是

A. 逐瘀止血汤

B. 桃红四物汤

C. 失笑散

D. 少腹逐瘀汤

E. 血府逐瘀汤

107. 患者，女，25岁，未婚。近半年经期小腹胀痛，经血量少，行而不畅，色暗有块，块下痛暂减，伴经行情志抑郁，乳房胀痛，舌紫暗，有瘀斑，脉弦。治疗应首选的方剂是

A. 少腹逐瘀汤

B. 当归芍药散

C. 调肝汤

D. 圣愈汤

E. 膈下逐瘀汤

108. 患者，女，28岁，已婚。近3个月来每逢经前出现小腹灼热胀痛，拒按，经色暗红，质稠有块，平素带下量多色黄，经前低热，小便黄赤，舌红，苔黄腻，脉滑数。治疗首选的方剂是

A. 止带方

B. 仙方活命饮

C. 血府逐瘀汤

D. 龙胆泻肝汤

E. 清热调血汤

109. 患者，女，49岁。月经紊乱，烘热汗出，五心烦热，头晕耳鸣，腰酸乏力，舌红少苔，脉细数。治疗应首选

A. 左归丸

B. 内补丸

C. 肾气丸

D. 右归丸

E. 二仙汤

110. 患者，女，37岁，已婚。近半年来带下量多，绵绵不断，清稀如水，腰酸如折，畏寒肢冷，小腹冷感，面色晦暗，大便溏薄，夜尿多，舌淡，苔白润，脉沉迟。其治法为

A. 健脾益气，升阳除湿

B. 温肾培元，固涩止带

C. 滋肾益阴，清热利湿

D. 清热利湿，解毒杀虫

E. 清热解毒，利湿止带

111. 患者屡孕屡堕，孕后阴道出血，色深红质稠，腰酸腹痛，面赤唇红，口干咽燥，便结尿黄，舌红苔黄，脉弦滑数。治疗首选

A. 安奠二天汤

B. 泰山磐石散

C. 胎元饮

D. 保阴煎合二至丸

E. 寿胎丸

112. 患者，女，26岁。产后3天，高热寒战，小腹疼痛拒按，恶露量多，气臭秽，伴心烦口渴，大便干，小便黄，舌红，苔黄，脉数有力。治疗应首选的方剂是

A. 加味五苓散

B. 解毒活血汤

C. 龙胆泻肝汤

D. 仙方活命饮

E. 银甲丸

113. 患者，女，32岁，已婚。人流术后2周，出现下腹疼痛，发热，腰痛，阴道分泌物脓性，白细胞升高，以中性粒细胞为主，妇科检查子宫压痛，稍大而软，双侧附件增厚，有包块，压痛明显。诊断为

A. 子宫穿孔

B. 人流综合征

C. 人流不全

D. 宫颈糜烂

E. 人流术后感染

114. 小儿出生后第2～3天出现黄疸，第4～6天达高峰，2周消退。应首先考虑的诊断是

A. 生理性黄疸

B. 溶血性黄疸

C. 母乳性黄疸

D. 阻塞性黄疸

E. 新生儿感染性黄疸

115. 患儿，男。出生后黄疸日久不退，面目皮肤发黄，颜色晦滞，腹部胀满，右胁下痞块，小便短黄，大便不调，舌紫暗，有瘀斑，苔黄。治疗应首选

A. 血府逐瘀汤

B. 茵陈理中汤

C. 茵陈蒿汤

D. 茵陈五苓散

E. 茵陈术附汤

116. 患儿，4岁。发热2天，低热，恶寒，无汗，鼻塞流涕，咳嗽较剧，痰多，痰白清稀，舌红，苔薄白，其治疗在疏风解表的基础上，应加用的方剂是

A. 桑菊饮

B. 三拗汤

C. 桑杏汤

D. 桑白皮汤

E. 麻杏石甘汤

117. 患儿，男，9岁。气喘，喉间哮鸣，持续较久，喘促胸满，动则喘甚，咳嗽，痰稀色白易咳，形寒肢冷，面色苍白，神疲倦怠，腰膝酸软，小便清长，舌质淡，苔薄白，脉细弱。治疗应首选

A. 玉屏风散

B. 六君子汤

C. 金匮肾气丸

D. 射干麻黄汤合都气丸

E. 小青龙汤合三子养亲汤

118. 小儿口腔内白屑散在，周围红晕不著，形体瘦弱，颧红，手足心热，口干不渴，舌红，苔少，指纹紫。首选方剂是

A. 知柏地黄丸

B. 杞菊地黄丸

C. 六味地黄丸

D. 清热泻脾散

E. 泻心导赤散

119. 患儿，女，6岁。营养性缺铁性贫血，面色萎黄，唇淡甲白，发黄稀疏，时有

头晕目眩，心悸，夜寐欠安，语声低微，气短懒言，体倦乏力，食欲不振，舌淡红，脉细弱。治疗应首选的方剂是
A. 补中益气汤
B. 当归补血汤
C. 六君子汤
D. 归脾汤
E. 左归丸

120. 患儿，2 岁。骤发高热，持续 3 天热退，即出现玫瑰红色皮疹，神情正常，饮食减少，咽红，舌质偏红，苔薄黄，指纹浮紫。治疗应首选
A. 银翘散
B. 葱豉汤
C. 桑菊饮
D. 杏苏散
E. 清营汤

121. 患者，男，64 岁。3 年来腰部时常酸软疼痛，遇劳则甚，舌红少苔，脉细数。治疗除主穴外应选取的配穴是
A. 命门、腰阳关
B. 膈俞、次髎
C. 肾俞、太溪
D. 大椎、曲池
E. 阴陵泉、足三里

122. 患者，男，58 岁。突然出现半身不遂，舌强语謇，口角歪斜，伴面红目赤，眩晕头痛，心烦易怒，口苦咽干，便秘尿黄，舌红绛，苔黄燥，脉弦而有力。治疗除主穴外，还应选取的配穴是
A. 太冲、太溪
B. 气海、血海
C. 太溪、风池
D. 丰隆、合谷
E. 曲池、内庭

123. 患者头晕目眩，耳鸣，少寐健忘，腰膝酸软，舌红，脉弦细。治疗应选主穴是
A. 内关、水沟、尺泽、委中、足三里
B. 内关、水沟、三阴交、极泉、委中
C. 风池、百会、肝俞、肾俞、足三里
D. 内关、水沟、中冲、涌泉、足三里
E. 风池、百会、内关、太冲、三阴交

124. 患者，男，42 岁。哮喘反复发作 5 年，本次发作喘促不能平卧，喉中哮鸣如水鸡声，痰多、色白、稀薄，无汗，头痛，苔薄白，脉浮紧。治疗应首选
A. 膻中、太渊、太溪、肾俞、关元
B. 列缺、尺泽、肺俞、中府、定喘
C. 肺俞、风门、丰隆、太渊、太溪
D. 天突、定喘、尺泽、膻中、太渊
E. 膏肓、肾俞、太溪、丰隆、太渊

125. 某患者大便秘结，便质不干硬，临厕努挣乏力，面色无华，舌淡苔薄，脉细弱。配穴上应选用
A. 合谷、内庭
B. 太冲、中脘
C. 三阴交、气海
D. 足三里、脾俞
E. 神阙、关元

126. 睡中遗尿，白天小便频而量少，面色萎黄，少气懒言，纳差，便溏，自汗出，舌淡，苔薄，脉细无力。针灸治疗除中极、关元、三阴交、膀胱俞外，还应选
A. 大都、太白
B. 百会、神门
C. 行间、阳陵泉
D. 肾俞、命门、太溪
E. 气海、肺俞、足三里

127. 患者左侧胁部出现簇集性粟粒大小丘状疱疹，呈带状排列，针灸治疗除阿是穴

外，还应选取的主穴为

A. 内庭

B. 血海

C. 行间

D. 背俞穴

E. 夹脊穴

128. 患者，男，56岁。右侧肩关节疼痛一周，疼痛部位以肩前部为主，肩前部压痛明显。其经络辨证是

A. 手阳明经证

B. 手太阴经证

C. 手少阴经证

D. 手少阳经证

E. 手太阳经证

A3 型题

<table>
<tr><td>答题说明
　　以下提供若干个案例，每个案例下设若干道试题。请根据案例所提供的信息，在每一道试题下面的 A、B、C、D、E 五个备选答案中选择一个最佳答案，并在答题卡上将相应题号的相应字母所属的方框涂黑。</td></tr>
</table>

（129～131 题共用题干）

患者小便不通，点滴不爽，排出无力，神气怯弱，畏寒肢冷，腰膝冷而酸软无力，舌淡胖，苔薄白，脉沉细。

129. 诊断为

A. 淋证

B. 阳痿

C. 癃闭

D. 水肿

E. 癌病

130. 治法为

A. 行瘀散结，通利水道

B. 清利湿热，通利小便

C. 清泄肺热，通利水道

D. 升清降浊，化气行水

E. 温补肾阳，化气利水

131. 治疗选方为

A. 济生肾气丸

B. 沉香散

C. 春泽汤

D. 清肺饮

E. 代抵当丸

（132～134 题共用题干）

患者，男，38岁。今晨开始脐周疼痛，数小时后腹痛转移并固定在右下腹部，现腹痛剧烈，全腹压痛、反跳痛，腹皮挛急，腹胀，高热不退，恶心呕吐，大便不爽，时时汗出，烦渴，舌红绛而干，苔黄燥，脉洪数。

132. 中医辨证为

A. 瘀滞证

B. 湿热证

C. 热毒证

D. 伤阴证

E. 血瘀证

133. 应选择的治法为

A. 通腑排脓，养阴清热

B. 滋阴凉血，清热解毒

C. 行气活血，通腑泄热

D. 通腑利湿，解毒透脓

E. 清热利湿，活血化瘀

134. 首选方剂是

A. 大黄牡丹汤合红藤煎剂加减

B. 复方大柴胡汤加减

C. 仙方活命饮加减

D. 四妙勇安汤加味

E. 大黄牡丹汤合透脓散加减

（135～137题共用题干）

患者，女，33岁。妊娠60天，近三日阴道少量出血，色淡暗，腰酸，腹痛下坠，头晕耳鸣，夜尿多，眼眶暗黑，舌淡，苔白，脉沉细滑，尺脉弱。

135. 中医诊断为

A. 胎漏

B. 胎动不安

C. 小产

D. 滑胎

E. 堕胎

136. 治疗首选

A. 当归芍药散

B. 艾附暖宫丸

C. 寿胎丸

D. 保阴煎

E. 胎元饮

137. 若该患者于孕6个月时发生流产，最有可能的原因是

A. 黄体功能不足

B. 染色体异常

C. 胎盘功能异常

D. 宫颈机能不全

E. 垂体功能减退

（138～140题共用题干）

患儿，7岁。哮喘病史2年，近日气喘发作，喉间哮鸣，咳嗽，胸闷，痰稀色白有泡沫，喷嚏鼻塞，流清涕，唇青，形寒肢冷，无汗，口不渴，小便清长，大便溏薄，咽不红，舌质淡红，苔白滑，脉浮紧。

138. 辨证为

A. 外寒内热证

B. 热性哮喘

C. 肺实肾虚证

D. 脾肾阳虚证

E. 寒性哮喘

139. 治法为

A. 温肺散寒，涤痰定喘

B. 清肺涤痰，止咳平喘

C. 泻肺平喘，补肾纳气

D. 解表清里，止咳定喘

E. 温补脾肾，固摄纳气

140. 应首选的方剂是

A. 玉屏风散合都气丸

B. 大青龙汤合定喘丸

C. 麻杏石甘汤合苏葶丸

D. 射干麻黄汤合二陈汤

E. 小青龙汤合三子养亲汤

B1 型题

答题说明

两道试题共用A、B、C、D、E五个备选答案，备选答案在上，题干在下。每题请从中选择一个最佳答案，并在答题卡上将相应题号的相应字母所属的方框涂黑。每个备选答案可能被选择一次、两次或不被选择。

（141～142题共用备选答案）

A. 越婢加半夏汤

B. 生脉散合补肺汤

C. 平喘固本汤

D. 六君子汤

E. 厚朴麻黄汤

141. 虚哮证首选方剂应为

142. 喘证肺气虚耗证首选方剂应为

（143 ～ 144 题共用备选答案）

A. 3cm 左右

B. 3 ～ 6cm

C. 6 ～ 9cm

D. 9 ～ 12cm

E. ＞ 12cm

143. 有头疽的大小一般为

144. 颜面部疔疮的大小是

（145 ～ 146 题共用备选答案）

A. 柴胡疏肝散

B. 一贯煎

C. 调肝汤

D. 逍遥散

E. 开郁种玉汤

145. 经行乳房胀痛肝气郁结证，应首选的方

剂是

146. 不孕症肝气郁结证，应首选的方剂是

（147 ～ 148 题共用备选答案）

A. 寒证

B. 痛证

C. 热证

D. 瘀证

E. 惊痫

147. 根据五色主病，小儿面色白所主病证是

148. 根据五色主病，小儿面色红赤所主病

证是

（149 ～ 150 题共用备选答案）

A. 睛明治眼病

B. 下脘治疗胃痛

C. 大椎退热

D. 合谷治疗五官病证

E. 听宫治疗耳鸣

149. 属于腧穴特殊作用的是

150. 属于腧穴远治作用的是

试卷标识码：

中医执业助理医师资格考试
最后成功四套胜卷（二）

（医学综合考试部分）

第一单元

考生姓名：＿＿＿＿＿＿＿＿

准考证号：＿＿＿＿＿＿＿＿

考　　点：＿＿＿＿＿＿＿＿

考 场 号：＿＿＿＿＿＿＿＿

A1 型题

答题说明

每一道试题下面有 A、B、C、D、E 五个备选答案，请从中选择一个最佳答案，并在答题卡上将相应题号的相应字母所属的方框涂黑。

1. 以四季分阴阳，秋季为
   A. 阴中之阴
   B. 阴中之阳
   C. 阴中之至阴
   D. 阳中之阳
   E. 阳中之阴

2. "动极者，镇之以静；阴亢者，胜之以阳"反映了
   A. 阴阳对立制约
   B. 阴阳互根互用
   C. 阴阳消长平衡
   D. 阴阳相互转化
   E. 阴阳相互交感

3. 适用于"益火之源，以消阴翳"的治法是
   A. 实寒证
   B. 实热证
   C. 虚寒证
   D. 虚热证
   E. 阴阳两虚证

4. 木火刑金，体现的关系是
   A. 母病及子
   B. 子病及母
   C. 相乘传变
   D. 相侮传变
   E. 母子同病

5. 根据情志相胜法，可制约大喜的情志是
   A. 喜
   B. 思
   C. 悲
   D. 恐
   E. 忧

6. 下列不属于肺主治节生理功能的是
   A. 调节气机
   B. 调节津液代谢
   C. 调节神志
   D. 调节血液运行
   E. 调节呼吸

7. 对维持呼吸深度起重要作用的脏是
   A. 肝
   B. 心
   C. 脾
   D. 肺
   E. 肾

8. 与血液的生成和运行关系最密切的两脏是
   A. 肺与脾
   B. 心与脾
   C. 肺与肝
   D. 肝与肾
   E. 心与肾

9. 下列各脏中，其生理特性以升为主的是
   A. 肺与脾
   B. 肺与肝
   C. 肝与心
   D. 心与肾
   E. 肝与脾

10. 被称为"决渎之官"的是
    A. 胆
    B. 胃
    C. 三焦

D. 小肠

E. 膀胱

11. 与人体之气生成最密切相关的脏是

    A. 心、脾、肝

    B. 肺、脾、心

    C. 脾、肾、肺

    D. 肺、肝、肾

    E. 肺、心、肾

12.《金匮要略心典》说"吐下之余，定无完气"的病机是

    A. 气不固津

    B. 气随津脱

    C. 脾胃气虚

    D. 中气下陷

    E. 气不生津

13. 七情致病，最易损伤哪些脏

    A. 心、肺、脾

    B. 心、肝、脾

    C. 心、肝、肾

    D. 心、肺、肝

    E. 肝、脾、肾

14. 下列不属于瘀血致病特点的是

    A. 易于阻滞气机

    B. 影响新血生成

    C. 影响血脉运行

    D. 病位较为固定

    E. 易于蒙蔽神明

15. 疬气致病多为

    A. 伏而后发

    B. 徐发

    C. 继发

    D. 感邪即发

    E. 复发

16. "大实有羸状"是指

    A. 阳盛阴虚

    B. 阴盛阳虚

    C. 阴阳两虚

    D. 真实假虚

    E. 真虚假实

17. 津伤化燥，产生"内燥"病变，以哪些脏腑多见

    A. 肺、胃、三焦

    B. 肺、肾、三焦

    C. 肝、胃、大肠

    D. 肺、胃、大肠

    E. 肺、肾、小肠

18. 下列属于正治的是

    A. 以补开塞

    B. 塞因塞用

    C. 寒者热之

    D. 热因热用

    E. 以寒治寒

19. 脾胃气虚的病人面色多见

    A. 苍白

    B. 嫩红

    C. 淡黄

    D. 青黑

    E. 黧黑

20. 突然出现片状脱发者为

    A. 血热化燥

    B. 血虚受风

    C. 气滞血瘀

    D. 肝经风热

    E. 津液亏损

21. 按目的五轮分属，肉轮是指

    A. 白睛

    B. 黑珠

C. 瞳仁

D. 眼胞

E. 目眦

22. 温病、伤寒欲作汗时，可见
    A. 口张
    B. 口噤
    C. 口动
    D. 口振
    E. 口撮

23. 舌中部点刺者多为
    A. 肝胆火盛
    B. 心火亢盛
    C. 肺热炽盛
    D. 胃肠热盛
    E. 肺胃热盛

24. 判断邪气在表在里，主要观察的是
    A. 舌苔的润燥
    B. 舌苔的腐腻
    C. 舌苔的颜色
    D. 舌苔的偏全
    E. 舌苔的薄厚

25. 黄滑苔的临床意义是
    A. 湿热浊邪内蕴，食积化腐
    B. 阳虚寒湿内盛，痰饮内停
    C. 阳虚寒湿之体，痰饮化热
    D. 素有湿浊宿食，阻滞气机
    E. 气血亏虚之体，痰饮食积

26. 谵语的具体表现为
    A. 语无伦次，笑骂不定
    B. 语无伦次，声高有力
    C. 语言重复，声音低微
    D. 语言错乱，说后自知
    E. 自言自语，见人则止

27. 嗳气、呃逆、呕吐的共同病机是
    A. 肺气上逆
    B. 肝气上逆
    C. 胃气上逆
    D. 肝郁气滞
    E. 脾失健运

28. 少阴经头痛的特征是
    A. 前额连眉棱骨痛
    B. 两侧太阳穴处痛
    C. 后头部连项痛
    D. 头痛连齿
    E. 颠顶头痛

29. 以下脉象中都具有"脉细"特征的是
    A. 微脉、弱脉、散脉、细脉
    B. 微脉、弱脉、濡脉、细脉
    C. 濡脉、弱脉、细脉、虚脉
    D. 濡脉、弱脉、伏脉、细脉
    E. 伏脉、细脉、弱脉、牢脉

30. 以下对鉴别痰热壅肺证与燥邪犯肺证最有意义的是
    A. 痰液的性状
    B. 口渴的轻重
    C. 胸痛的有无
    D. 病程的长短
    E. 大便的溏结

31. 下列关于十九畏的配伍药对错误的是
    A. 巴豆畏牵牛
    B. 硫黄畏朴硝
    C. 官桂畏赤石脂
    D. 沙参畏五灵脂
    E. 草乌畏犀角

32. 下列各项中，用药方法错误的是
    A. 砂仁后下
    B. 阿胶包煎

C. 生石膏先煎

D. 人参另煎

E. 番泻叶泡服

33. 具有散风寒、通鼻窍功效的药组是

A. 桂枝与麻黄

B. 羌活与藁本

C. 防风与荆芥

D. 辛夷与苍耳子

E. 紫苏叶与生姜

34. 下列不能通窍、治疗鼻渊的药物是

A. 白芷

B. 辛夷

C. 苍耳子

D. 紫苏叶

E. 细辛

35. 既能治风热感冒，又能治疗急慢惊风、小儿夜啼不安的药物是

A. 薄荷

B. 桑叶

C. 菊花

D. 蝉蜕

E. 牛蒡子

36. 既能清热解毒，又能疏散风热的药组是

A. 土茯苓与鱼腥草

B. 薄荷与蝉蜕

C. 紫花地丁与蒲公英

D. 金银花与连翘

E. 大青叶与板蓝根

37. 既善治风寒湿痹之寒邪偏盛者，又能治跌打损伤、瘀肿疼痛的药物是

A. 威灵仙

B. 狗脊

C. 蕲蛇

D. 豨莶草

E. 川乌

38. 治疗骨蒸潮热，疳积发热，为治虚热要药的药物是

A. 防己

B. 蕲蛇

C. 川乌

D. 秦艽

E. 威灵仙

39. 能利小便实大便，治疗暑湿泄泻及小便不利之水泻的药物是

A. 金钱草

B. 滑石

C. 地肤子

D. 木通

E. 车前子

40. 治疗气血虚寒，痈肿脓成不溃，或溃后久不收口，肾阳不足，畏寒肢冷，脘腹冷痛，应首选

A. 吴茱萸

B. 小茴香

C. 干姜

D. 肉桂

E. 丁香

41. 善行大肠之滞气，为治湿热泻痢、里急后重之要药的药物是

A. 薤白

B. 柿蒂

C. 乌药

D. 木香

E. 香附

42. 既能收敛止血，又能治疗痈肿疮毒、阴痒带下、脱力劳伤的药物是

A. 白及

B. 三七

C. 仙鹤草

D. 棕榈炭

E. 血余炭

43. 既能治疗痛经闭经、癥瘕积聚，又能治疗热病烦躁神昏、心悸失眠的药物是

A. 大蓟

B. 川芎

C. 丹参

D. 郁金

E. 当归

44. 治疗风热咳嗽、痰热咳嗽均适宜的药组是

A. 前胡、浙贝母

B. 海藻、昆布

C. 竹茹、桔梗

D. 白前、荆芥

E. 旋覆花、半夏

45. 既能治心悸失眠、惊痫癫狂，又能治湿疮痒疹、疮疡久溃不敛的是

A. 滑石

B. 琥珀

C. 龙骨

D. 磁石

E. 朱砂

46. 既能治疗惊风、癫痫，又能治疗热病神昏、口噤、痰鸣的药物是

A. 僵蚕

B. 羚羊角

C. 牛黄

D. 天麻

E. 钩藤

47. 能补肾阳、祛风湿的药物组是

A. 杜仲与续断

B. 鹿茸与紫河车

C. 补骨脂与益智

D. 锁阳与肉苁蓉

E. 巴戟天与淫羊藿

48. 既能补血，又能止血的药是

A. 当归

B. 三七

C. 小蓟

D. 丹参

E. 阿胶

49. 下列不适合用下法治疗的是

A. 燥屎

B. 冷积

C. 瘀血

D. 水停

E. 气滞

50. 小青龙汤的君药是

A. 麻黄、桂枝

B. 桂枝、白芍

C. 干姜、细辛

D. 桂枝、干姜

E. 干姜、半夏

51. 温脾汤的功效是

A. 攻逐冷积，温脾暖肝

B. 内泻热结，温肾暖脾

C. 攻逐冷积，温补心肾

D. 荡涤胃肠，温补脾阳

E. 攻下寒积，温补脾阳

52. 清营汤中能体现"入营犹可透热转气"的药物组合是

A. 丹参、麦冬

B. 水牛角、生地黄

C. 丹皮、莲子心

D. 银花、连翘

E. 麦冬、玄参

53. 主治病机为"水虚火不实"的方剂是
    A. 导赤散
    B. 泻白散
    C. 左金丸
    D. 六一散
    E. 百合固金汤

54. 左金丸中吴茱萸与黄连的用量比例是
    A. 6：1
    B. 3：1
    C. 4：1
    D. 1：4
    E. 1：6

55. 桂枝汤、小建中汤和当归四逆汤中均含有的药物是
    A. 桂枝、芍药、甘草、大枣
    B. 桂枝、芍药、甘草、生姜
    C. 桂枝、芍药、生姜、大枣
    D. 芍药、甘草、生姜、大枣
    E. 桂枝、甘草、生姜、大枣

56. 下列组成中无茯苓的方剂是
    A. 参苓白术散
    B. 健脾丸
    C. 补中益气汤
    D. 四君子汤
    E. 八珍汤

57. 炙甘草汤的功用是
    A. 滋阴养血，生津润燥，息风止痉
    B. 滋阴养血，益气安神
    C. 滋阴养血，益气温阳，复脉定悸
    D. 益气温阳，安神定悸
    E. 益气温阳，养血安神，镇惊止悸

58. 天王补心丹中的"三参"是
    A. 人参、丹参、玄参
    B. 人参、丹参、沙参

C. 党参、丹参、玄参
D. 玄参、沙参、太子参
E. 苦参、玄参、党参

59. 安宫牛黄丸的功用是
    A. 清热解毒，豁痰开窍
    B. 清热开窍，豁痰镇痉
    C. 清热开窍，镇痉安神
    D. 阴阳并补，开窍化痰
    E. 芳香开窍，行气止痛

60. 旋覆代赭汤中用量最重的药物是
    A. 生姜
    B. 旋覆花
    C. 代赭石
    D. 大枣
    E. 人参

61. 温经汤的君药是
    A. 当归、川芎
    B. 当归、肉桂
    C. 当归、吴茱萸
    D. 吴茱萸、桂枝
    E. 当归、桂枝

62. 消风散中体现"治风先治血，血行风自灭"的药物是
    A. 牛蒡子
    B. 苍术
    C. 苦参
    D. 当归
    E. 川芎

63. 五苓散中桂枝的作用是
    A. 助卫阳，通经络，解肌发表而祛在表之风邪
    B. 温中阳而祛虚寒
    C. 温经散寒，养血通脉
    D. 外解太阳之表，内助膀胱气化

E. 温通血脉，行滞消瘀

64. 清气化痰丸的功效是
    A. 清热化痰，宽胸散结
    B. 清热泻火，攻逐老痰
    C. 清热化痰，理气止咳
    D. 燥湿化痰，理气和中
    E. 清热润燥，理气化痰

65. 乌梅丸的药物组成不含
    A. 附子、桂枝
    B. 黄连、黄柏
    C. 细辛、干姜
    D. 当归、人参
    E. 使君子、槟榔

66. 慢性右心衰竭典型的临床表现是
    A. 劳力性呼吸困难
    B. 咳嗽
    C. 咯血
    D. 低垂部位可凹陷性水肿
    E. 端坐呼吸

67. Ⅰ型呼衰是指
    A. $PaO_2 < 60mmHg$，$PaCO_2$ 降低或正常
    B. $PaO_2 > 60mmHg$，$PaCO_2$ 降低或正常
    C. $PaO_2 > 60mmHg$，$PaCO_2$ 升高
    D. $PaO_2 < 60mmHg$，$PaCO_2 > 50mmHg$
    E. 以上都不正确

68. 慢性胃炎的病因治疗中，以根除 Hp 为主要手段，目前多采用的四联疗法指的是
    A. 2 种 PPI+1 种抗生素 +1 种铋剂
    B. 1 种铋剂 +3 种抗生素
    C. 1 种 PPI+1 种铋剂 +2 种抗生素
    D. 1 种 PPI+2 种铋剂 +1 种抗生素
    E. 1 种 PPI+3 种抗生素

69. 有助于再障与急性白血病鉴别的是
    A. 感染发热
    B. 皮肤黏膜出血
    C. 贫血
    D. 胸骨压痛
    E. 网织红细胞减少

70. 下列不符合痛风临床特点的是
    A. 痛风石出现的典型部位为耳郭
    B. 急性关节炎是首发症状
    C. 双侧第一跖趾关节疼痛最常见
    D. 尿酸结石可引起肾绞痛和血尿
    E. 发作多于数天或两周内自行缓解

71. 鉴别原发性甲亢与继发性甲亢的敏感指标是
    A. TT_3、TT_4
    B. FT_3、FT_4
    C. TSH
    D. 甲状腺摄 ^{131}I 率
    E. 甲状腺超声改变

72. 建立人工循环的主要方法是
    A. 脑复苏
    B. 除颤
    C. 人工呼吸
    D. 胸外心脏按压
    E. 补充血容量

73. 消化性溃疡最主要的症状是
    A. 嗳气，反酸
    B. 恶心，呕吐
    C. 呕吐，黑便
    D. 上腹疼痛
    E. 食欲减退

74. 提示类风湿关节炎处于活动期的表现是
    A. 关节肿胀
    B. 类风湿结节

C. 抗角蛋白抗体阳性
D. 贫血
E. 干燥综合征

75. 先出现意识障碍，后出现发热常见于
    A. 流行性脑膜炎
    B. 败血症
    C. 流行性出血热
    D. 脑出血
    E. 休克性肺炎

76. 胸痛伴进行性加重的吞咽困难见于
    A. 食管炎
    B. 食管癌
    C. 支气管肺癌
    D. 肺结核
    E. 结核性心包炎

77. 上消化道出血者，有黑便提示出血量
    A. 20mL 以上
    B. 60mL 以上
    C. 300mL 以上
    D. 400mL 以上
    E. 800mL 以上

78. 胸腔积液病人，常采取的体位是
    A. 健侧卧位
    B. 患侧卧位
    C. 自动体位
    D. 端坐位
    E. 被动体位

79. 下列恶性肿瘤，常能转移到左锁骨上淋巴结的是
    A. 甲状腺癌
    B. 肺癌
    C. 乳腺癌
    D. 胃癌
    E. 鼻咽癌

80. 梨形心脏常见于
    A. 主动脉瓣关闭不全
    B. 主动脉瓣狭窄
    C. 二尖瓣狭窄
    D. 二尖瓣关闭不全
    E. 心包积液

81. 舟状腹常见于
    A. 腹水
    B. 胃扩张
    C. 恶性肿瘤
    D. 早期妊娠
    E. 气腹

82. 全腹紧张呈揉面感，常见于
    A. 急性腹膜炎
    B. 结核性腹膜炎
    C. 肝硬化腹水
    D. 胃下垂
    E. 肠梗阻

83. 肝浊音界消失，代之以鼓音，多见于
    A. 急性胆囊炎
    B. 阻塞性肺疾病
    C. 急性胃肠穿孔
    D. 急性胰腺炎
    E. 急性胃炎

84. 扑翼样震颤见于
    A. 甲状腺功能亢进
    B. 震颤麻痹
    C. 小脑肿瘤
    D. 肝性脑病
    E. 脑动脉硬化

85. "三偏征"提示病变在
    A. 内囊
    B. 脑桥
    C. 中脑

D. 小脑

E. 延髓

方向移动

D. 当结石嵌顿在胆囊颈部，看不到光团或光斑随体位改变

E. 充填型胆结石，胆囊回声清晰，其内充满大小不等结石

86. 消瘦，两眼球突出，兴奋不安，呈惊恐貌，多见于

A. 苦笑面容

B. 伤寒面容

C. 甲亢面容

D. 二尖瓣面容

E. 慢性病面容

91. 站立位 X 线检查可见外侧肋膈角变钝的疾病考虑为

A. 包裹性胸腔积液

B. 游离性胸腔积液

C. 气胸

D. 液气胸

E. 胸膜肥厚

87. 下列情况，不出现尿酮体阳性的是

A. 饥饿状态

B. 暴饮暴食

C. 妊娠剧烈呕吐

D. 糖尿病酮症酸中毒

E. 厌食症

92. 流行性出血热病程中，出现"三痛""三红"的时期是

A. 发热期

B. 低血压休克期

C. 少尿期

D. 多尿期

E. 恢复期

88. 下列关于血尿素氮的改变及临床意义的叙述，正确的是

A. 上消化道出血时，血尿素氮减少

B. 大面积烧伤时，血尿素氮减少

C. 严重的肾盂肾炎，血尿素氮减少

D. 血尿素氮对早期肾功能损害的敏感性差

E. 血尿素氮对早期肾功能损害的敏感性强

93. 甲型、戊型肝炎的主要传播途径是

A. 母婴

B. 呼吸道

C. 血液

D. 土壤

E. 粪 – 口

89. 下列哪项对急性肝炎的早期诊断最有意义

A. 血清丙氨酸氨基转移酶

B. 血清天门冬酸氨基转移酶

C. 血清清蛋白

D. 血清球蛋白

E. 血清 A/G 比值

94. 治疗伤寒应首选的药物是

A. 头孢唑啉

B. 氯霉素

C. 链霉素

D. 环丙沙星

E. 庆大霉素

90. 关于胆囊结石的 B 超诊断描述错误的是

A. 胆囊内见一个或数个强光团、光斑

B. 光斑后方伴声影或彗星尾

C. 强光团或光斑可随体位改变而依重力

95. 血清中常规检查检测不到的 HBV 标志物是

A. HBsAg

B. HBeAg

C. HBcAg

D. 抗 –HBe

E. 抗 –HBc

96. 关于流行性感冒病毒下列哪项是正确的

A. 流行性感冒病毒属副黏液病毒

B. 分甲、乙、丙、丁四型

C. 甲型不易变异

D. 乙型及丙型可感染人类及多种动物

E. 丙型主要侵犯婴幼儿和免疫力低下的人群

97. 目前感染人类的禽流感病毒亚型中，病情重，死亡率高的是

A. H5N1

B. H9N2

C. H7N7

D. H7N3

E. H7N2

98. 有助于人感染高致病性禽流感回顾性诊断的指标是

A. 血清抗体检测

B. 病毒抗原检测

C. 病毒基因检测

D. 病毒分离

E. 骨髓穿刺检测

99. 下列关于艾滋病分期表述错误的是

A. 急性感染期以发热最为常见

B. 前驱期无明显症状

C. 无症状感染期血中可检测出病毒及抗体

D. 艾滋病期可并发各种机会性感染和恶性肿瘤

E. 艾滋病期部分患者可表现为神经精神症状

100. 下列哪项不是肾综合征出血热外周血象的表现

A. 白细胞计数增高

B. 有中毒颗粒

C. 嗜酸性粒细胞减少甚至消失

D. 异常淋巴细胞增多

E. 血小板减少

101. 为预防狂犬病，强调在被咬伤后及时处理伤处，下列说法错误的是

A. 局部挤压、针刺使其尽量出血

B. 可用 20% 肥皂水充分冲洗创口

C. 尽快缝合或包扎伤口

D. 伤口周围局部浸润注射免疫血清

E. 可用 5% 碘酊反复涂拭创口

102. 乙型脑炎极期三大严重表现是

A. 高热、抽搐和昏迷

B. 高热、昏迷和呼吸衰竭

C. 高热、脑膜刺激征和呼吸衰竭

D. 高热、抽搐和呼吸衰竭

E. 高热、失语和呼吸衰竭

103. 乙脑与流脑的临床鉴别，最重要的是

A. 意识障碍的出现与程度

B. 生理反射异常及出现病理反射

C. 抽搐发作程度

D. 皮肤瘀点及瘀斑

E. 颅内压升高程度，呼吸衰竭的出现

104. 引起霍乱吐泻的原因是

A. 内毒素

B. 肠毒素

C. 细菌的侵袭力

D. 菌群失调

E. 细菌的直接作用

105. 结核病的最主要传播途径是

A. 呼吸道传播

B. 消化道传播

C. 垂直传播

D. 上呼吸道直接接种

E. 直接接触传播

106. 布鲁菌属中对人类致病的是

　　A. 犬种、沙林鼠种、绵羊附睾种、羊种

　　B. 绵羊附睾种、犬种、羊种、牛种

　　C. 沙林鼠种、犬种、羊种、猪种

　　D. 牛种、羊种、犬种、沙林鼠种

　　E. 牛种、羊种、猪种、犬种

107. 关于布鲁菌病下面哪项描述是错误的

　　A. 仅少数患者出现典型波状热

　　B. 布鲁菌属是一组革兰阴性短小杆菌

　　C. 布鲁菌在自然环境中生存力较强，对常用化学消毒剂较敏感

　　D. 发病高峰为冬春季

　　E. 病后可获较强免疫力，再次感染者很少

108. 成人及 8 岁以上儿童布鲁菌病首选的治疗方案是

　　A. 多西环素联合复方新诺明

　　B. 多西环素联合利福平

　　C. 利福平联合复方新诺明

　　D. 头孢曲松联合复方新诺明

　　E. 多西环素联合头孢曲松

109. 把人比作机器，疾病是机器某部分零件失灵，用机械观解释一切人体现象的医学模式是

　　A. 神灵主义医学模式

　　B. 自然哲学医学模式

　　C. 机械论医学模式

　　D. 生物医学模式

　　E. 生物－心理－社会医学模式

110. 中医四诊的道德要求是

　　A. 合理配伍，细致观察

　　B. 目的明确，诊治需要

　　C. 全面系统，认真细致

　　D. 安神定志，实事求是

　　E. 争分夺秒，全力抢救

111. 评价和衡量医务人员医疗行为是否符合道德及道德水平高低的重要标志是

　　A. 疗效标准

　　B. 社会标准

　　C. 经济标准

　　D. 科学标准

　　E. 行为标准

112. 下列属于医生的义务的是

　　A. 获取工资报酬和津贴

　　B. 接受医学继续教育

　　C. 根据病情开具诊断证明

　　D. 宣传卫生保健知识

　　E. 人格尊严、人身安全不受侵犯

113. 受吊销医师执业证书行政处罚，自处罚决定之日起至申请注册之日止不满多长时间的不给予注册

　　A. 6 个月

　　B. 12 个月

　　C. 18 个月

　　D. 24 个月

　　E. 36 个月

114. 下列的乙类传染病中依法采取甲类传染病的预防控制措施的是

　　A. 病毒性肝炎

　　B. 伤寒和副伤寒

　　C. 淋病、梅毒

　　D. 淋病、艾滋病

　　E. 肺炭疽、传染性非典型肺炎

A2 型题

115. 患者意识模糊，反应迟钝，面色无华，晦暗暴露，眼球呆滞，呼吸微弱，属于
    A. 得神
    B. 少神
    C. 失神
    D. 假神
    E. 神乱

116. 患者皮肤上出现淡红色风团，大小形态各异，瘙痒，搔之融合成片，高出皮肤，时隐时现，此为
    A. 瘀斑
    B. 瘀点
    C. 麻疹
    D. 风疹
    E. 瘾疹

117. 患者大便秘结，腹满硬痛而拒按，潮热，声高息粗，但又兼见倦怠懒言，身体羸瘦，精神委顿，脉沉细有力。其病机是
    A. 虚中夹实
    B. 真实假虚
    C. 由实转虚
    D. 真虚假实
    E. 实中夹虚

118. 患者午后或入夜发热，似有热发自骨内之感，伴颧红、盗汗等症，属于
    A. 日晡潮热
    B. 湿温潮热
    C. 气虚发热
    D. 阴虚潮热

    E. 瘀血潮热

119. 患者，女，68 岁。患"冠心病"10 年余。今突然心痛剧作，冷汗淋漓，四肢厥冷，面色苍白，呼吸微弱，神志模糊，口唇青紫，脉微欲绝。其证候是
    A. 瘀阻心脉证
    B. 心阳虚脱证
    C. 心阳虚证
    D. 痰阻心脉证
    E. 寒凝心脉证

120. 病人症见头晕眼花，两目干涩，视力减退，胁肋隐痛，面部烘热，潮热盗汗，舌红少苔乏津，脉弦细数。其证候是
    A. 心阴虚证
    B. 肝阴虚证
    C. 肾阴虚证
    D. 肝火炽盛证
    E. 肝肾阴虚证

121. 病人午后身热，肢体倦怠，身重胸闷，苔白不渴，脉弦细而濡，治宜用
    A. 青蒿鳖甲汤
    B. 清营汤
    C. 三仁汤
    D. 六味地黄丸
    E. 大补阴丸

122. 患者，男，46 岁。慢性肾炎病史 6 年，近 1 年来病情明显加重，实验室检查 GFR18mL/（min·1.73m^2），其分期诊断是

A. GFR 正常或增加

B. GFR 轻度下降

C. GFR 轻到中度下降

D. GFR 中到重度下降

E. GFR 重度下降

123. 患者，男，50 岁。咳嗽 2 个月，痰中带血，不发热。抗感染治疗效果不明显。3 次 X 线检查均显示右肺中叶炎症。为确诊，下列哪项检查最重要

A. 血常规

B. 血生化

C. 结核菌素试验

D. 痰结核菌培养

E. 支气管镜检查

124. 患者，男性，40 岁。确诊高血压病 3 年。无自觉症状。检查：血压 160/95mmHg，尿常规无异常，心电图及 X 线显示左心室肥大。应诊断为

A. 高血压病 1 级

B. 高血压病 2 级

C. 高血压病 3 级

D. 高血压危象

E. 高血压脑病

125. 患者，男，30 岁。发热伴游走性关节痛，体温逐渐升高达 39℃ 以上，数天后逐渐下降至正常水平，数天后再逐渐升高，如此反复。其发热的热型应是

A. 波状热

B. 弛张热

C. 间歇热

D. 稽留热

E. 不规则热

126. 患者，男性，29 岁。发热 7 天，食欲减退，乏力，腹泻，腹胀。起病后曾先后自服氨苄西林及喹诺酮类等药，发热仍不退。体检：腹部胀气，脾肋下 1 厘米。血白细胞 $2.6×10^9/L$。高度怀疑伤寒，为进一步确诊应进行

A. 血培养

B. 骨髓培养

C. 粪便培养

D. 尿培养

E. 肥达反应

A3 型题

答题说明

以下提供若干个案例，每个案例下设若干道试题。请根据案例所提供的信息，在每一道试题下面的 A、B、C、D、E 五个备选答案中选择一个最佳答案，并在答题卡上将相应题号的相应字母所属的方框涂黑。

（127 ～ 129 题共用题干）

患者，男，36 岁。形体肥胖，近日来出现多饮、多食、多尿，尿糖阳性，空腹血糖 7.5mmol/L，诊断为 2 型糖尿病。

127. 该患者初诊宜选择的治疗方法是

A. 饮食运动控制

B. 格列苯脲口服

C. 那格列奈口服

D. 阿卡波糖口服

E. 胰岛素皮下注射

128. 经上述治疗后，尿糖依旧阳性，空腹血糖 7.2mmol/L，首选加用

A. 格列苯脲

B. 二甲双胍

C. 瑞格列奈

D. 长效胰岛素

E. 阿卡波糖

129. 在患者可能发生的糖尿病慢性并发症
中，属微血管病变的是
A. 糖尿病性冠心病
B. 糖尿病性脑血管病
C. 糖尿病肾病
D. 糖尿病足
E. 青光眼

（130～132题共用题干）
患者，男，30岁。酗酒后突起上腹
剧痛，伴恶心、呕吐、腹胀，并出现
手足抽搐。查体：体温39℃，血压
70/50mmHg，神志清楚，心率126次/
分，腹稍膨隆，腹软，肠鸣音减弱。

130. 该患者最可能的诊断是
A. 急性胃肠炎

B. 消化性溃疡急性穿孔
C. 急性胆囊炎
D. 急性胰腺炎
E. 急性心肌梗死

131. 为进一步明确诊断应进行的检查是
A. 腹部X线平片
B. 淀粉酶测定
C. 结肠镜检查
D. 粪便检查
E. 血生化检查

132. 下列治疗原则错误的是
A. 禁食、抑制胃酸分泌
B. 应用奥曲肽
C. 抑制胰酶活性
D. 尽早手术治疗
E. 必要时可加用抗菌药物

B1 型题

答题说明

　　两道试题共用A、B、C、D、E五个备选答案，备选答案在上，题干在下。每题请从中选择一个最佳答案，并在答题卡上将相应题号的相应字母所属的方框涂黑。每个备选答案可能被选择一次、两次或不被选择。

（133～134题共用备选答案）
A. 阴跷脉、阳跷脉
B. 阴维脉、阳维脉
C. 督脉、任脉
D. 冲脉、任脉
E. 阴跷脉、阴维脉

133. 患者曾因流产而失血过多，导致月经不
调，久不怀孕，其病在哪经

134. 患者久病，眼睑开合失司，下肢运动不
利，其病在哪经

（135～136题共用备选答案）
A. 心肾阳衰
B. 痰湿困脾

C. 心肾不交
D. 胆郁痰扰
E. 脾失健运

135. 不易入睡，甚至彻夜不眠见于

136. 睡眠时时惊醒，不易安卧者，多属

（137～138题共用备选答案）
A. 滋阴潜阳，软坚散结
B. 补气养阴，润肺益肾
C. 滋阴潜阳，益肾健骨
D. 补气健脾，滋阴补精
E. 活血滋阴，补气益精

137. 黄精具有的功效是

138. 鳖甲具有的功效是

（139～140题共用备选答案）

　A. 半夏、生姜

　B. 黄连、干姜

　C. 柴胡、黄连

　D. 人参、枳实

　E. 大枣、陈皮

139. 半夏泻心汤的组成中包括

140. 小柴胡汤的组成中包括

（141～142题共用备选答案）

　A. 普罗布考

　B. 阿托伐他汀

　C. 非诺贝特

　D. 依折麦布

　E. 烟酸

141. 可减少胆固醇合成的药物是

142. 可抑制肠道对胆固醇和植物固醇吸收的
药物是

（143～144题共用备选答案）

　A. T波

　B. QT间期

　C. P波

　D. QRS波群

　E. ST段

143. 代表心室除极和复极总时间的是

144. 反映心室早期缓慢复极的电位和时间变
化的是

（145～146题共用备选答案）

　A. 人结核分枝杆菌

　B. 牛结核分枝杆菌

　C. 非洲分枝杆菌

　D. 亚洲分枝杆菌

　E. 田鼠分枝杆菌

145. 人类结核病的病原体是

146. 卡介苗的来源是

（147～148题共用备选答案）

　A. 知情同意原则

　B. 尊重原则

　C. 效用原则

　D. 禁止商业化原则

　E. 保密原则

147. 恪守不伤害原则，使接受治疗者所获利
益必须远大于风险，获得新生机会，体
现了

148. 从事人体器官移植的医疗机构及其医务
人员履行对捐献者知情同意、不损害活
体器官捐献人正常生理功能、尊重死者
捐献者的尊严等，符合

（149～150题共用备选答案）

　A. 3日用量

　B. 4日用量

　C. 5日用量

　D. 6日用量

　E. 7日用量

149. 急诊处方一般不得超过

150. 普通处方一般不得超过

中医执业助理医师资格考试
最后成功四套胜卷（二）

（医学综合考试部分）

第二单元

考生姓名：＿＿＿＿＿＿＿＿

准考证号：＿＿＿＿＿＿＿＿

考　　点：＿＿＿＿＿＿＿＿

考 场 号：＿＿＿＿＿＿＿＿

A1 型题

答题说明

　　每一道试题下面有 A、B、C、D、E 五个备选答案，请从中选择一个最佳答案，并在答题卡上将相应题号的相应字母所属的方框涂黑。

---

1. 时行感冒与感冒风热证的区别点，关键在于
   A. 恶寒的轻与重
   B. 发热的轻与重
   C. 咽喉肿痛与否
   D. 有无传染性
   E. 脉数与否

2. 内伤咳嗽的病理因素，主要是
   A. 痰与湿
   B. 痰与饮
   C. 痰与火
   D. 湿与虚
   E. 痰与瘀

3. 眩晕常见的病理因素不包括
   A. 风
   B. 火
   C. 湿
   D. 痰
   E. 瘀

4. 痫病的主要病位在
   A. 心
   B. 肾
   C. 脑
   D. 肝
   E. 三焦

5. 黄疸形成的最关键病理因素是
   A. 热邪
   B. 寒邪
   C. 疫毒
   D. 瘀血
   E. 湿邪

6. 下列哪项不属于内伤发热的诊断考点
   A. 起病缓慢，病程长
   B. 多为低热
   C. 多为高热
   D. 自觉发热，体温并不高
   E. 有反复发热史

7. 下列各项，属着痹特点的是
   A. 疼痛游走不定
   B. 痛势较剧，痛有定处
   C. 关节酸痛、重着、漫肿
   D. 关节肿胀局限，见皮下结节
   E. 关节肿胀僵硬，疼痛不移

8. 脓液位于组织深部的检查方法
   A. 按触法
   B. 透光法
   C. 点压法
   D. 穿刺法
   E. B 超法

9. 下列各项，属于消法适应证的是
   A. 脓液黄稠的溃疡
   B. 疮疡溃后
   C. 未化脓的初期肿疡
   D. 化脓性肿块
   E. 疮疡内陷

10. 胸腹腰胯丹毒首选方
    A. 补阳还五汤
    B. 五神汤
    C. 普济消毒饮

D. 仙方活命饮

E. 龙胆泻肝汤

11. 乳痈最常见的病因是

A. 乳汁郁积

B. 肝郁痰凝

C. 肝郁胃热

D. 感受外邪

E. 胎气上冲

12. 乳核血瘀痰凝证选方为

A. 逍遥蒌贝散

B. 柴胡疏肝散

C. 逍遥散合桃红四物汤

D. 瓜蒌牛蒡汤

E. 二仙汤

13. 肉瘿气滞痰凝证治法

A. 调摄冲任，理气散结

B. 益气养阴，软坚散结

C. 理气解郁，化痰软坚

D. 清热化湿，和营解毒

E. 疏风清热，化痰散结

14. 疥疮的特异性皮损是

A. 丘疹

B. 丘疱疹

C. 小水疱

D. 隧道

E. 结节

15. 脚湿气糜烂型选用的外用药为

A. 复方土槿皮酊

B. 雄黄膏

C. 1 号癣药水

D. 密陀僧散

E. 10% 水杨酸软膏

16. 内痔好发于肛门齿线上

A. 截石位 3、7、11 点

B. 截石位 3、9 点

C. 截石位 6、12 点

D. 截石位 1、8 点

E. 截石位 4、10 点

17. 肛漏的主要症状是

A. 便秘、便血、脱出

B. 肛门肿痛、便秘

C. 肛门流脓、疼痛、瘙痒

D. 流脓、疼痛、异物感

E. 流脓、便血、瘙痒

18. 女性的乳房属

A. 肝

B. 胃

C. 肾

D. 脾

E. 心

19. 身体无病而月经 3 个月来潮 1 次者称

A. 季经

B. 并月

C. 漏胎

D. 垢胎

E. 避年

20. 下列属于痛经肾气亏损证临床表现的是

A. 经前小腹绞痛喜暖

B. 经行小腹隐痛空坠

C. 经前小腹胀痛喜暖

D. 经后小腹隐痛腰酸

E. 经前小腹疼痛灼热

21. 治疗绝经前后诸证肾阴阳俱虚证，应首选的方剂是

A. 知柏地黄丸

B. 左归丸

C. 右归丸

D. 二仙汤

E. 归肾丸

22. 妊娠病胎元正常者的治疗原则是

　　A. 治病与安胎并举

　　B. 先治病后安胎

　　C. 以安胎为主

　　D. 以治病为主

　　E. 下胎以益母

23. 以下可诊断为滑胎的是

　　A. 停经 40 余天，阴道下血量少，色淡，曾自然堕胎 1 次，脉滑

　　B. 停经 50 余天，阴道下血量少，色淡，小腹坠痛，曾自然堕胎 2 次，脉滑

　　C. 停经 50 余天，阴道下血量少，色淡，曾自然堕胎 3 次，脉沉滑尺弱，腰痛如折

　　D. 停经 40 余天，阴道下血量少，色暗，小腹胀痛拒按，曾经人流 3 次，脉沉涩

　　E. 停经 40 余天，阴道下血量少，色淡，小腹痛，脉弱

24. 下列对产后"三审"描述正确的一项是

　　A. 审小腹痛与不痛，以辨有无恶露停滞

　　B. 审大便通与不通，以察胃气的强弱

　　C. 审乳汁的行与不行，以辨有无恶露停滞

　　D. 审饮食多少，以验津液的盛衰

　　E. 审小腹痛与不痛，以辨有无瘀血

25. 小儿开始出乳牙的年龄是生后

　　A. 2 ～ 3 个月

　　B. 3 ～ 6 个月

　　C. 4 ～ 10 个月

　　D. 7 ～ 11 个月

　　E. 9 ～ 12 个月

26. 婴儿大便呈果酱色，伴阵阵哭闹，多为

　　A. 痢疾

　　B. 伤食

　　C. 肠套叠

　　D. 消化道溃疡

　　E. 肠痉挛

27. 营养性缺铁性贫血是一种

　　A. 大细胞性贫血

　　B. 正细胞性贫血

　　C. 单纯小细胞性贫血

　　D. 小细胞低色素性贫血

　　E. 正细胞正色素性贫血

28. 下列关于病毒性心肌炎叙述错误的是

　　A. 发病前有感冒、泄泻、风疹等病史

　　B. 有明显心悸、胸闷、脉结代等表现

　　C. 心脏听诊可有心音低钝，心率加快

　　D. X 线或超声心动图检查示心脏扩大

　　E. 血沉增快、抗链球菌溶血素"O"增高

29. 神经性尿频的发病特点

　　A. 尿细菌培养阳性

　　B. 睡时遗尿，日间尿频而量多

　　C. 伴尿痛

　　D. 多发生在学龄期

　　E. 醒时尿频，次数较多

30. 下述哪项不是免疫性血小板减少症的临床特点

　　A. 紫癜可遍及全身

　　B. 多呈对称性分布

　　C. 不高出皮肤

　　D. 瘀点、瘀斑以四肢头面多见

　　E. 血小板计数减低

31. 传染性单核细胞增多症最严重的并发症为

　　A. 肺炎

B. 黄疸
C. 心肌炎
D. 溶血性贫血
E. 脾破裂

32. 治疗遗尿肾气不足证，除主穴外，还应选取的配穴是
A. 肾俞、命门
B. 肺俞、脾俞
C. 气海、足三里
D. 百会、神门
E. 行间、阳陵泉

33. 带脉的功能是
A. 涵蓄十二经气血
B. 调节全身阳经之气
C. 主管一身之表里
D. 约束纵行诸经
E. 以上皆是

34. 十四经穴总数为
A. 354 个
B. 349 个
C. 362 个
D. 363 个
E. 364 个

35. 下列脏腑与募穴对应关系不正确的是
A. 肺 – 中府
B. 大肠 – 天枢
C. 膀胱 – 中极
D. 肝 – 期门
E. 心 – 鸠尾

36. 耻骨联合上缘至髌底的骨度折量寸是
A. 18 寸
B. 19 寸
C. 20 寸
D. 21 寸

E. 22 寸

37. 在肘横纹中，肱二头肌腱桡侧凹陷处的腧穴是
A. 小海
B. 少海
C. 曲泽
D. 尺泽
E. 曲池

38. 下列选项中，既是输穴又是原穴，还是八会穴的穴位是
A. 太溪
B. 太渊
C. 大陵
D. 神门
E. 太冲

39. 手太阴肺经与手阳明大肠经的循行交接部位是
A. 拇指
B. 食指
C. 中指
D. 无名指
E. 小指

40. 横平脐中，前正中线旁开 2 寸的腧穴是
A. 神阙
B. 大横
C. 天枢
D. 大巨
E. 胃俞

41. 治疗月经过多、崩漏的首选穴是
A. 隐白
B. 太白
C. 公孙
D. 地机
E. 三阴交

42. 在手指，小指末节桡侧，指甲根角侧上
    方 0.1 寸的腧穴是
    A. 少冲
    B. 少府
    C. 少泽
    D. 少商
    E. 中冲

43. 常用于治疗盗汗的是
    A. 极泉
    B. 少海
    C. 通里
    D. 阴郄
    E. 神门

44. 治疗痔疾常取的腧穴是
    A. 天枢
    B. 承山
    C. 委阳
    D. 昆仑
    E. 申脉

45. 下列哪项不是照海穴的主治病证
    A. 失眠，癫痫
    B. 呕吐涎沫，吐舌
    C. 月经不调，赤白带下
    D. 小便频数，癃闭
    E. 咽喉干痛，目赤肿痛

46. 捻转补泻法的泻法操作是
    A. 捻转角度小，频率快，用力轻
    B. 捻转角度大，频率慢，用力轻
    C. 捻转角度大，频率快，用力重
    D. 捻转角度小，频率快，用力重
    E. 捻转角度大，频率快，用力轻

47. 隔蒜灸多用于治疗
    A. 阳痿早泄
    B. 呕吐腹痛

C. 未溃疮疡
D. 腹痛泄泻
E. 疮疡久溃

48. 镇静、止痛、缓解肌肉痉挛宜选用
    A. 疏密波
    B. 断续波
    C. 锯齿波
    D. 疏波
    E. 密波

49. 下列哪项不属于同名经配穴
    A. 耳鸣取中渚、足临泣
    B. 头痛取外关、阳陵泉
    C. 失眠取神门、三阴交
    D. 牙痛取合谷、内庭
    E. 便秘取天枢、曲池

50. 治疗眩晕实证的主穴是
    A. 风池、百会、太阳、列缺
    B. 风池、头维、太阳、百会
    C. 风池、百会、内关、太冲
    D. 风池、百会、肝俞、肾俞
    E. 百会、内关、后溪、水沟

51. 有关面瘫的针灸辨证论治，叙述不正确
    的是
    A. 以祛风通络，疏调经筋为法
    B. 取手足阳明经穴为主
    C. 急性期病属实证，面部腧穴应重刺、
       深刺
    D. 恢复期气血受损，可取足三里施予
       补法
    E. 属风寒证者，可加用风池

52. 针刺治疗感冒的主穴是
    A. 列缺、合谷、肺俞、太渊、大椎
    B. 太渊、肺俞、合谷、鱼际、三阴交
    C. 列缺、合谷、大椎、太阳、风池
    D. 鱼际、尺泽、膻中、肺俞、定喘

E. 尺泽、肺俞、膏肓、太溪、足三里

53. 治疗落枕的主穴是
　　A. 天柱、肩井、天髎、肩贞

　　B. 养老、后溪、合谷、阳池
　　C. 阿是穴、外关、合谷、肩井
　　D. 阿是穴、外劳宫、后溪、悬钟
　　E. 后溪、外关、束骨、昆仑

A2 型题

答题说明

　　每道考题由两个以上相关因素组成或以一个简要病历形式出现，其下面有 A、B、C、D、E 五个备选答案，请从中选择一个最佳答案，并在答题卡上将相应题号的相应字母所属的方框涂黑。

54. 患者，女，30岁。干咳，咳声短促，痰少黏白，痰中带血丝，声音逐渐嘶哑，口干咽燥，午后潮热，颧红，盗汗，日渐消瘦，神疲，舌质红、少苔，脉细数。应首选
　　A. 三拗汤
　　B. 桑菊饮
　　C. 沙参麦冬汤
　　D. 桑杏汤
　　E. 清金化痰丸

55. 患者，女，62岁。喘咳，喉中哮鸣8年。近半年来，短气息促，呼多吸少，动则尤甚，腰膝酸软，舌淡苔白，脉沉细。治疗应首选
　　A. 生脉地黄汤合金水六君煎
　　B. 生脉散
　　C. 补肺汤
　　D. 苏子降气汤
　　E. 参苏饮

56. 患者喘逆剧甚，张口抬肩，鼻扇气促，端坐不能平卧，稍动则咳喘欲绝，心慌动悸，烦躁不安，面青唇紫，汗出如珠，肢冷，脉浮大无根。首选方剂为
　　A. 生脉散合补肺汤
　　B. 参附汤送服黑锡丹，配合蛤蚧粉
　　C. 二陈汤合三子养亲汤

　　D. 人参养荣汤合止嗽散
　　E. 金匮肾气丸合参蛤散

57. 患者，男，呛咳气急，吐痰黄稠量多，时时咯血，血色鲜红，混有泡沫痰涎，午后潮热，骨蒸颧红，五心烦热，盗汗量多，口渴心烦，失眠，性情急躁易怒，胸肋掣痛，遗精，形体日益消瘦，舌干而红，苔薄黄而剥，脉细数。近期曾有与肺痨病人的接触史。首选方剂为
　　A. 月华丸
　　B. 百合固金汤合秦艽鳖甲散
　　C. 保真汤
　　D. 补天大造丸
　　E. 千金苇茎汤

58. 患者胸部膨满，喘咳不能平卧，咳痰清稀，心悸，面浮，下肢浮肿，腹部胀满有水，脘痞，纳差，尿少，怕冷，面唇青紫，苔白滑，舌体胖质暗，脉沉细。首选方剂为
　　A. 苓桂术甘汤
　　B. 平喘固本汤合补肺汤
　　C. 越婢加半夏汤
　　D. 真武汤合五苓散
　　E. 苏子降气汤合三子养亲汤

59. 患者心悸，眩晕气急，胸闷痞满，渴不

欲饮，小便短少，下肢浮肿，形寒肢冷，伴恶心、欲吐、流涎，舌淡胖，苔白滑，脉沉细而滑。首选方剂为

A. 黄连温胆汤

B. 苓桂术甘汤

C. 龙胆泻肝汤

D. 涤痰汤

E. 真武汤

60. 患者，男，50岁。胸痛剧烈，痛无休止，伴身寒肢冷，气短喘促，苔薄白，脉沉紧。治疗应选用的方剂是

A. 乌头赤石脂丸

B. 四逆加人参汤

C. 栝蒌桂枝汤

D. 当归四逆汤合枳实薤白桂枝汤

E. 参附汤

61. 患者，女，50岁。心烦不寐，头重目眩，胸闷痰多，恶心口苦，嗳气吞酸，舌红苔黄腻，脉滑数。治疗应首选

A. 顺气导痰汤

B. 蒿芩清胆汤

C. 黄连温胆汤

D. 丹栀逍遥散

E. 朱砂安神丸

62. 患者头痛而晕，心悸不宁，神疲乏力，面色无华，舌淡苔薄白，脉细弱。治疗应首选

A. 半夏白术天麻汤

B. 加味四物汤

C. 大定风珠

D. 大补元煎

E. 六君子汤

63. 患者突然昏仆，不省人事，牙关紧闭，口噤不开，两手握固，大小便闭，肢体偏瘫、拘急、抽搐，兼见面白唇暗，静

卧不烦，四肢不温，痰涎壅盛，苔白腻，脉沉滑。首选方剂为

A. 镇肝熄风汤合小青龙汤

B. 桃仁承气汤合导痰汤

C. 羚角钩藤汤合至宝丹

D. 涤痰汤合用苏合香丸

E. 羚羊角汤合安宫牛黄丸

64. 患者智能减退，记忆力、计算力、定向力、判断力明显减退，神情呆钝，词不达意，头晕耳鸣，怠惰思卧，齿枯发焦，腰酸骨软，步履艰难，舌瘦色淡，苔薄白，脉沉细弱。首选方剂为

A. 还少丹

B. 七福饮

C. 涤痰汤

D. 天王补心丹

E. 四君子汤

65. 患者，男，40岁。胃脘灼热疼痛，痛势急迫，烦怒，口苦，泛吐酸水，舌红苔黄，脉弦。治疗应首选

A. 化肝煎

B. 黛蛤散

C. 小柴胡汤

D. 柴胡疏肝散

E. 龙胆泻肝汤

66. 患者脘腹痞闷，嘈杂不舒，恶心呕吐，口干不欲饮，口苦，纳少，舌红苔黄腻，脉滑数。首选方剂为

A. 清中汤

B. 龙胆泻肝汤

C. 益胃汤

D. 柴胡疏肝散

E. 连朴饮

67. 患者，女，65岁。身体素弱，饮食稍有不慎即呕吐未消化食物，面色白，倦怠

乏力，四肢不温，便溏，舌淡苔白，脉
濡弱。治疗应首选
　　A. 吴茱萸汤
　　B. 理中汤
　　C. 黄芪建中汤
　　D. 苓桂术甘汤
　　E. 四君子汤

68. 患者水饮不下，泛吐多量黏液白沫，面
浮足肿，面色㿠白，形寒气短，精神疲
惫，腹胀，舌质淡，苔白，脉细弱。首
选方剂为
　　A. 补中益气汤
　　B. 玉枢丹
　　C. 补气运脾汤
　　D. 沙参麦冬汤
　　E. 通幽汤

69. 呃逆连声，常因情志不畅而诱发，胸胁
满闷，脘腹胀满，嗳气纳减，肠鸣矢气，
苔薄白，脉弦。应首选
　　A. 丁香散加减
　　B. 竹叶石膏汤加减
　　C. 五磨饮子加减
　　D. 六磨汤加减
　　E. 益胃汤加减

70. 泄泻患者腹痛肠鸣，泻下粪便臭如败卵，
泻后痛减，脘腹胀满，舌苔厚腻，脉滑。
治疗应首选
　　A. 保和丸
　　B. 藿香正气散
　　C. 葛根芩连汤
　　D. 参苓白术汤
　　E. 龙胆泻肝汤

71. 患者痢下赤白，日久不愈，脓血黏稠，
脐下灼痛，虚坐努责，食少，心烦口干，
至夜转剧，舌红绛少津，苔少，脉细数。

首选方剂为
　　A. 白头翁汤
　　B. 芍药汤
　　C. 连理汤
　　D. 驻车丸
　　E. 不换金正气散

72. 患者大便艰涩，腹痛拘急，胀满拒按，
胁下偏痛，手足不温，呃逆呕吐，舌苔
白腻，脉弦紧。治疗应首选
　　A. 麻仁丸
　　B. 六磨汤
　　C. 温脾汤
　　D. 济川煎
　　E. 更衣丸

73. 患者，男，55岁。3个月前因胸胁部撞
伤后，胁肋刺痛，痛有定处，痛处拒按，
入夜痛甚，舌质紫暗，脉沉涩。首选方
剂为
　　A. 复元活血汤
　　B. 少腹逐瘀汤
　　C. 膈下逐瘀汤
　　D. 调营饮
　　E. 香附旋覆花汤

74. 患者发病急骤，黄疸迅速加深，其色如
金，皮肤瘙痒，高热口渴，胁痛腹满，
神昏谵语，烦躁抽搐，见衄血、便血，
肌肤瘀斑，舌质红绛，苔黄而燥，脉弦
滑。首选方剂为
　　A. 大承气汤
　　B. 龙胆泻肝汤
　　C. 柴胡疏肝散
　　D. 千金犀角散
　　E. 大柴胡汤

75. 患者，女，42岁。全身水肿，下肢明显，
按之没指，小便短少，身体困重，胸闷，

纳呆，泛恶，舌苔白腻，脉沉缓。治疗
应首选
A. 五皮饮合胃苓汤
B. 麻黄连翘赤小豆汤
C. 越婢加术汤
D. 实脾饮
E. 疏凿饮子

76. 患者小便不通，情志抑郁，多烦善怒，
胁腹胀满，舌红，苔薄黄，脉弦。首选
方剂为
A. 六磨汤
B. 沉香散
C. 春泽汤
D. 清肺饮
E. 柴胡疏肝散

77. 患者小便点滴而下，甚则阻塞不通，小
腹胀满疼痛，舌紫暗，有瘀点，脉涩。
首选方剂为
A. 济生肾气丸
B. 沉香散
C. 春泽汤
D. 清肺饮
E. 代抵当丸

78. 患者吐血色红，夹有食物残渣，脘腹胀
闷，嘈杂不适，甚则作痛，口臭，便秘，
大便色黑，舌质红，苔黄腻，脉滑数。
首选方剂为
A. 泻心汤合十灰散
B. 茜根散
C. 清中汤
D. 加味清胃散合泻心汤
E. 玉女煎

79. 患者便血色红黏稠，大便不畅，腹痛，
口苦，舌质红，苔黄腻，脉濡数。首选
方剂为

A. 草薢渗湿汤
B. 丹栀逍遥散
C. 泻白散合黛蛤散
D. 地榆散合槐角丸
E. 龙胆泻肝汤

80. 患者反复发生肌衄，久病不愈，神疲乏
力，头晕目眩，面色苍白，食欲不振，
舌质淡，脉细弱。首选方剂为
A. 补中益气汤
B. 八珍汤
C. 桑菊饮
D. 黄土汤
E. 归脾汤

81. 患者胸胁饱满，寒热往来，身热起伏，
汗少，有汗而热不解，咳嗽，痰少，气
急，胸胁刺痛，呼吸、转侧疼痛加重，
心下痞硬，干呕，口苦，咽干，舌苔薄
白，脉弦数。首选方剂为
A. 沙参麦冬汤合泻白散
B. 小半夏加茯苓汤
C. 苓桂术甘汤
D. 柴枳半夏汤
E. 香附旋覆花汤

82. 患者口渴引饮，能食与便溏并见，精神
不振，四肢乏力，体瘦，舌质淡红，苔
白而干，脉弱。首选方剂为
A. 金匮肾气丸
B. 消渴方
C. 玉女煎
D. 六味地黄丸
E. 七味白术散

83. 患者低热，午后热甚，心内烦热，胸闷
脘痞，不思饮食，渴不欲饮，呕恶，大
便黏滞不爽，舌苔黄腻，脉濡数。首选
方剂为

A. 三仁汤

B. 血府逐瘀汤

C. 丹栀逍遥散

D. 蒿芩清胆汤

E. 涤痰汤

84. 患者，女，65岁。痹证日久，肌肉关节刺痛，固定不移，关节僵硬变形，屈伸不利，有硬结、瘀斑，面色暗黧，眼睑浮肿，胸闷痰多，舌质紫暗有瘀斑，舌苔白腻，脉弦涩。首选方剂为

A. 防风汤

B. 双合汤

C. 乌头汤

D. 宣痹汤

E. 疏凿饮子

85. 患者，男，72岁。头摇肢颤，持物不稳，腰膝酸软，失眠心烦，头晕，耳鸣，善忘，兼有神呆、痴傻，舌质红，舌苔薄白，脉象细数。首选方剂为

A. 七福饮

B. 十全大补汤

C. 人参养荣汤

D. 龟鹿二仙膏合大定风珠

E. 地黄饮子

86. 患者腰部冷痛重着，转侧不利，逐渐加重，静卧病痛不减，寒冷和阴雨天则加重。舌质淡，苔白腻，脉沉而迟缓。首选方剂为

A. 左归丸

B. 右归丸

C. 金匮肾气丸

D. 甘姜苓术汤

E. 附子理中汤

87. 患者颜面患处红肿高突，根脚收束，状如钉丁，发热头痛，舌红，苔黄，脉数。

选方最宜

A. 黄连解毒汤

B. 仙方活命饮

C. 牛蒡解肌汤

D. 五神汤

E. 普济消毒饮

88. 患者，女，45岁。乳房肿块月经前加重，经后缓解，伴有腰酸乏力，神疲倦怠，月经失调，量少色淡，舌淡苔白，脉沉细。其治法是

A. 疏肝散结

B. 化痰散结

C. 调摄冲任

D. 调补气血

E. 行气活血

89. 患者患湿疮，发病较缓，皮损潮红，有丘疹，瘙痒，抓后糜烂渗出，可见鳞屑，伴纳少，腹胀便溏，易疲乏，舌淡胖，苔白腻，脉濡缓。治疗首选

A. 除湿胃苓汤

B. 龙胆泻肝汤

C. 麻黄桂枝各半汤

D. 萆薢渗湿汤合三妙丸

E. 防风通圣散

90. 患者，女，36岁。两大腿内侧出现钱币形红斑2枚，自觉瘙痒，边界清楚，中央有自愈趋向，多在夏季加重。其诊断是

A. 紫白癜风

B. 圆癣

C. 多形性红斑

D. 牛皮癣

E. 肥疮

91. 患者，女，27岁。全身红斑，风团伴瘙痒2天，红斑、风团面积较大，伴脘腹

疼痛，恶心呕吐，神疲纳呆，大便秘结，
舌质红，苔黄腻，脉弦滑数。其治法为
A. 疏风解表，通腑泄热
B. 益气养阴，清解余热
C. 清热凉血，通腑泄热
D. 清热利湿，解毒止痒
E. 疏风清热，凉血止痒

92. 患者服药后出现严重药疹，后期大片脱
屑，伴低热，神疲乏力，气短，口干欲
饮，舌红，少苔，脉细数。治疗首选
A. 除湿胃苓汤
B. 补中益气汤
C. 增液汤合益胃汤
D. 防风通圣散
E. 四物消风散

93. 患者，男，28 岁。突然脱发成片，偶有
头皮瘙痒，伴头部烘热，心烦易怒，急
躁不安，舌质红，舌苔薄，脉弦。应诊
断为
A. 白秃疮
B. 白屑风
C. 油风
D. 牛皮癣
E. 白疕

94. 患者肛门刺痛明显，便时便后尤甚，肛
门紧缩，裂口色紫暗，便秘，舌紫暗，
脉涩。治疗应首选的方剂是
A. 麻仁丸
B. 润肠汤
C. 六磨汤
D. 当归芍药汤
E. 大承气汤

95. 患者排尿困难、排尿费力，呈点滴状，
偶出现尿流中断及急性尿潴留。排尿时
疼痛明显，可放射至阴茎头部，首先考

虑为
A. 尿道结石
B. 膀胱结石
C. 肾结石
D. 输尿管结石
E. 胆囊炎

96. 患者突发腹痛，并逐渐转移至右下，进
行性加剧，麦氏点压痛、反跳痛阳性，
及至全腹压痛、反跳痛、腹皮挛急，右
下腹可摸及包块，壮热，纳呆，恶心呕
吐，便秘，舌红苔黄腻，脉弦数。中医
治法为
A. 行气活血，通腑泄热
B. 通腑泄热，解毒利湿透脓
C. 通腑排脓，养阴清热
D. 和解少阳，内泻热结
E. 清热解毒，消肿溃坚

97. 患者，女，35 岁。近 3 个月月经提前，
约 20 日一行，量或多或少，经色深红，
质稠，经行不畅，少腹胀痛，乳房胀痛，
烦躁易怒，口苦咽干，舌红，苔薄黄，
脉弦数。治疗首选
A. 丹栀逍遥散
B. 保阴煎
C. 清经散
D. 乌药汤
E. 龙胆泻肝汤

98. 患者，女，29 岁。每次经行期间，发热
恶寒，无汗，鼻塞流涕，咽喉痒痛，咳
嗽痰稀，头痛身痛，舌淡红，苔薄白，
脉浮紧，经净诸症渐愈。首选的方剂是
A. 荆穗四物汤
B. 荆防败毒散
C. 趁痛散
D. 当归补血汤
E. 黄芪建中汤

99. 患者经间期出血，量少，色淡，质稀，神疲体倦，气短懒言，食少腹胀，舌淡，苔薄，脉缓弱。治疗首选方剂为
   A. 归脾汤
   B. 滋血汤
   C. 通瘀煎
   D. 保阴煎
   E. 逍遥散

100. 患者，女，18岁，未婚。月经尚未初潮，体质虚弱，腰酸腿软，头晕目眩，倦怠乏力，夜尿频多，舌淡暗，苔薄白，脉沉细。其治法是
   A. 温经散寒，活血调经
   B. 健脾化痰，活血调经
   C. 补肾益气，调理冲任
   D. 理气活血，祛瘀通经
   E. 养阴清热，益气调经

101. 患者，女，29岁。近一年月经周期延后，经量少，色红质稠，半年前月经停闭不行至今，五心烦热，颧红唇干，盗汗，骨蒸劳热，干咳，舌红，苔少，脉细数。治疗首选
   A. 加减一阴煎
   B. 血府逐瘀汤
   C. 人参养荣汤
   D. 滋血汤
   E. 益肾调经汤

102. 患者，女，38岁。月经量少，色暗淡，质稀，腰膝酸软，头晕耳鸣，足跟痛，夜尿多，舌淡，脉沉迟。其治法是
   A. 补肾益精，养血调经
   B. 补肾益精，活血调经
   C. 温肾健脾，养血调经
   D. 温肾健脾，活血调经
   E. 温肾健脾，疏肝调经

103. 患者，女，35岁。经期鼻衄，量不多，色暗红，月经周期正常，月经量少、色红、质稠，伴手足心热，潮热颧红，舌红少苔，脉细数。其证候是
   A. 肝经郁火
   B. 阴虚内热
   C. 心肝火旺
   D. 阴虚阳亢
   E. 肺肾阴虚

104. 患者，女，55岁。带下全无一年，阴中干涩，阴痒，面色无华，头晕眼花，心悸失眠，神疲乏力，肌肤甲错，舌质暗，边有瘀点瘀斑，脉细涩，治疗首选
   A. 左归丸
   B. 保阴煎
   C. 小营煎
   D. 归脾汤
   E. 归肾丸

105. 患者，女，35岁。已婚，妊娠试验阳性，劳累后阴道少量出血，腹部有下坠感，腰酸，心悸气短，神疲乏力，舌淡，脉细弱滑。治法为
   A. 活血化瘀，补肾安胎
   B. 补气养血，固肾安胎
   C. 清热凉血，养血安胎
   D. 补肾健脾，益气安胎
   E. 健脾益气，养血安胎

106. 患者孕6个月，尿频尿急尿痛，尿意不尽，小腹坠胀，胸闷纳少，带下量多黄稠，舌红，苔黄腻，脉弦滑数。其治法是
   A. 滋阴清热，润燥通淋
   B. 清心泻火，利湿通淋
   C. 清热利湿，润燥通淋
   D. 清热利湿，泻火通淋
   E. 清心泻火，润燥通淋

107. 患者产后乳汁甚少，质地稀薄，乳房柔软无胀感，面色少华，倦怠乏力，舌淡苔薄白，脉细弱。首选方剂是
    A. 通乳丹
    B. 下乳涌泉散
    C. 苍附导痰汤
    D. 漏芦散
    E. 调经散

108. 患者，女，33岁。下腹部包块，热痛起伏，触之痛剧，痛连腰骶，经行量多，经期延长，带下量多，色黄如脓，兼见身热口渴，心烦不宁，大便秘结，小便黄赤，舌暗红，有瘀斑，苔黄，脉弦滑数。治疗首选
    A. 大黄牡丹汤
    B. 桂枝茯苓丸
    C. 清营汤
    D. 血府逐瘀汤
    E. 龙胆泻肝汤

109. 患者，女，27岁。婚久不孕，月经周期正常，经来腹痛，呈进行性加剧，经量多少不一，经色紫暗，有血块，块下痛减，肛门坠胀不适，性交痛，舌紫暗，边有瘀点，苔薄白，脉弦细涩。治疗首选
    A. 少腹逐瘀汤
    B. 血府逐瘀汤
    C. 生化汤
    D. 桂枝茯苓丸
    E. 启宫丸

110. 患者，女，70岁。子宫下脱，日久不愈；头晕耳鸣，腰膝酸软冷痛，小腹下坠，小便频数，入夜尤甚，带下清稀，舌淡红，脉沉弱。治疗首选
    A. 六味地黄丸
    B. 金匮肾气丸

C. 补中益气汤
D. 大补元煎
E. 右归丸

111. 患儿，男，28天。面目皮肤发黄，色泽鲜明如橘，哭声响亮，不欲吮乳，口渴唇干，大便秘结，小便深黄，舌质红，苔黄腻。首选方剂是
    A. 茵陈理中汤
    B. 越婢加半夏汤
    C. 茵陈四苓散
    D. 大柴胡汤
    E. 茵陈蒿汤

112. 病儿盛夏外出游玩，现高热无汗，头痛胸闷，身重困倦，纳呆，鼻塞流涕，苔黄腻，脉数。治疗首选
    A. 荆防败毒散
    B. 银翘散
    C. 新加香薷饮
    D. 杏苏散
    E. 桑菊饮

113. 患儿，4岁。喉核赤肿明显，吞咽困难，壮热不退，口干口臭，大便干结，小便黄少，舌红，苔黄，脉数。选方最宜
    A. 银翘马勃散
    B. 桑菊饮
    C. 牛蒡甘桔汤
    D. 养阴清肺汤
    E. 桑杏汤

114. 患儿，7岁。反复喘促，喉间痰鸣，气短自汗，咳嗽无力，形体消瘦，神疲懒言，面白少华，纳差，便溏，舌质淡胖，苔薄白，脉细软。治疗应首选
    A. 玉屏风散合人参五味子汤
    B. 六君子汤
    C. 金匮肾气丸

D. 二陈汤

E. 参苓白术散

115. 患儿，5 岁。1 年来食少饮多，皮肤干燥，大便干结，舌红少津，舌苔光剥，脉细数。治疗应首选

A. 沙参麦冬汤

B. 增液承气汤

C. 养胃增液汤

D. 六味地黄丸

E. 麦门冬汤

116. 患儿肢体面部浮肿，头痛眩晕，烦躁不安，视物模糊，口苦，恶心呕吐，甚至抽搐、昏迷，尿短赤，舌质红，苔黄燥，脉弦。治疗应首选

A. 麻黄连翘赤小豆汤

B. 五味消毒饮

C. 六味地黄丸

D. 龙胆泻肝汤合羚角钩藤汤

E. 温胆汤合附子泻心汤

117. 患儿，女，6 岁。夜间遗尿，日间尿频而量多，经常感冒，面色少华，神疲乏力，食欲不振，大便溏薄，舌质淡红，苔薄白，脉沉无力。治疗首选

A. 八正散

B. 参苓白术散

C. 菟丝子散

D. 补中益气汤合缩泉丸

E. 金匮肾气丸

118. 患儿，4 岁。发热 1 天出疹，皮疹初起细小淡红，现转为鲜红，疹点稠密，伴壮热口渴，烦躁哭闹，耳后及枕部淋巴结肿大。舌质红赤，苔黄糙，脉洪数。治疗首选

A. 解肌透痧汤

B. 透疹凉解汤

C. 清解透表汤

D. 清瘟败毒饮

E. 竹叶石膏汤

119. 患儿，女，8 岁。壮热 3 天不退，烦躁不安，口渴欲饮，面红目赤，皮疹呈向心性分布，躯干部多，斑、丘、疱疹和结痂同时存在，皮疹分布较密，疹色紫暗，疱浆混浊，大便干结，小便短黄，舌质红，苔黄糙而干，脉数有力。治疗首选

A. 生脉散

B. 银翘散

C. 清胃解毒汤

D. 增液承气汤

E. 养阴清胃汤

120. 患儿，4 岁。身热不退，拒食，烦躁口渴，小便黄赤，大便秘结，手、足、口部及四肢、臀部疱疹，痛痒剧烈，疱疹色泽紫暗，分布稠密，根盘红晕显著，疱液混浊，舌质红绛，苔黄厚腻，脉滑数。应选用的方剂为

A. 甘露消毒丹

B. 清瘟败毒饮

C. 黄连解毒汤

D. 银翘散

E. 清营汤

121. 患儿，男，7 岁。常感脐腹部疼痛，轻重不一，时作时止，不思饮食，嗜食异物，大便不调，便下蛔虫，面色黄滞，面部可见白斑，白睛蓝斑，唇内栗状白点，夜寐龄齿，腹部可扪及条索状物，时聚时散，形体消瘦，肚腹胀大，青筋显露，舌苔花剥，舌尖红赤，脉弦滑。首选方剂是

A. 阳和汤

B. 五虎汤

C. 驱蛔承气汤

D. 使君子散

E. 乌梅丸

122. 患儿，女，10岁。发热，皮肤突然出现
瘀点瘀斑，压之不褪色，色泽鲜红，伴
鼻衄，血色鲜红，心烦、口渴、便秘，
伴腹痛，舌红，苔黄燥，脉数有力。首
选方剂是
A. 清瘟败毒饮
B. 大补阴丸
C. 犀角地黄汤
D. 连翘败毒散
E. 五味消毒饮

123. 患儿，男，2岁。头颅方大，肋串珠，
鸡胸，X形腿，出牙、坐立、行走均迟
缓，面白虚烦，多汗肢软，舌淡苔少，
脉细无力。治疗应首选
A. 左归丸
B. 右归丸
C. 金匮肾气丸
D. 补肾地黄丸
E. 十全大补汤

124. 患者，女，35岁。胃脘部隐痛，痛处
喜按，伴胃脘灼热，似饥而不欲食，咽
干口燥，大便干结，舌红少津，脉细
数。针刺应选择的处方是
A. 内关、天枢、中脘、膈俞、三阴交
B. 内关、足三里、中脘、期门、太冲
C. 内关、天枢、中脘、太冲、合谷
D. 内关、足三里、中脘、下脘、梁门
E. 足三里、中脘、内关、三阴交、内庭

125. 患者，女，45岁。失眠2年，经常多

梦少寐，入睡迟，易惊醒，平常遇事惊
怕，多疑善感，舌淡苔薄，脉弦细。治
疗除取主穴外，还应加
A. 心俞、脾俞
B. 心俞、太溪
C. 心俞、胆俞
D. 肝俞、太冲
E. 足三里、内关

126. 一患者双下肢关节游走性疼痛，肿胀，
时有寒热，舌淡苔薄白，脉浮。治疗除
主穴外，还可配
A. 肾俞、关元
B. 膈俞、血海
C. 商丘、足三里
D. 大椎、曲池
E. 膝眼、太溪

127. 某女，20岁。每因情志不畅而呕吐，
伴有嗳气吞酸，胸胁胀满，平时多烦善
怒，舌苔薄白，脉弦。取穴除内关、足
三里、中脘外，应加用
A. 上脘、胃俞
B. 合谷、内庭
C. 梁门、天枢
D. 期门、太冲
E. 脾俞、胃俞

128. 某女，18岁。经期下腹部疼痛剧烈，
经色紫黑，有血块，经前伴乳房胀痛，
舌有瘀斑，脉细弦。治疗宜选取
A. 三阴交、中极、次髎、太冲
B. 三阴交、归来、次髎、地机
C. 三阴交、中极、次髎、内关
D. 三阴交、气海、太溪、肝俞
E. 三阴交、气海、脾俞、胃俞

A3 型题

（129 ～ 131 题共用题干）

患者，女，55 岁。不寐多梦 5 年，有时甚至彻夜不眠，急躁易怒，伴头晕头胀，目赤耳鸣，口干而苦，不思饮食，便秘溲赤，舌红苔黄，脉弦数。

129. 可辨证为
    A. 肝火扰心证
    B. 心脾两虚证
    C. 痰热扰心证
    D. 心肾不交证
    E. 心胆气虚证

130. 首选方剂是
    A. 黄连温胆汤
    B. 六味地黄丸
    C. 龙胆泻肝汤
    D. 安神定志丸
    E. 酸枣仁汤

131. 若患者出现头晕目眩，头痛欲裂，不寐躁怒，大便秘结者，可用
    A. 大承气汤
    B. 当归龙荟丸
    C. 枳实导滞汤
    D. 济川煎
    E. 麻子仁丸

（132 ～ 134 题共用题干）

患者，男，37 岁。附睾有慢性硬结，逐渐增大形成脓肿日久，脓肿破溃后，脓液稀薄，夹有败絮样物质，疮口凹陷，形成瘘管，反复发作，经久不愈，虚热不退，面色无华，腰膝酸软，舌淡，苔白，脉沉细无力。尿常规检查提示有红、白细胞及脓细胞，红细胞沉降率增高。脓液培养有结核杆菌生长。

132. 其辨证为
    A. 子痰，浊痰凝结证
    B. 子痈，肾气不足证
    C. 子痰，阴虚内热证
    D. 子痰，气血两亏证
    E. 子痈，气滞血瘀证

133. 首选方剂为
    A. 阳和汤，配服小金丹
    B. 青蒿鳖甲汤合三妙丸
    C. 滋阴除湿汤合透脓散
    D. 仙方活命饮
    E. 十全大补汤，兼服小金丹

134. 治疗在辨证论治的同时，还需应用的西药是
    A. 抗结核药
    B. 抗生素
    C. 解热镇痛药
    D. 利尿药
    E. 抗组胺药

（135 ～ 137 题共用题干）

患者，女，37 岁，已婚。近半年来带下量多，绵绵不断，清稀如水，腰酸如折，畏寒肢冷，小腹冷感，面色晦暗，大便溏薄，夜尿多，舌淡，苔白润，脉沉迟。

135.应辨证为
　　A.带下过多脾虚证
　　B.带下过多肾阴虚证
　　C.带下过多肾阳虚证
　　D.盆腔炎热毒蕴结证
　　E.盆腔炎阴虚夹湿证

136.其治法为
　　A.健脾益气，升阳除湿
　　B.温肾培元，固涩止带
　　C.滋肾益阴，清热利湿
　　D.清热利湿，解毒杀虫
　　E.清热解毒，利湿止带

137.治疗应首选的方剂是
　　A.内补丸
　　B.止带方
　　C.完带汤
　　D.易黄汤
　　E.五味消毒饮

（138～140题共用题干）
患儿，男，11岁。高热，右侧耳下腮部肿胀疼痛，坚硬拒按，张口咀嚼困难，烦躁不安，口渴欲饮，头痛，咽红肿痛，颌下肿块胀痛，纳少，大便秘结，尿少而黄，舌红苔黄，脉象滑数。

138.其辨证为
　　A.邪郁肌表证
　　B.湿热蒸盛证
　　C.热毒蕴结证
　　D.邪犯肺脾证
　　E.毒透肌肤证

139.应采取的治法是
　　A.辛凉宣透，清热利咽
　　B.清热凉营，解毒祛湿
　　C.清热解毒，软坚散结
　　D.宣肺解表，清热化湿
　　E.疏风清热，利湿解毒

140.首选方剂是
　　A.普济消毒饮
　　B.清瘟败毒饮
　　C.甘露消毒丹
　　D.银翘散
　　E.清胃解毒汤

B1 型题

答题说明
　　两道试题共用 A、B、C、D、E 五个备选答案，备选答案在上，题干在下。每题请从中选择一个最佳答案，并在答题卡上将相应题号的相应字母所属的方框涂黑。每个备选答案可能被选择一次、两次或不被选择。

（141～142题共用备选答案）
　　A.痿证
　　B.痉证
　　C.痹证
　　D.厥证
　　E.痫病

141.以突然昏仆，不省人事，口吐白沫，两目上视，四肢抽搐为主要表现的病证是

142.以肢体筋脉弛缓，软弱无力，日久因不能随意运动而致肌肉萎缩为主要表现的病证是

（143～144题共用备选答案）
　　A.热盛肉腐证
　　B.火毒凝结证
　　C.气血两虚证

D. 湿热瘀滞证

E. 痰热火毒证

143. 痈的初起阶段中医证型为

144. 痈的成脓期中医证型为

（145～146题共用备选答案）

A. 肾虚证

B. 血虚证

C. 血寒证

D. 阳虚证

E. 气虚证

145. 当归地黄饮治疗月经后期的证是

146. 大补元煎治疗月经后期的证是

（147～148题共用备选答案）

A. 44cm

B. 46cm

C. 48cm

D. 50cm

E. 52cm

147. 小儿一周岁头围约为

148. 小儿一周岁胸围约为

（149～150题共用备选答案）

A. 扶正祛邪

B. 调和阴阳

C. 清热温寒

D. 疏通经络

E. 补虚泻实

149. 针刺背俞穴治疗五脏病，体现了针灸治疗的何种作用

150. 三棱针刺络放血治疗足扭伤，体现了针灸治疗的何种作用

试卷标识码：

中医执业助理医师资格考试
最后成功四套胜卷（三）

（医学综合考试部分）

第一单元

考生姓名：＿＿＿＿＿＿＿

准考证号：＿＿＿＿＿＿＿

考　　点：＿＿＿＿＿＿＿

考　场　号：＿＿＿＿＿＿＿

A1 型题

答题说明

每一道试题下面有 A、B、C、D、E 五个备选答案，请从中选择一个最佳答案，并在答题卡上将相应题号的相应字母所属的方框涂黑。

1. 下列关于五脏所藏的叙述，错误的是
   A. 心藏神
   B. 肝藏魂
   C. 肺藏魄
   D. 脾藏意
   E. 肾藏智

2. 治疗非重型再生障碍性贫血，应首选
   A. 叶酸
   B. 维生素 B_{12}
   C. 硫酸亚铁
   D. 雄激素
   E. 马利兰

3. 患儿发热，随后出现呕吐和意识障碍。应首先考虑的是
   A. 病毒性脑炎
   B. 尿毒症
   C. 癫痫
   D. 有机磷农药中毒
   E. 先天性心脏病

4. 七情刺激，易导致心气涣散的是
   A. 喜
   B. 怒
   C. 悲
   D. 恐
   E. 惊

5. 流行性脑脊髓膜炎的病原菌是
   A. 革兰阴性杆菌
   B. 抗酸杆菌
   C. 革兰阴性球菌
   D. 革兰阳性球菌

E. 革兰阴性弧菌

6. 根据情志相胜法，可制约大怒的情志是
   A. 喜
   B. 思
   C. 悲
   D. 恐
   E. 惊

7. 重型肝炎的特征性表现是
   A. 血清转氨酶明显升高
   B. 肝脾肿大
   C. 精神神经症状
   D. 肝区疼痛明显
   E. 黄疸明显

8. 下列哪项是支气管哮喘呼吸困难的类型
   A. 呼气性
   B. 吸气性
   C. 混合性
   D. 阵发性
   E. 腹式呼吸消失

9. 嘶哑样咳嗽，可见于
   A. 急性喉炎
   B. 纵隔肿瘤
   C. 百日咳
   D. 胸膜炎
   E. 支气管扩张

10. 善治血热便血、痔血及肝热目赤头痛的药物是
    A. 虎杖
    B. 槐花

C. 小蓟

D. 地榆

E. 大蓟

11. 既能疏风解表，又能泻热通便的方剂是

　A. 麻黄杏仁甘草石膏汤

　B. 葛根黄芩黄连汤

　C. 防风通圣散

　D. 大柴胡汤

　E. 凉膈散

12. 下列各项，与心悸并见对诊断心肾阳虚证最有意义的是

　A. 肢体浮肿，畏寒肢冷

　B. 五更泄泻，完谷不化

　C. 舌质紫暗，脉象细涩

　D. 失眠多梦，面色淡白

　E. 胸闷气短，腰膝酸软

13. 清气化痰丸的主治证候中，不包括的是

　A. 胸膈痞闷

　B. 舌苔白腻

　C. 脉象滑数

　D. 咯痰黄稠

　E. 烦躁不宁

14. 方颅可见于

　A. 痴呆症

　B. 先天性梅毒

　C. 脑膜炎

　D. 脑积水

　E. 小儿营养不良

15. 入汤剂宜另煎的药物是

　A. 人参

　B. 当归

　C. 黄芪

　D. 杜仲

　E. 石斛

16. 下列各项，属于燥邪犯肺证与风热犯肺证共有症状的是

　A. 咳嗽少痰

　B. 脉象浮紧

　C. 喉中痰鸣

　D. 潮热盗汗

　E. 鼻流黄涕

17. 下列哪项属于非感染性发热的疾病

　A. 肺结核

　B. 肺炎

　C. 疟疾

　D. 伤寒

　E. 甲状腺功能亢进症

18. 心脉痹阻证中，胸痛以闷痛为主的是

　A. 痰蒙心神

　B. 气滞心脉

　C. 寒凝心脉

　D. 痰阻心脉

　E. 瘀阻心脉

19. 天王补心丹的君药是

　A. 生地黄

　B. 人参

　C. 麦冬

　D. 柏子仁

　E. 当归

20. 参苓白术散中具有芳香醒脾之功的药物是

　A. 桔梗

　B. 砂仁

　C. 藿香

　D. 佩兰

　E. 厚朴

21. 胃中气体上出咽喉所发出的一种声长而缓的声响称为

A. 太息
B. 呃逆
C. 嗳气
D. 咳嗽
E. 哮

22.《突发公共卫生事件应急条例》规定：突
发事件应急工作应当遵循的方针是
A. 完善并建立监测与预警手段
B. 预防为主、常备不懈
C. 积极预防、认真报告
D. 及时调查、认真处理
E. 监测分析、综合评价

23. 腹部叩诊出现移动性浊音，应首先考虑
的是
A. 尿潴留
B. 幽门梗阻
C. 右心衰竭
D. 巨大卵巢囊肿
E. 急性胃炎

24. 急性白血病的特点是
A. 全血细胞减少
B. 嗜碱性粒细胞增多
C. 骨髓中原始细胞明显增多
D. 酸化溶血试验阳性
E. 网织红细胞增多

25. 下列关于五行生克规律的叙述，错误
的是
A. 木为水之子
B. 火为土之母
C. 水为火之所不胜
D. 金为木之所胜
E. 木为土之所不胜

26. 外周血白细胞总数减低可见于
A. 流行性乙型脑炎

B. 流行性出血热
C. 流行性脑脊髓膜炎
D. 人感染高致病性禽流感
E. 狂犬病

27. 防控 ASCVD 危险的首要干预靶点是
A. TC
B. TG
C. VLDL–C
D. LDL–C
E. HDL–C

28. 小蓟饮子与八正散相同的功用是
A. 利水通淋
B. 燥湿解毒
C. 凉血止血
D. 泻火养阴
E. 利湿化浊

29. 治疗夏伤暑湿，小便不利，应首选
A. 茯苓
B. 猪苓
C. 金钱草
D. 滑石
E. 泽泻

30. 根据体质特征，确定用药宜忌，体质偏
阳者忌用
A. 甘淡利水药
B. 辛散苦泄药
C. 辛热温散药
D. 芳香化浊药
E. 苦寒泻火药

31. 狂犬病麻痹期的典型表现是
A. 恐风
B. 恐水
C. 肢体瘫痪
D. 呼吸急促

E. 心率加快

32. 细脉的主病是
　　A. 邪热亢盛
　　B. 实寒证
　　C. 血瘀证
　　D. 虚阳浮越于外
　　E. 湿证

33. 胸腔大量积气患者触觉语颤表现的是
　　A. 增强
　　B. 减弱或消失
　　C. 稍增强
　　D. 正常
　　E. 无变化

34. 艾滋病急性感染期持续时间平均为
　　A. 10 年以上
　　B. 6 ～ 8 年
　　C. 12 ～ 18 个月
　　D. 6 ～ 12 个月
　　E. 7 ～ 14 天

35. 下列各项，可出现双侧瞳孔散大的是
　　A. 阿托品影响
　　B. 氯丙嗪影响
　　C. 有机磷农药中毒
　　D. 毒蕈中毒
　　E. 毛果芸香碱中毒

36. 论治过程的三个步骤是
　　A. 望闻问切，辨病辨证，遣方用药
　　B. 辨明病机，确立治则，遣方用药
　　C. 因证立法，随法选方，据方施治
　　D. 辨明病机，因证立法，据方施治
　　E. 辨病辨证，随法选方，据方施治

37. 流行性腮腺炎可出现腮腺管开口处黏膜

红肿。其部位在
　　A. 上颌第 2 磨牙牙冠相对的颊黏膜上
　　B. 下颌第 2 磨牙牙冠相对的颊黏膜上
　　C. 舌下
　　D. 上颌第 1 磨牙牙冠相对的颊黏膜上
　　E. 下颌第 1 磨牙牙冠相对的颊黏膜上

38. 神志清楚而语言错乱，语后自知言错的临床意义是
　　A. 心气不足
　　B. 邪热扰神
　　C. 脏气衰竭
　　D. 情志不遂
　　E. 风痰阻络

39. 组成药物中含有炮姜、川芎的方剂是
　　A. 生化汤
　　B. 温经汤
　　C. 血府逐瘀汤
　　D. 补阳还五汤
　　E. 复元活血汤

40. 涉及人类受试者医学研究伦理准则的国际性著名文件是
　　A.《吉汉宣言》
　　B.《赫尔辛基宣言》
　　C.《希波克拉底誓言》
　　D.《东京宣言》
　　E.《悉尼宣言》

41. 在"五轮学说"中，黑珠为
　　A. 血轮
　　B. 气轮
　　C. 水轮
　　D. 肉轮
　　E. 风轮

42. 含有半夏、麦冬、人参的方剂是
　　A. 杏苏散

B. 清燥救肺汤
C. 桑杏汤
D. 麦门冬汤
E. 百合固金汤

43. 慢性菌痢是急性菌痢反复发作或迁延不愈达
   A. 1 个月以上
   B. 2 个月以上
   C. 3 个月以上
   D. 6 个月以上
   E. 1 年以上

44. 按十二经脉的流注次序，小肠经流注于
   A. 膀胱经
   B. 胆经
   C. 三焦经
   D. 心经
   E. 胃经

45. 流行性出血热低血压休克期的治疗原则不包括
   A. 补充血容量
   B. 纠正酸中毒
   C. 酌情选用血管活性药
   D. 有心衰者予强心剂
   E. 利尿

46. 容易闻及二尖瓣杂音的体位是
   A. 坐位
   B. 立位
   C. 平卧位
   D. 右侧卧位
   E. 左侧卧位

47. 小建中汤中配伍芍药的意义是
   A. 养血调经，敛阴止汗
   B. 温阳散寒，柔肝缓急
   C. 清热凉血，活血散瘀

D. 益营养阴，缓急止痛
E. 养阴补血，活血通脉

48. 患者自汗，多尿，滑精，是因气的何种作用失常所致
   A. 推动
   B. 温煦
   C. 防御
   D. 固摄
   E. 气化

49. 以鼠类为主要传染源的传染性疾病是
   A. 流行性脑脊髓膜炎
   B. 流行性乙型脑炎
   C. 流行性出血热
   D. 霍乱
   E. 细菌性痢疾

50. 在八纲证候间的关系中，寒湿痹病过服温燥药物而致患处红肿灼痛属于
   A. 寒证转热证
   B. 热证转寒证
   C. 真热假寒证
   D. 真寒假热证
   E. 寒热错杂证

51. 肺癌由原发癌肿引起的症状是
   A. 咳嗽，咯血，胸闷，气急
   B. 胸痛
   C. 吞咽困难
   D. 头痛，呕吐，共济失调
   E. 厌食，肝区疼痛，黄疸

52. 关于人感染高致病性禽流感的传播途径，错误的是
   A. 密切接触病禽传播
   B. 病毒经呼吸道传播
   C. 接触被病毒污染的水传播
   D. 与患者接触传播

E. 接触病禽分泌物传播

　　D. 板蓝根

　　E. 山豆根

53. 食指络脉浅淡而纤细者，属
　　A. 外感表证
　　B. 里热证
　　C. 气血两虚
　　D. 邪气亢盛
　　E. 血络郁闭

58. 治疗痰壅气逆，咳喘痰多，胸闷食少，甚则不能平卧，宜选用的药物是
　　A. 紫苏子、白芥子、莱菔子
　　B. 紫菀、款冬花、川贝母
　　C. 桑叶、贝母、北沙参
　　D. 杏仁、麻黄、甘草
　　E. 麻黄、石膏、杏仁

54. 下列关于结核病临床表现的叙述，错误的是
　　A. 出现全身中毒症状
　　B. 长期低热、盗汗
　　C. 咳嗽轻微，干咳或仅有少量黏液痰
　　D. 支气管结核患者可闻及局限性哮鸣音，于吸气末较明显
　　E. 粟粒性肺结核偶可并发急性呼吸窘迫综合征

59. 病人口中泛酸，其临床意义是
　　A. 脾胃虚弱
　　B. 燥热伤津
　　C. 痰热内盛
　　D. 湿热蕴脾
　　E. 肝胃郁热

55. 治疗脾胃虚寒，脘腹冷痛，兼寒饮伏肺，咳嗽气喘，痰多清稀者，应首选
　　A. 附子
　　B. 肉桂
　　C. 干姜
　　D. 细辛
　　E. 高良姜

60. 某药店经营者为贪图利益而违法销售超过有效期的药品。依据《中华人民共和国药品管理法》第 75 条的规定，其所在地的药品监督管理行政执法机构应给予的处罚是没收违法销售药品和违法所得并
　　A. 处以违法销售的药品货值金额十倍以上二十倍以下的罚款
　　B. 处以违法销售的药品货值金额十五倍以上三十倍以下罚款
　　C. 处以二千元以上五千元以下的罚款
　　D. 处以违法销售药品货值金额两倍以上五倍以下的罚款
　　E. 处以违法销售药品货值金额一倍以上三倍以下的罚款

56. 下列各项，属实证的临床表现是
　　A. 疼痛喜按
　　B. 五心烦热
　　C. 蒸蒸壮热
　　D. 精神萎靡
　　E. 舌胖淡嫩

57. 治疗咽喉红肿疼痛，兼有肺热咳嗽痰多者，应首选
　　A. 射干
　　B. 鱼腥草
　　C. 马勃

61. 越鞠丸中舒解气郁的药物是
　　A. 木香
　　B. 沉香
　　C. 香附
　　D. 枳壳

E. 厚朴

62. 依据《素问·宣明五气》理论，久卧易
伤及的是
A. 气
B. 血
C. 肉
D. 精
E. 筋

63. 确诊流脑最主要的检查是
A. 脑脊液细菌培养
B. 血液一般检查
C. 血凝抑制试验
D. 补体结合试验
E. 脑脊液常规

64. 火的特性是
A. 曲直
B. 稼穑
C. 从革
D. 炎上
E. 润下

65. 只引起特异性免疫应答而无临床症状
的是
A. 显性感染
B. 隐性感染
C. 病原携带状态
D. 潜伏性感染
E. 病原体被清除

66. 伤寒的病原体是
A. 汉坦病毒
B. 沙门菌
C. 人免疫缺陷病毒
D. 冠状病毒
E. 志贺氏菌

67. 不属于麻子仁丸组成药物的是
A. 芍药
B. 杏仁
C. 大黄
D. 厚朴
E. 甘草

68. 具有清心安神功效的药物是
A. 玉竹
B. 龙眼肉
C. 人参
D. 莲子
E. 百合

69. 脏腑关系中，被称为"燥湿相济"的是
A. 肺与大肠
B. 肾与膀胱
C. 心与肾
D. 肺与肝
E. 脾与胃

70. 下列药物中，能燥湿止带的是
A. 防风
B. 白芷
C. 羌活
D. 苍耳子
E. 藁本

71. 丁香主治的病证是
A. 蛔虫腹痛
B. 脚气肿痛
C. 阳虚外感
D. 胃寒呃逆
E. 寒湿痹痛

72. 秽浊时邪与热毒相结可见
A. 苔白而湿润
B. 苔薄白
C. 苔白如积粉

D. 苔黄滑润而舌质淡胖嫩

E. 苔白腻而厚

D. 利湿消肿

E. 解毒化湿

73. 对无伤原则的解释，正确的是

A. 消除任何医疗伤害

B. 要求医生对患者丝毫不能伤害

C. 因绝大多数医疗行为都存在着不同程度的伤害，所以不伤害原则是做不到的

D. 为患者提供最佳的诊治、护理，努力避免对患者造成不应有的伤害

E. 对肿瘤患者进行化疗意味着绝对伤害

74. 下列各项中，属于相乘传变的是

A. 肺病及肾

B. 肺病及心

C. 心病及肝

D. 肝病及肾

E. 脾病及肾

75. 下列各项，不属于急性肝炎临床表现的是

A. 食欲不振、恶心呕吐

B. 肝大、触痛

C. ALT 显著升高

D. 肝掌、蜘蛛痣

E. 尿胆红素阳性

76. 具有温肾补精，养血益气功效的药物是

A. 沉香

B. 磁石

C. 蛤蚧

D. 益智

E. 紫河车

77. 二妙散的功用是

A. 清热利水

B. 清热燥湿

C. 清热养阴

78. "寒极生热，热极生寒"说明了阴阳之间的哪种关系

A. 相互转化

B. 相互交感

C. 对立制约

D. 互根互用

E. 消长平衡

79. 下列各项，可出现金属样肠蠕动音的是

A. 麻痹性肠梗阻

B. 机械性肠梗阻

C. 低血钾

D. 急性肠炎

E. 败血症

80. 肠套叠可见腹痛，并伴有

A. 急性发热

B. 黄疸

C. 呕吐

D. 腹泻

E. 血便

81. 用寒远寒，用热远热，属于

A. 因病制宜

B. 因地制宜

C. 因人制宜

D. 因时制宜

E. 因证制宜

82. 感染后易慢性化的痢疾菌群是

A. 福氏志贺菌

B. 痢疾志贺菌

C. 宋内志贺菌

D. 舒氏志贺菌

E. 鲍氏志贺菌

83. 白术与苍术并用的方剂是
   A. 健脾丸
   B. 完带汤
   C. 参苓白术散
   D. 藿香正气散
   E. 九味羌活汤

84. 补阳还五汤中通经活络的药物是
   A. 地龙
   B. 当归
   C. 川芎
   D. 僵蚕
   E. 桃仁

85. 治疗大失血、大吐泻所致体虚欲脱，脉微欲绝之证宜首选
   A. 西洋参
   B. 太子参
   C. 人参
   D. 党参
   E. 黄芪

86. 下列各项，不属六味地黄丸主治证临床表现的是
   A. 腰膝酸软，盗汗遗精
   B. 耳鸣耳聋，头晕目眩
   C. 骨蒸潮热，手足心热
   D. 小便不利或反多
   E. 舌红少苔，脉沉细数

87. 夜间阵发性呼吸困难，可见于
   A. 急性脑血管疾病
   B. 癔症
   C. 急性感染所致的毒血症
   D. 慢性阻塞性肺疾病
   E. 左心衰竭

88. 伤寒患者粪便培养阳性率最高的时间段是

   A. 1 周内
   B. 1 ～ 2 周
   C. 2 ～ 3 周
   D. 3 ～ 4 周
   E. 4 周以后

89. 人参配莱菔子在药物七情配伍关系中属
   A. 相使
   B. 相畏
   C. 相杀
   D. 相反
   E. 相恶

90. 麻黄汤中麻黄和桂枝的比例为
   A. 1:1
   B. 3:2
   C. 2:1
   D. 5:1
   E. 6:1

91. 脾主升清的确切内涵是
   A. 脾的阳气主升
   B. 脾以升为健
   C. 脾气散精，上归于肺
   D. 与胃的降浊相对而言
   E. 输布津液，防止水湿内生

92. 流行性感冒最主要的临床表现是
   A. 发热
   B. 咳嗽
   C. 恶心
   D. 惊厥
   E. 流涕

93. 苏子降气汤中配伍当归和肉桂的意义是
   A. 宽胸除满
   B. 养血补肝
   C. 温补下虚
   D. 祛痰止咳

E. 温肾祛寒

94. 以阴阳失调来阐释真寒假热或真热假寒，
其病机是
A. 阴阳偏盛
B. 阴阳偏衰
C. 阴阳格拒
D. 阴阳互损
E. 阴阳离决

95. 揩舌的目的是
A. 查看舌苔薄厚程度
B. 鉴别舌苔有根无根
C. 判断舌体颤动程度
D. 判断舌体颜色
E. 判断舌形变化

96. 针对呼吸道传染病传播途径应采取的措施是
A. 加强水源管理
B. 保持居室空气流通
C. 加强血制品管理
D. 防止虫类叮咬
E. 勤换和洗晒衣物及床单

97. 气血两虚常见的舌象是
A. 舌体瘦薄而色淡
B. 舌红绛肿胀
C. 舌体瘦薄而色红绛
D. 舌中生点刺
E. 舌淡胖大润而有齿痕

98. 根据经验、直觉或思辨推理进行医疗活动的医学模式是
A. 神灵主义医学模式
B. 自然哲学医学模式
C. 机械论医学模式
D. 生物医学模式
E. 生物－心理－社会医学模式

99. 属气血两虚证临床表现的是
A. 唇甲淡紫，胁下痞块，拒按，舌暗，脉沉涩
B. 胸胁胀闷窜痛，时轻时重，舌苔薄白，脉弦
C. 面色晦滞，纳呆乏力，舌淡紫，脉细涩
D. 面唇色淡白，疲乏无力，自汗，舌淡，脉弱
E. 少气懒言，疲乏无力，自汗，舌淡，脉弱

100. 下列除哪项外，均为甲状腺功能亢进症的表现
A. 甲状腺肿大
B. 烦躁易怒
C. 周围血管征
D. 稀便、排便次数增加
E. 心动过缓

101. 困倦嗜睡，头目昏沉，肢体困重的病机是
A. 心肾阳衰
B. 痰湿困脾
C. 心肾不交
D. 胆郁痰扰
E. 脾失健运

102. 《医疗机构管理条例》《麻醉药品和精神药品管理条例》等规范性文件在我国卫生法律体系中，属于
A. 卫生行政法规
B. 卫生专门法律
C. 卫生法律
D. 基本法律
E. 卫生技术法规

103. 下列关于溶血性黄疸的叙述，正确的是
A. 尿胆红素直接迅速反应阳性

B. 尿中结合胆红素阴性

C. 血中非结合胆红素不增加

D. 尿胆原阴性

E. 大便呈灰白色

104. 具有固表止汗，益气除热功效的药物是

A. 麻黄根

B. 浮小麦

C. 麻黄

D. 五味子

E. 山茱萸

105. 乌梅丸的主治证候中可见

A. 虚烦不寐

B. 食入吐蛔

C. 食少难消

D. 口燥咽干

E. 嗳气吞酸

106. 以一日分阴阳，则上午为

A. 阴中之阳

B. 阳中之阳

C. 阳中之阴

D. 阴中之阴

E. 阴中之至阴

107. 心浊音界向左下扩大，心脏呈靴形，多见于

A. 二尖瓣关闭不全

B. 主动脉瓣关闭不全

C. 三尖瓣关闭不全

D. 肺动脉瓣关闭不全

E. 二尖瓣狭窄

108. 治疗热病伤津，烦热口渴，呕逆时作，舌燥少津者，应首选

A. 石膏

B. 知母

C. 天花粉

D. 芦根

E. 栀子

A2 型题

答题说明

　　每道考题由两个以上相关因素组成或以一个简要病历形式出现，其下面有 A、B、C、D、E 五个备选答案，请从中选择一个最佳答案，并在答题卡上将相应题号的相应字母所属的方框涂黑。

109. 患者，女，26岁，已婚。突发尿痛、尿频、尿急，腰痛半天。检查：体温 36.5℃，肾区无叩痛，尿中白细胞（++），菌培养为大肠杆菌。其诊断是

A. 急性肾盂肾炎

B. 肾结核

C. 急性膀胱炎

D. 肾结石

E. 慢性肾炎

110. 患者，男，50岁。高血压病史10年。今日剧烈头痛，眩晕，恶心，呕

吐。查体：无肢体活动障碍，血压 180/135mmHg。为快速降压，应选择下列哪种药物

A. 硝普钠

B. 美托洛尔

C. 缬沙坦

D. 维拉帕米

E. 氢氯噻嗪

111. 患者，男，50岁。自觉两目模糊，视物不清，伴有头痛，眩晕，舌红少苔，脉细弦。治疗应首选

A. 升麻
B. 葛根
C. 薄荷
D. 柴胡
E. 菊花

112. 患者，男，24 岁。近 3 年来反复餐后 3 ~ 4 小时上腹痛，持续至下次进餐后才缓解。应首先考虑的是
A. 消化性溃疡
B. 胃癌
C. 慢性胃炎
D. 胃肠神经官能症
E. 胆囊炎

113. 患者身热不解，咳逆气急，甚则鼻扇，口渴有汗，苔薄白，脉浮而数。治疗应选用
A. 泻白散
B. 葛根黄芩黄连汤
C. 麻黄杏仁甘草石膏汤
D. 贝母瓜蒌散
E. 小青龙汤

114. 患者，男，56 岁。睾丸坠胀冷痛，右侧少腹时痛，痛引会阴部，畏寒肢冷，舌淡苔白，脉弦紧。其证候是
A. 肾阳虚
B. 肾气不固
C. 寒滞肝脉
D. 肝郁气滞
E. 寒滞胃肠

115. 患者，男，50 岁。素体肥胖，胸闷憋气，时感胸痛，甚则胸痛彻背，舌质紫暗，苔薄腻，脉弦滑。治疗应首选
A. 青皮
B. 乌药
C. 薤白

D. 木香
E. 香附

116. 患者，女，40 岁。仰卧时腹部呈蛙状，侧卧时下侧腹部明显膨出。应首先考虑的是
A. 胃肠胀气
B. 腹腔积液
C. 巨大卵巢囊肿
D. 肥胖
E. 子宫肌瘤

117. 患者，女，30 岁。反复上腹痛 6 年，饥饿时加重，进食后减轻。近 1 周来进食后上腹部胀痛加重，但大量呕吐后减轻。查体：轻度脱水，上腹部膨隆有振水音。应首先考虑的是
A. 多发性溃疡病
B. 复合性溃疡病
C. 胃溃疡恶变
D. 十二指肠溃疡伴幽门梗阻
E. 胃窦部溃疡伴急性穿孔

118. 患者，女，37 岁。月经量多，皮肤散在出血点。血象：血红蛋白 120g/L，白细胞 8×10^9/L，中性粒细胞 0.7，淋巴细胞 0.3，血小板 50×10^9/L，骨髓片巨核细胞增多。应首先考虑的是
A. 原发免疫性血小板减少症
B. 急性淋巴细胞白血病
C. 缺铁性贫血
D. 过敏性紫癜
E. 再生障碍性贫血

119. 患者发热口渴，小便灼热涩痛，小腹胀痛，舌红苔黄腻，脉濡数。其辨证是
A. 小肠实热证
B. 膀胱湿热证
C. 湿热蕴脾证

D. 肝胆湿热证

E. 肺热炽盛证

120. 患者久病，纳食减少，疲乏无力，腹部
胀满，但时有缓解，腹痛而喜按，舌胖
嫩而苔润，脉细弱而无力。其病机是
A. 真实假虚
B. 真实病证
C. 真虚假实
D. 实中夹虚证
E. 虚中夹实证

121. 患者，男，60岁。慢性支气管炎病史
20年，肺心病病史5年。近1周感冒
后咳嗽，吐黄痰，心悸气短加重。此时
治疗的关键措施是
A. 止咳
B. 祛痰
C. 抗感染
D. 强心
E. 利尿

122. 患者外感风寒，恶寒发热，无汗，腹
痛，吐泻，舌苔白腻。治疗宜选用
A. 麻黄
B. 桂枝
C. 香薷
D. 防风
E. 细辛

123. 患者自诉心悸，胸闷，头晕。查体：心
律绝对不规则，第一心音强度不一致，
脉搏短绌。应首先考虑的是

A. 窦性心动过速
B. 房性早搏
C. 心房颤动
D. 房室交界性早搏
E. 室性早搏

124. 患者，女，70岁。冠心病史5年。今
日突然心悸气短，不能平卧，咳嗽，咯
粉红色泡沫样痰。应首先考虑的是
A. 肺癌
B. 肺脓肿
C. 肺结核
D. 急性肺水肿
E. 支气管扩张

125. 患者，男，50岁。高血压病史15年，
未坚持服药。2小时前因情绪激动突然
意识不清，双侧瞳孔不等大。应首先考
虑的是
A. 酒精中毒
B. 药物中毒
C. 脑疝
D. 青光眼
E. 心功能不全

126. 患者痰壅气逆，咳嗽喘逆，痰多胸闷，
食少难消，舌苔白腻，脉滑。治疗宜
选用
A. 山楂
B. 莱菔子
C. 神曲
D. 鸡内金
E. 麦芽

A3 型题

答题说明

以下提供若干个案例，每个案例下设若干道试题。请根据案例所提供的信息，在每一道试题下面的 A、B、C、D、E 五个备选答案中选择一个最佳答案，并在答题卡上将相应题号的相应字母所属的方框涂黑。

（127～129 题共用题干）

患者，男，26 岁。淋雨后寒战，发热，咳嗽，咯铁锈色痰，胸痛。查体：口唇周围有单纯疱疹，叩诊右下肺轻度浊音，听诊呼吸音减低。

127. 应首先考虑的是
　　A. 急性支气管炎
　　B. 肺结核
　　C. 急性肺脓肿
　　D. 肺炎链球菌肺炎
　　E. 病毒性肺炎

128. 确诊有赖于以下哪项检查
　　A. 胸部 X 线
　　B. 胸部 CT
　　C. 血气分析
　　D. 病原学检查
　　E. 心电图

129. 一经确诊后，治疗应首选的药物是
　　A. 万古霉素
　　B. 阿奇霉素
　　C. 维拉帕米
　　D. 青霉素 G
　　E. 四环素

（130～132 题共用题干）

患者，男，58 岁。高血压病史 15 年。突然头晕，左侧肢体活动不利，持续 30 分钟症状基本消失。检查：四肢肌力 5 级，肌张力正常，头颅 CT 未见异常。

130. 应考虑诊断为
　　A. 脑血栓形成
　　B. 脑栓塞
　　C. 脑出血
　　D. 短暂性脑缺血发作
　　E. 蛛网膜下腔出血

131. 该病最主要的病因是
　　A. 动脉粥样硬化
　　B. 风湿性心脏病伴房颤
　　C. 脑动脉炎
　　D. 先天性动脉瘤
　　E. 脑血管畸形

132. 若不进行有效干预，该病最可能发展为
　　A. 癫痫
　　B. 卒中
　　C. 梅尼埃病
　　D. 休克
　　E. 阿尔茨海默病

B1 型题

> **答题说明**
>
> 　　两道试题共用 A、B、C、D、E 五个备选答案，备选答案在上，题干在下。每题请从中选择一个最佳答案，并在答题卡上将相应题号的相应字母所属的方框涂黑。每个备选答案可能被选择一次、两次或不被选择。

（133～134 题共用备选答案）
　A. 艾滋病
　B. 肺结核
　C. 百日咳
　D. 霍乱
　E. 流行性和地方性斑疹伤寒
133. 属于丙类传染病的病种是
134. 属于甲类传染病的病种是

（135～136 题共用备选答案）
　A. 心脾
　B. 肝肺
　C. 脾肾
　D. 心肾
　E. 肝肾
135. "乙癸同源"的"乙癸"所指的脏是
136. "水火既济"的"水火"所指的脏是

（137～138 题共用备选答案）
　A. 红细胞管型
　B. 白细胞管型
　C. 肾小管上皮细胞管型
　D. 透明管型
　E. 蜡样管型
137. 正常人尿中可以偶见的管型是
138. 主要见于肾盂肾炎的管型是

（139～140 题共用备选答案）
　A. 失神
　B. 假神
　C. 得神
　D. 神乱

　E. 少神
139. 患者原本精神极度萎靡，突然神志清楚，想见亲人，但精神烦躁不安，属
140. 患者焦虑不安，心悸气促，不敢独处，属

（141～142 题共用备选答案）
　A. 大量应用激素
　B. 积极物理降温
　C. 使用利尿剂、强心剂
　D. 减轻脑水肿，防止呼吸衰竭
　E. 扩充血容量，纠正酸中毒
141. 中毒型菌痢休克型的治疗原则是
142. 中毒型菌痢脑型的治疗原则是

（143～144 题共用备选答案）
　A. 川芎
　B. 丹参
　C. 郁金
　D. 牛膝
　E. 益母草
143. 患者外感风邪，头痛较甚，伴恶寒发热，目眩鼻塞，舌苔薄白，脉浮。治疗宜首选
144. 患者腰痛以酸软为主，喜按喜揉，腿膝无力，遇劳更甚，卧则减轻。治疗应选用

（145～146 题共用备选答案）
　A. 重点沟通治疗效果
　B. 在系统检查中深入沟通
　C. 及时对家属讲清危险

D. 以叮嘱的方式沟通

E. 以关切的问候方式沟通

145. 对住院患者，沟通时最适宜

146. 对出院患者，沟通时最适宜

（147～148题共用备选答案）

A. 消风散

B. 二陈汤

C. 川芎茶调散

D. 天麻钩藤饮

E. 半夏白术天麻汤

147. 外感风邪头痛，治宜选用

148. 风痰上扰导致的头痛、眩晕，治宜选用

（149～150题共用备选答案）

A. 空腹血糖受损

B. 糖耐量减低

C. 糖尿病

D. 肾性糖尿

E. 低血糖

149. 患者持续尿糖阳性，空腹血糖 6.0mmol/L，餐后 2 小时血糖 5.6mmol/L。应诊断为

150. 患者有"三多一少"症状，空腹血糖 8mmol/L，餐后 2 小时血糖 7.8mmol/L。应诊断为

中医执业助理医师资格考试
最后成功四套胜卷（三）

（医学综合考试部分）

第二单元

考生姓名：＿＿＿＿＿＿＿＿

准考证号：＿＿＿＿＿＿＿＿

考　　点：＿＿＿＿＿＿＿＿

考　场　号：＿＿＿＿＿＿＿＿

A1 型题

1. 肿势软如棉，或硬如馒，大小不一，形态各异，无处不生，不红不热，皮色不变，其成因属
   A. 风
   B. 虚
   C. 火
   D. 湿
   E. 痰

2. 小儿指纹淡红，其证候是
   A. 虚寒
   B. 食积
   C. 痰热
   D. 虚热
   E. 实热

3. 经络系统中，能维持人体正常运动功能的是
   A. 十二经脉
   B. 十五络脉
   C. 十二经别
   D. 十二经筋
   E. 十二皮部

4. 新生儿在上腭中线和齿龈部位有散在黄白色、碎米粒样颗粒，称为
   A. 马牙
   B. 板牙
   C. 螳螂子
   D. 口疮
   E. 鹅口疮

5. 下列除哪项外，均属病理性胎黄
   A. 生后 24 小时内出现

B. 黄疸 10～14 天左右消退
C. 黄疸退而复现
D. 黄疸持续加深
E. 黄疸 3 周后仍不消退

6. 按十二经脉气血流注次序，小肠经上接
   A. 胆经
   B. 心经
   C. 胃经
   D. 膀胱经
   E. 三焦经

7. 丹毒的主要病因病机是
   A. 风温夹痰凝结经络
   B. 风温湿热蕴结肌肤
   C. 外邪侵犯，血分有热，郁于肌肤
   D. 经络阻塞，气血凝滞
   E. 暑湿热毒流注肌间

8. 疳证的基本病理改变为
   A. 脾胃虚弱，运化失健
   B. 脾胃虚弱，乳食停滞
   C. 脾失运化，水湿内停
   D. 肝胃不和，生化乏源
   E. 脾胃受损，气血津液耗伤

9. 注意力缺陷多动障碍的病位在
   A. 心、肝、脾、肾
   B. 肝、脾、肺、肾
   C. 心、脾、肺、肾
   D. 心、肝、肺、肾
   E. 心、肝、脾、肺

10. 乳核的特点是

A. 乳块肿痛，皮色微红，按后痛甚

B. 乳块皮肉相连，溃破脓稀薄如痰

C. 乳块呈卵圆形，表面光滑，推之活动

D. 乳块质地较软，月经后缩小

E. 肿块高低不平，质硬，推之不动

11. 股骨大转子至腘横纹的骨度分寸是

A. 14 寸

B. 15 寸

C. 16 寸

D. 18 寸

E. 19 寸

12. 呕吐的病位在

A. 肠、肝、脾

B. 胃、肝、脾

C. 脾、胃、肺

D. 肺、胃、肾

E. 肝、胃、肠

13. 治疗久泻不止，不宜过用

A. 健脾

B. 补肾

C. 升提

D. 固涩

E. 分利

14. 内痔风伤肠络证治疗首选

A. 脏连丸

B. 槐花散

C. 槐角丸

D. 止痛如神汤

E. 凉血地黄汤

15. 按十二经脉的流注次序，肝经向下流注的经脉是

A. 膀胱经

B. 胆经

C. 三焦经

D. 心经

E. 肺经

16. 阳明头痛，可选用的引经药是

A. 羌活、蔓荆子

B. 羌活、川芎

C. 葛根、白芷

D. 柴胡、川芎

E. 吴茱萸、藁本

17. 下列切开法的注意事项中，错误的是

A. 在关节部位，宜谨慎开刀，切口应越过关节

B. 一般切口不能超越脓腔以外

C. 患者体弱应先注意体位并做好充分准备，以防晕厥

D. 面部疔疮，尤其是口鼻部位，忌早期开刀

E. 进刀时刀刃宜向上，在脓点部位向内直刺

18. 足三阴经从起始部至内踝上 8 寸以下的分布是

A. 厥阴在前，太阴在中，少阴在后

B. 厥阴在前，少阴在中，太阴在后

C. 少阴在前，太阴在中，厥阴在后

D. 太阴在前，厥阴在中，少阴在后

E. 太阴在前，少阴在中，厥阴在后

19. 与水肿关系最为密切的脏腑是

A. 肺、脾、肾

B. 肺、胃、肾

C. 心、脾、肾

D. 肝、脾、肾

E. 心、肝、肾

20. 尿血与血淋的鉴别，主要在于

A. 尿色的深浅

B. 尿量的多少

C. 尿味的情况

D. 有无尿痛

E. 以上均非

21. 治疗郁证日久，热盛伤阴，而见舌红少
苔，脉细数者，应首选

A. 丹栀逍遥散

B. 知柏地黄丸

C. 天王补心丹

D. 六味地黄丸

E. 滋水清肝饮

22. 肌肉强直性痉挛是破伤风的典型症状之
一，其首先出现的部位是

A. 上肢

B. 下肢

C. 头面

D. 颈项

E. 躯干

23. 下列各项，不属月经先后不定期肾虚证
主要症状的是

A. 经行或先或后

B. 月经量少色淡暗

C. 小腹冷痛拒按

D. 头晕耳鸣腰痛

E. 舌淡苔白，脉细弱

24. 虚喘的病变部位在

A. 心、肺

B. 肺、肾

C. 心、肾

D. 脾、肾

E. 肺、脾

25. 蝼蛄疖切开引流常作

A. 对口引流

B. 一字形切口

C. 十字形切口

D. 梭形切口

E. S 型切口

26. 治疗肾虚腰痛而无明显阴阳偏盛者，可
选用的方剂是

A. 杜仲丸

B. 青娥丸

C. 补髓丹

D. 虎潜丸

E. 补血荣筋丸

27. 治疗滞产、胎位不正应首选

A. 合谷

B. 太冲

C. 足三里

D. 血海

E. 至阴

28. 治疗经间期出血肾阴虚证，应首选

A. 清肝止淋汤

B. 左归丸

C. 两地汤合二至丸

D. 逐瘀止血汤

E. 调肝汤

29. 肝火引起经行头痛的特点是

A. 头晕，头部绵绵作痛

B. 颠顶掣痛，头晕目眩

C. 头痛剧烈，痛如锥刺

D. 头部胀痛重着

E. 头痛如裹，头晕目眩

30. 下列各项，哪项不属实喘的特点

A. 深吸为快

B. 呼出为快

C. 气粗声高

D. 痰鸣咳嗽

E. 脉数有力

31. 循行于上肢内侧中线的经脉是
    A. 手太阳经
    B. 手少阳经
    C. 手厥阴经
    D. 手少阴经
    E. 手太阴经

32. 小儿营养不良是指体重低于正常均值的
    A. 66%
    B. 70%
    C. 85%
    D. 95%
    E. 90%

33. 呃逆的基本治法是
    A. 理气化瘀降逆
    B. 疏肝理气，解郁降逆
    C. 理气和胃，降逆止呃
    D. 健脾温中止呃
    E. 清热和胃止呃

34. 带下病的主要发病机制是
    A. 外感湿邪，损及任、带，约固无力
    B. 肾气不足，封藏失职，阴液滑脱而下
    C. 湿邪影响任、带，任脉不固，带脉失约
    D. 脾虚生湿，流注下焦，伤及任、带
    E. 肝经湿热，流注下焦，伤及任、带

35. "阳脉之海"指的是
    A. 阳跷脉
    B. 阳维脉
    C. 带脉
    D. 督脉
    E. 冲脉

36. 妊娠期瘀阻胎元，使用活血化瘀药的原则是
    A. 治病与安胎并举

B. 衰其大半而止
C. 禁止使用
D. 病去即止
E. 慎用

37. 足临泣是八脉交会穴中
    A. 通任脉的穴位
    B. 通督脉的穴位
    C. 通冲脉的穴位
    D. 通带脉的穴位
    E. 通阳跷脉的穴位

38. 妊娠恶阻的主要发病机制是
    A. 脾胃虚弱，化源不足
    B. 肝郁气滞，失于条达
    C. 痰湿内停，中焦受阻
    D. 重伤津液，胃阴不足
    E. 冲气上逆，胃失和降

39. 属足太阴脾经的腧穴是
    A. 血海
    B. 少海
    C. 小海
    D. 照海
    E. 气海

40. 在腕前区，腕掌侧远端横纹尺侧端，尺侧腕屈肌腱桡侧缘的是
    A. 神门
    B. 大陵
    C. 列缺
    D. 太渊
    E. 内关

41. 悬钟穴在小腿外侧，腓骨前缘，外踝尖上
    A. 1寸
    B. 2寸
    C. 3寸

D. 4 寸

E. 5 寸

42. 小儿疾病谱中最为多见的是
   A. 肺肾系病证
   B. 心肺系病证
   C. 肺脾系病证
   D. 心肝系病证
   E. 肝肾系病证

43. 产后三病是指
   A. 呕吐、泄泻、盗汗
   B. 高热、昏迷、自汗
   C. 心悸、气短、抽搐
   D. 尿闭、便难、冷汗
   E. 痉、郁冒、大便难

44. 回旋灸属于
   A. 直接灸
   B. 间接灸
   C. 温针灸
   D. 悬起灸
   E. 实按灸

45. 下列属于原络配穴法的是
   A. 合谷、偏历
   B. 太溪、大钟
   C. 太渊、列缺
   D. 合谷、列缺
   E. 冲阳、丰隆

46. 太溪穴位于
   A. 内踝下缘凹陷处
   B. 外踝下缘凹陷处
   C. 内踝前下方凹陷中
   D. 外踝尖与跟腱之间的凹陷中
   E. 内踝尖与跟腱之间的凹陷中

47. 下列哪项属行针基本手法
   A. 捻转法，震颤法
   B. 提插法，弹针法
   C. 震颤法，弹针法
   D. 提插法，刮柄法
   E. 提插法，捻转法

48. 下列各项，不属人工流产并发症的是
   A. 人流综合征
   B. 子宫穿孔
   C. 膀胱损伤
   D. 人流不全
   E. 人流术后感染

49. 同起于胞中的三条经脉是
   A. 冲、任、带
   B. 冲、督、带
   C. 冲、任、督
   D. 任、督、带
   E. 冲、任、跷

50. 胞宫在妊娠期的主要功能是
   A. 分泌津液
   B. 排泄恶露
   C. 泻而不藏
   D. 既藏又泻
   E. 藏而不泻

51. 治疗乳少的经验效穴是
   A. 中冲
   B. 隐白
   C. 少泽
   D. 少冲
   E. 大敦

A2 型题

答题说明

　　每道考题由两个以上相关因素组成或以一个简要病历形式出现，其下面有 A、B、C、D、E 五个备选答案，请从中选择一个最佳答案，并在答题卡上将相应题号的相应字母所属的方框涂黑。

52. 患儿，1 岁。昨起舌上溃破，色红疼痛，进食哭闹，心烦不安，口干欲饮，小便短赤，舌尖红，苔薄黄，指纹紫。治疗应首选
    A. 凉膈散
    B. 泻心导赤散
    C. 清胃散
    D. 泻心汤
    E. 六味地黄丸

53. 患者，男，62 岁。素患眩晕，今日外出散步时，突然昏仆，不省人事，伴口噤不开，牙关紧闭，肢体强痉。除取十二井穴外，治疗还应选取的经穴是
    A. 督脉、任脉经穴
    B. 督脉、足太阳经穴
    C. 督脉、手厥阴经穴
    D. 任脉、手厥阴经穴
    E. 任脉、足太阳经穴

54. 患者，男，78 岁。肺气肿病史 10 年，现胸部膨满，胸中憋闷如塞，烦躁不宁，咳逆喘促，咳痰不爽，口渴欲饮，溲黄赤，便干，舌边尖红，苔黄腻，脉滑数。治疗应首选
    A. 涤痰汤
    B. 越婢加半夏汤
    C. 玉枢丹
    D. 菖蒲郁金汤
    E. 通窍活血汤

55. 患者，男，70 岁。家属代诉：患者于今晨起床后半小时，突然昏仆，不省人事，

目合口张，遗溺，手撒，四肢厥冷，脉微细。治疗应选择的主穴是
    A. 肾俞、太溪
    B. 关元、神阙
    C. 脾俞、足三里
    D. 胃俞、三阴交
    E. 三焦俞、内关

56. 患儿，3 岁。诊断为麻疹，持续壮热 5 天，起伏如潮，肤有微汗，烦躁不安，目赤眵多，皮疹布发，疹点由细小稀少而逐渐稠密，疹色先红后暗，皮疹凸起，触之碍手，压之褪色，大便干结，小便短少，舌质红赤，舌苔黄腻，脉数有力。治疗应首选
    A. 宣毒发表汤
    B. 清解透表汤
    C. 沙参麦冬汤
    D. 麻杏石甘汤
    E. 羚角钩藤汤

57. 患者心悸而痛，胸闷气短，动则更甚，自汗，面色㿠白，神倦怯寒，四肢欠温，舌质淡胖，边有齿痕，苔白腻，脉沉细迟。治疗应首选
    A. 参附汤合右归饮
    B. 人参养荣汤合左归饮
    C. 炙甘草汤合生脉散
    D. 苓桂术甘汤合左归丸
    E. 苏合香丸合左归饮

58. 患儿，4 岁。晨起喷嚏，流涕，继而发热，体温 38.1℃，精神倦怠，晚间头面、

躯干见稀疏细小皮疹，疹色淡红，耳后及枕部瘰核肿大触痛，舌质偏红，苔薄白，脉浮数。治疗应首选

A. 银翘散

B. 葱豉汤

C. 桑菊饮

D. 杏苏散

E. 清营汤

59. 张某，女，52岁。左乳癌晚期，肿块扩大，溃后愈坚，渗流血水，剧痛，精神萎靡，面色晦暗，饮食少进，心悸失眠，舌紫有瘀斑，苔黄，脉弱无力。其治法是

A. 疏肝解郁，化痰散结

B. 调摄冲任，理气散结

C. 调补气血，清热解毒

D. 补益气血，宁心安神

E. 健脾和胃，消食止呕

60. 患者，女，20岁。结喉两侧弥漫性肿大，边界不清，皮色如常，无疼痛，诊为气瘿。治疗应首选

A. 海藻玉壶汤

B. 四海舒郁丸

C. 柴胡清肝汤

D. 逍遥散

E. 十全流气饮

61. 患者患感冒，风寒束表证表湿较重，见肢体酸痛，头重头胀，身热不扬。治疗应首选

A. 荆防败毒散

B. 香苏散

C. 杏苏散

D. 羌活胜湿汤

E. 三仁汤

62. 患者，女，58岁。左侧腰周出现绿豆大

水疱，簇集成群，累累如串珠，排列成带状，疼痛较重，舌苔薄黄，脉弦数。其诊断是

A. 接触性皮炎

B. 药物性皮炎

C. 蛇串疮

D. 热疮

E. 湿疮

63. 患儿，7岁。突然腹部绞痛，弯腰曲背，辗转不宁，肢冷汗出，呕吐蛔虫1条。治疗应首选

A. 使君子散

B. 加味温胆汤

C. 丁萸理中汤

D. 乌梅丸

E. 定吐丸

64. 患者吞咽梗阻，胸膈痞满，情志舒畅时可稍减轻，口干咽燥，舌红苔薄腻，脉弦滑。治疗应首选

A. 通幽汤

B. 涤痰汤

C. 温胆汤

D. 玉枢丹

E. 启膈散

65. 患者，男，27岁。颈项部皮肤增厚，瘙痒反复发作1年余，局部皮肤成苔藓化。其诊断是

A. 风热疮

B. 风瘙痒

C. 牛皮癣

D. 白屑风

E. 慢性湿疮

66. 患者，男，42岁。呃逆频作，声音洪亮有力，冲逆而出，口臭烦渴，多喜冷饮，脘腹满闷，大便秘结，舌苔黄燥，脉滑

数。治疗应首选
A. 竹叶石膏汤
B. 橘皮竹茹汤
C. 凉膈散
D. 小承气汤
E. 泻心汤

67. 患者，男，38岁。两手出现皮下小水疱，疱壁破裂，叠起白皮，中心已愈，四周续起疱疹，诊断为鹅掌风。外治应首选
A. 雄黄膏
B. 皮脂膏
C. 疯油膏
D. 青黛膏
E. 复方土槿皮酊

68. 患儿，6岁。2个月来常自汗，汗出遍身而抚之不温，畏寒恶风，伴低热，精神疲倦，胃纳不振，舌质淡红，苔薄白，脉缓。治疗应首选
A. 玉屏风散
B. 牡蛎散
C. 生脉散
D. 黄芪桂枝五物汤
E. 当归六黄汤

69. 疮口呈凹陷形或潜行空洞或漏管，疮面肉色不鲜，脓水清稀，并夹有败絮状物，疮口愈合缓慢或反复溃破，经久难愈，属
A. 压迫性溃疡
B. 麻风性溃疡
C. 梅毒性溃疡
D. 岩性溃疡
E. 疮痨性溃疡

70. 患者咳嗽喉痒，痰中带血，口干鼻燥，身热，舌红少津，苔薄黄，脉数。治疗应首选

A. 桑杏汤
B. 杏苏散
C. 沙参麦冬汤
D. 麦门冬汤
E. 百合固金汤

71. 患者，男，33岁。患白疕，发病较久，皮疹多呈斑片状，颜色淡红，鳞屑减少，干燥皲裂，自觉瘙痒，伴口干，舌质淡红，苔少，脉沉细。其治法是
A. 清热泻火，凉血解毒
B. 清利湿热，解毒通络
C. 活血化瘀，解毒通络
D. 养血滋阴，润肤息风
E. 清热凉血，解毒消斑

72. 患者，男，28岁。3天来尿道口红肿。尿急、尿频、尿痛，淋沥不止，尿液混浊如脂，尿道口溢脓，舌红苔黄腻，脉滑数，西医诊断为急性淋病。治疗应首选
A. 知柏地黄丸
B. 龙胆泻肝汤
C. 清营汤
D. 萆薢渗湿汤
E. 四妙勇安汤

73. 患者，男，35岁。下痢3月余，痢下稀薄白冻，肛门坠胀，腹部隐痛，食少神疲，四肢不温，舌淡苔薄白，脉沉细。治疗应首选
A. 桃花汤合真人养脏汤
B. 驻车丸
C. 芍药汤
D. 胃苓汤
E. 白头翁汤

74. 患者，男，45岁。大便秘结不通，排便艰难，伴腹胀痛，身热，口干口臭，喜

冷饮，舌红，苔黄，脉滑数。治疗除取主穴外，还应选用的穴位是
A. 足三里、三阴交
B. 中脘、太冲
C. 神阙、关元
D. 曲池、内庭
E. 气海、脾俞

75. 患者大便秘结，欲便不得，嗳气频作，胸胁痞满，腹中胀痛，纳食减少，舌苔薄腻，脉弦。治疗应首选
A. 四磨汤
B. 五磨饮子
C. 六磨汤
D. 四七汤
E. 柴胡疏肝散

76. 患者，男，30岁。便后肛门部疼痛、出血反复发作10年。检查：肛门外观截石位6点有结缔组织外痔，并有梭形裂口通向肛内，边缘不齐，创面较深，术中见肛管狭窄明显。应首选的治疗措施是
A. 注射疗法
B. 扩肛疗法
C. 切除疗法
D. 纵切横缝
E. 肛裂切开

77. 患者，男，38岁。患急性子痈2天，睾丸肿大疼痛，阴囊皮肤红肿，焮热疼痛，少腹抽痛，局部触痛明显，伴恶寒发热，苔黄腻，脉滑数。应首选
A. 透脓散
B. 滋阴除湿汤
C. 萆薢化毒汤
D. 橘核丸
E. 枸橘汤

78. 患者平素眩晕，耳鸣，突然发生口舌

歪斜，舌强语謇。半身不遂，但其神志清楚，舌红，苔腻，脉弦细数。治疗应首选
A. 大秦艽汤
B. 镇肝熄风汤
C. 龙胆泻肝汤
D. 地黄饮子
E. 苏合香丸

79. 患者因皮肤疮痍破溃而引发水肿，肿势自颜面渐及全身，小便不利，恶风发热，舌红苔薄黄，脉滑数。治疗应首选
A. 越婢加术汤合桑白皮汤
B. 麻黄连翘赤小豆汤合五味消毒饮
C. 麻黄连翘赤小豆汤合五皮散
D. 麻黄连翘赤小豆汤合猪苓汤
E. 实脾饮合五味消毒饮

80. 患儿4岁，腹部疼痛，拘急，得温则舒，遇寒痛甚，痛处喜暖，面色苍白，唇色紫暗，肢冷不温，小便清长，舌淡，苔白滑，脉沉弦紧。其选方最宜
A. 小建中汤
B. 大建中汤
C. 大承气汤
D. 养脏汤
E. 桃花汤

81. 患者，男，46岁。2小时前突发腰痛及小腹疼痛，尿频，尿急，尿痛，小便浑赤，口干欲饮，舌红，苔黄腻，脉弦数。腹部X线平片诊断为输尿管结石。治疗首选
A. 金铃子散合石韦散
B. 济生肾气丸
C. 三金排石汤
D. 龙胆泻肝汤
E. 补中益气汤

82. 患者，男，70岁。小便点滴不通，短赤灼热，尿细如线，小腹胀满，口苦口黏，舌质红，苔黄腻，脉数。治疗应首选
    A. 八正散
    B. 沉香散
    C. 春泽汤
    D. 清肺饮
    E. 石韦散

83. 患者，男，24岁。转移性右下腹痛6小时。临床诊为肠痈。现除轻度腹痛外，尚有恶心纳差，有轻度发热，苔白腻，脉弦滑，其治法为
    A. 理气行瘀，疏化导滞
    B. 行气活血，通腑泄热
    C. 理气透脓，通腑泄热
    D. 通腑排脓，养阴清热
    E. 通腑泄热，解毒利湿透脓

84. 患者便血紫暗，甚则色黑，脘腹隐痛，喜热饮，面色不华，神倦懒言，便溏，舌质淡，脉细。治疗应首选
    A. 当归补血汤
    B. 归脾汤
    C. 黄土汤
    D. 无比山药丸
    E. 黄芪建中汤

85. 患儿，8岁。大便干结，艰涩难下，面白无华，唇甲色淡，心悸目眩，舌质淡嫩，苔薄白，脉细弱。其选方最宜
    A. 麻子仁丸
    B. 枳实导滞丸
    C. 六磨汤
    D. 黄芪汤
    E. 润肠丸

86. 患者久病尿血，体倦乏力，气短声低，面色不华，舌质淡，脉细弱。治疗应

首选
    A. 八珍汤
    B. 无比山药丸
    C. 小蓟饮子
    D. 归脾汤
    E. 十灰散

87. 患者，女，19岁，未婚。经来先期，量少，色红，质稠，手足心热，咽干口燥，舌质红，苔少，脉细数。治疗应首选
    A. 清经散
    B. 丹栀逍遥散
    C. 两地汤
    D. 固阴煎
    E. 归肾丸

88. 患者，女，60岁。消渴病史8年。形体消瘦，尿频量多，混浊如脂膏，口干唇燥，舌红苔少，脉细数。治疗应首选
    A. 玉女煎
    B. 消渴方
    C. 六味地黄丸
    D. 金匮肾气丸
    E. 生脉饮

89. 患者，女，27岁，未婚。月经周期33天，经期持续8～10日，量少，色红，质稠，伴经行腹痛隐隐，平时乳房胀痛。应首先考虑的是
    A. 经行乳房胀痛
    B. 月经后期
    C. 经期延长
    D. 痛经
    E. 漏下

90. 患者肢体关节疼痛剧烈，痛处固定，得热痛减，遇寒痛增，舌苔薄白，脉弦紧。治疗应首选
    A. 防风汤

B. 乌头汤

C. 薏苡仁汤

D. 白虎加桂枝汤

E. 桂枝芍药知母汤

B. 补中益气汤

C. 固本止崩汤

D. 加减苁蓉菟丝子丸

E. 金匮肾气丸

91. 患儿，6岁。梦中遗尿，寐不安宁，烦躁叫扰，白天多动少静，难以自制，五心烦热，形体较瘦，舌质红，苔薄少津，脉沉细而数。治疗宜选

A. 黄连阿胶汤

B. 桂枝龙骨牡蛎汤

C. 交泰丸合导赤散

D. 补中益气汤合缩泉丸

E. 金匮肾气丸

95. 患儿，6岁。小便频数日久，淋沥不尽，尿液不清，神倦乏力，面色萎黄，食欲不振，畏寒怕冷，舌淡苔薄腻，脉细弱。治疗应首选

A. 八正散

B. 缩泉丸

C. 菟丝子散

D. 补中益气汤

E. 金匮肾气丸

92. 患者，男，43岁。两耳轰鸣，按之不减，听力减退，兼见头胀痛，面赤，咽干，脉弦。治疗应首选

A. 手、足太阴经穴

B. 手、足少阴经穴

C. 手、足少阳经穴

D. 手、足阳明经穴

E. 手、足太阳经穴

96. 治疗休息痢日久，脾阳极虚，肠中寒积不化，遇寒即发，症见下痢白冻，倦怠少食，舌淡苔白，脉沉者，应首选

A. 连理汤

B. 参附汤

C. 乌梅丸

D. 理中丸

E. 温脾汤

93. 咳嗽痰少，反复咳血，血色鲜红，口干咽燥，颧红，潮热盗汗，舌质红苔少，脉细数。治疗应首选

A. 桑杏汤

B. 杏苏散

C. 沙参麦冬汤

D. 麦门冬汤

E. 百合固金汤

97. 患者，男，70岁。喘促气短，声低气怯，咳声低弱，咳痰稀白，自汗畏风，舌淡红苔薄白，脉弱无力。治疗应首选

A. 三子养亲汤合二陈汤

B. 生脉散合补肺汤

C. 七味都气丸合生脉散

D. 参蛤散合金匮肾气丸

E. 苏子降气汤合二陈汤

94. 患者，女，45岁。月经不规律8个月，现阴道出血40天，淋沥日久不净，色淡暗，质清稀，面色晦暗，眼眶暗，小腹空坠，腰脊酸软，舌淡暗，苔白润，脉沉弱。治疗应首选

A. 举元煎

98. 患儿，11个月。早产，生后一直人工喂养，经常泄泻。近4个月来食欲不振，面色㿠白，唇舌爪甲苍白，毛发稀黄，精神萎靡，手足欠温，舌淡苔白，指纹淡。检查：血红蛋白60g/L。治疗应首选

A. 金匮肾气丸

B. 六味地黄丸
C. 右归丸
D. 理中丸
E. 小建中汤

99. 患者胃痛暴作，恶寒喜暖，脘腹得温则痛减，口淡不渴，喜热饮，舌苔薄白，脉弦紧。治疗应首选
A. 藿朴夏苓汤
B. 桂枝汤
C. 小建中汤
D. 黄芪建中汤
E. 香苏散合良附丸

100. 患者，男，32岁。恶寒发热2天，伴咽喉肿痛，鼻流浊涕，咳痰黄稠，舌红苔薄黄，脉浮数。治疗除取主穴外，还应选用的穴位是
A. 风门、肺俞
B. 外关、身柱
C. 曲池、中府
D. 阴陵泉、委中
E. 曲池、尺泽

101. 患者，女，20岁，未婚。经行鼻衄3年，量较多，色鲜红，月经提前、量少，心烦易怒，两胁胀痛，口苦咽干，头晕耳鸣，尿黄便结，舌红，苔黄，脉弦数。治疗应首选
A. 丹栀逍遥散
B. 清肝引经汤
C. 清热固经汤
D. 清肝止淋汤
E. 顺经汤

102. 患者脘腹痞塞不舒，胸膈满闷，头晕目眩，身重困倦，呕恶纳呆，口淡不渴，舌苔白厚腻，脉沉滑。治疗应首选
A. 保和丸

B. 泻心汤
C. 二陈平胃汤
D. 越鞠丸
E. 补中益气汤

103. 患者痢下赤白，白多赤少，腹痛，里急后重，饮食乏味，胃脘饱胀，舌淡苔白腻，脉濡缓。应首选
A. 不换金正气散
B. 桃花汤
C. 连理汤
D. 黄土汤
E. 真人养脏汤

104. 患者，男，56岁。大便秘结，排出困难，面色无华，头晕目眩，心悸，舌淡，苔少，脉细。其诊断是
A. 气虚秘
B. 血虚秘
C. 阴虚秘
D. 冷秘
E. 气秘

105. 患者，女，45岁。2天前感觉胁肋部皮肤灼热疼痛，皮色发红，继则出现簇集性粟粒状大小丘状疱疹，呈带状排列，兼见口苦，烦躁易怒，舌红苔黄，脉弦滑数。治疗除取主穴外，还应选用的穴位是
A. 大椎、曲池
B. 行间、侠溪
C. 血海、内庭
D. 足三里、阴陵泉
E. 内庭、曲池

106. 患者，男，55岁。3个月前因胸胁部撞伤后，出现胁肋刺痛，痛有定处，夜痛甚，舌质紫暗，脉沉涩。治疗应首选
A. 复元活血汤

B. 少腹逐瘀汤

C. 膈下逐瘀汤

D. 调营饮

E. 香附旋覆花汤

107. 患者，男，42岁。喘逆上气，咳痰不
爽，痰质稠，色黄，恶寒身热，无汗，
舌红苔黄，脉浮滑而数。治疗应首选

A. 麻杏石甘汤

B. 黄连解毒汤

C. 清金化痰汤

D. 银翘散

E. 桑白皮汤

108. 患者，女，43岁。眩晕2个月，加重1
周。昏眩欲仆，神疲乏力，面色萎黄，
舌淡苔薄白，脉弱。除主穴外，治疗应
选择的配穴是

A. 行间、侠溪、太溪

B. 丰隆、中脘、头维

C. 上星、丰隆、合谷

D. 脾俞、胃俞、气海

E. 太溪、悬钟、三阴交

109. 患者，女，45岁。突发身目发黄，黄
色鲜明，右胁胀闷疼痛，牵引肩背，寒
热往来，口苦咽干，尿黄便秘，舌红苔
黄，脉弦滑数。应首选

A. 茵陈蒿汤

B. 茵陈五苓散

C. 大柴胡汤

D. 犀角散

E. 茵陈术附汤

110. 患者，女，32岁，已婚。现停经45天，
尿妊娠试验阳性。2小时前因与爱人吵
架出现左下腹撕裂样剧痛，伴肛门坠胀，
面色苍白。查体：血压80/50mmHg，左
下腹压痛、反跳痛明显，有移动性浊音，

阴道有少量出血。应首先考虑的是

A. 小产

B. 堕胎

C. 胎动不安

D. 异位妊娠

E. 妊娠腹痛

111. 患者，女，50岁。头痛昏蒙，胸脘满
闷，呕吐痰涎，舌苔白腻，脉弦滑。治
疗应首选

A. 羌活胜湿汤

B. 半夏白术天麻汤

C. 川芎茶调散

D. 半夏厚朴汤

E. 苓桂术甘汤

112. 患儿，男，10岁。患痄腮，腮部肿胀渐
消退，右侧睾丸肿胀疼痛，舌红苔黄，
脉数。治疗应首选

A. 银翘散

B. 小柴胡汤

C. 知柏地黄丸

D. 龙胆泻肝汤

E. 普济消毒饮

113. 患者，男，35岁。头痛连及项背，恶风
畏寒，口不渴，舌苔薄白，脉浮紧。治
疗应首选

A. 瓜蒌桂枝汤

B. 川芎茶调散

C. 葛根汤

D. 防风汤

E. 增液汤

114. 患者，女，29岁，已婚。妊娠6个月，
肢体肿胀，始于两足，渐延于腿，皮色
不变，随按随起，胸闷胁胀，头晕胀
痛，苔薄腻，脉弦滑。治疗应首选

A. 镇肝熄风汤

B. 杞菊地黄丸

C. 天仙藤散

D. 羚角钩藤汤

E. 半夏白术天麻汤

黄腻，脉滑数。治疗应首选

A. 清金化痰汤

B. 千金苇茎汤合如金解毒散

C. 桑白皮汤

D. 沙参清肺汤

E. 加味桔梗汤

115. 患者，女，45岁。性情急躁易怒，胸胁胀满，口苦而干，头痛，目赤，耳鸣，大便秘结，舌红苔黄，脉弦数。治疗应首选

A. 柴胡疏肝散

B. 丹栀逍遥散

C. 半夏厚朴汤

D. 甘麦大枣汤

E. 天王补心丹

119. 患者，男，40岁。多食易饥3个月，消瘦5公斤，口干渴，大便干燥，舌苔黄，脉滑实有力。其诊断是

A. 消渴（上消肺热津伤）

B. 消渴（中消胃热炽盛）

C. 消渴（下消肾阴亏虚）

D. 消渴（下消阴阳两虚）

E. 便秘（热秘）

116. 患者，女，30岁，已婚。怀孕3个月，近3天尿频、尿急、尿道灼热刺痛，午后潮热，手足心热，大便干结，颧赤唇红，舌红少苔，脉细滑而数。治疗应首选

A. 五皮饮

B. 加味五苓散

C. 知柏地黄丸

D. 六味地黄丸

E. 导赤散

120. 患儿，5岁。臀部及下肢紫癜1天，呈对称性，色鲜红，瘙痒，发热，舌红，苔薄黄，脉浮数。治疗应首选

A. 犀角地黄汤

B. 银翘散

C. 归脾汤

D. 化斑汤

E. 大补阴丸

117. 患儿，女，7岁。结喉处红肿绕喉，肿势局限，按之中软应指，舌红，苔黄，脉数。治疗应首选

A. 内服普济消毒饮

B. 外治以菊花汁调制玉露散箍围束毒

C. 半流质饮食

D. 切开排脓

E. 药线引流

121. 患者，女，40岁。呕吐痰涎，伴头晕，胸痞，心悸，舌苔白腻，脉滑。治疗除取主穴外，还应加

A. 列缺、尺泽

B. 公孙、丰隆

C. 曲池、外关

D. 风池、尺泽

E. 列缺、合谷

118. 患者，男，32岁。素日嗜酒，外出着凉后，始见时时振寒，发热，继而壮热汗出，烦躁不宁，咳嗽气急，咳吐腥臭浊痰，胸满作痛，口干苦，便秘，舌红苔

122. 患者，女，27岁，已婚。产后恶露1个月未止，量多，色淡，无臭气，面色㿠白，神疲懒言，四肢无力，小腹空坠，舌淡苔薄白，脉细弱。治疗应首选

A. 举元煎

B. 固本止崩汤
C. 生化汤
D. 八珍汤
E. 补中益气汤

123. 患儿，女，6岁。两周前有感冒病史，近日心悸不宁，活动后尤甚，少气懒言，神疲倦怠，头晕目眩，烦热口渴，夜寐不安，舌光红少苔，脉细数。治疗首选
A. 炙甘草汤合生脉散
B. 桂枝甘草龙骨牡蛎汤
C. 当归六黄汤
D. 黄芪桂枝五物汤
E. 六君子汤

124. 患者牙痛剧烈，伴口臭，口渴，便秘，舌红苔黄燥，脉洪数。宜选择的配穴是
A. 风池、外关
B. 太溪、行间
C. 足三里、脾俞
D. 风门、内关
E. 内庭、二间

125. 患者，女，35岁，已婚。产后半月余，全身关节疼痛，肢体酸楚麻木，头晕心悸，舌淡苔薄，脉细弱。治疗应首选
A. 黄芪桂枝五物汤
B. 养荣壮肾汤
C. 独活寄生汤
D. 八珍汤
E. 黄芪汤

126. 患者，男，24岁。夜间开窗入睡，晨起后颈项疼痛重着，活动受限，头向患侧倾斜，颈肩部压痛明显，兼见恶风畏寒。治疗除取主穴外，还应选用的穴位是
A. 内关、外关
B. 肩井、后溪
C. 风池、合谷
D. 血海、阴陵泉
E. 肾俞、关元

127. 患者，女，32岁，已婚。婚后4年未孕，月经3～5月一行，带下量多，色白质黏无臭，头晕心悸，胸闷泛恶，面目虚浮㿠白，舌淡胖，苔白腻，脉滑。治疗应首选
A. 温胆汤
B. 二陈汤
C. 温胞饮
D. 调经助孕丸
E. 苍附导痰丸

128. 患者，女，22岁。月经不调，常提前7天以上，甚至10余日一行。治疗应首选
A. 足三里、脾俞、太冲
B. 命门、三阴交、足三里
C. 关元、三阴交、血海
D. 气海、三阴交、归来
E. 关元、三阴交、肝俞

A3 型题

答题说明

以下提供若干个案例，每个案例下设若干道试题。请根据案例所提供的信息，在每一道试题下面的 A、B、C、D、E 五个备选答案中选择一个最佳答案，并在答题卡上将相应题号的相应字母所属的方框涂黑。

（129～131 题共用题干）
患儿，女，1岁。口腔满布白屑，周围

黏膜红赤较甚，面赤，唇红，伴发热，烦躁，多啼，口干，大便干结，小便黄

赤，舌红，苔薄白，指纹青紫。

129. 中医辨证为
    A. 虚火上浮
    B. 风热乘脾
    C. 脾肾气虚
    D. 心脾积热
    E. 肝经湿热

130. 中医治法为
    A. 清心凉血
    B. 滋阴降火
    C. 清心泻脾
    D. 疏风清热
    E. 泻火解毒

131. 治疗应首选
    A. 清胃散
    B. 清热泻脾散
    C. 六味地黄丸
    D. 泻心导赤汤
    E. 凉膈散

（132～134题共用题干）

患者，女，45岁，已婚。下腹积块，固定不移，小腹胀满，平素月经先后不定，经血量多有块，经行难净，经色暗，精神抑郁，胸闷不舒，面色晦暗，肌肤甲错，舌质紫暗，有瘀斑，脉沉弦涩。

132. 应首先考虑为
    A. 慢性盆腔炎
    B. 癥瘕
    C. 月经先后不定期
    D. 绝经前后诸证
    E. 痛经

133. 中医治法为
    A. 行气活血，化瘀消癥
    B. 清热利湿，化瘀消癥
    C. 理气行滞，化瘀止痛
    D. 理气活血，祛瘀通经
    E. 活血化瘀，理气止痛

134. 治疗应首选
    A. 桂枝茯苓丸
    B. 逍遥散
    C. 乌药汤
    D. 香棱丸
    E. 益肾调经汤

（135～137题共用题干）

张某，男，35岁。无高血压、糖尿病病史，近2年患趾酸胀疼痛加重，夜难入寐，步履艰难，患趾皮色暗红，下垂更甚，皮肤发凉干燥，肌肉萎缩，趺阳脉搏动消失，舌暗红有瘀斑，苔薄白，脉弦涩。

135. 中医诊断为
    A. 股肿
    B. 青蛇毒
    C. 脱疽
    D. 筋瘤
    E. 冻疮

136. 中医辨证为
    A. 寒湿阻络证
    B. 血脉瘀阻证
    C. 湿热毒盛证
    D. 热毒伤阴证
    E. 气阴两虚证

137. 治疗应首选
    A. 阳和汤
    B. 顾步汤

C. 四妙勇安汤

D. 桃红四物汤

E. 独活寄生汤

（138～140题共用题干）

患者，女，28岁，近日眼睑浮肿，继则四肢及全身皆肿，来势迅速，伴恶寒发热，咳喘，肢节酸楚，小便不利，舌苔薄白，脉浮紧。

138. 水肿的病位为

A. 肺、脾、肝

B. 肝、脾、肾

C. 肺、肝、肾

D. 肺、脾、肾

E. 心、脾、肾

139. 辨证为

A. 湿毒浸淫证

B. 脾阳虚衰证

C. 风水相搏证

D. 瘀水互结证

E. 水湿浸渍证

140. 首选方剂为

A. 疏凿饮子

B. 五皮饮

C. 实脾饮

D. 五味消毒饮

E. 越婢加术汤

B1 型题

答题说明

两道试题共用 A、B、C、D、E 五个备选答案，备选答案在上，题干在下。每题请从中选择一个最佳答案，并在答题卡上将相应题号的相应字母所属的方框涂黑。每个备选答案可能被选择一次、两次或不被选择。

（141～142题共用备选答案）

A. 胃失和降，逆气动膈

B. 胃气壅滞，气逆于中

C. 肝气犯胃，肝胃不和

D. 脾胃虚寒，胃中无火

E. 气痰瘀交结，阻隔食道胃脘

141. 噎膈的病机是

142. 呃逆的病机是

（143～144题共用备选答案）

A. 膈下逐瘀汤

B. 桃红四物汤

C. 血府逐瘀汤

D. 逐瘀止血汤

E. 失笑散

143. 治疗月经过少血瘀证，应首选

144. 治疗月经过多血瘀证，应首选

（145～146题共用备选答案）

A. 拔发法

B. 挑治法

C. 挂线法

D. 结扎法

E. 熏法

145. 下列外治法，可用于治疗白秃疮、肥疮的是

146. 下列外治法，可用于治疗鼠乳的是

（147～148题共用备选答案）

A. 八会穴

B. 络穴

C. 背俞穴

D. 八脉交会穴

E. 募穴

147. 可治疗各自相通奇经病证的特定穴是

148. 可表里经同治的特定穴是

（149～150 题共用备选答案）
A. 8 个月
B. 10 个月
C. 12 个月
D. 16 个月
E. 18 个月

149. 小儿能独走的时间一般是

150. 小儿会爬的时间一般是

中医执业助理医师资格考试
最后成功四套胜卷（四）

（医学综合考试部分）

第一单元

考生姓名：＿＿＿＿＿＿＿＿＿

准考证号：＿＿＿＿＿＿＿＿＿

考　　点：＿＿＿＿＿＿＿＿＿

考 场 号：＿＿＿＿＿＿＿＿＿

A1 型题

1.《黄帝内经》所谓"阴阳之征兆"是指
　A. 寒热
　B. 上下
　C. 水火
　D. 左右
　E. 动静

2. 下列各项属心阴虚与心血虚共同表现的是
　A. 心悸失眠
　B. 心烦健忘
　C. 乏力自汗
　D. 潮热盗汗
　E. 脉象细数

3. 下列除哪项外均为大黄的主治病证
　A. 热毒疮疡
　B. 黄疸、淋证
　C. 水肿胀满
　D. 积滞便秘
　E. 目赤咽肿

4. 由卫健委单独或与国务院有关部门联合制定发布的规范性文件是
　A. 卫生标准
　B. 卫生法规
　C. 卫生法律
　D. 卫生规章
　E. 地方性卫生法规

5. 有逐瘀泄热功效的方剂是
　A. 桃核承气汤
　B. 生化汤
　C. 血府逐瘀汤
　D. 温经汤

E. 复元活血汤

6. 关于慢性心衰 NYHA 心功能分级，下列说法错误的是
　A. Ⅰ级患者患有心脏病，日常活动量不受限制，一般活动不引起疲乏、心悸、呼吸困难或心绞痛
　B. Ⅱ级心脏病患者的体力活动受到轻度限制，休息时有自觉症状
　C. Ⅱ级心脏病患者平时一般活动下可出现疲乏、心悸、呼吸困难或心绞痛
　D. Ⅲ级心脏病患者体力活动明显受限，小于平时一般活动即引起上述症状
　E. Ⅳ级心脏病患者不能从事任何体力活动，休息状态下也有心衰的症状，体力活动后加重

7. 重病后期，邪已祛除，但正气耗伤，有待恢复的转归称为
　A. 正虚邪恋
　B. 邪胜正复
　C. 正胜邪退
　D. 邪正相持
　E. 邪去正虚

8. 既能解毒消痈，又能凉血止血的药物是
　A. 大蓟、小蓟
　B. 三七、蒲黄
　C. 侧柏叶、茜草
　D. 艾叶、炮姜
　E. 紫草、赤芍

9. 既属"五体"又属"奇恒之腑"的是
　A. 脑

B. 骨

C. 髓

D. 胆

E. 胞宫

10. 堪称解表散风通用，无论风寒、风热均
可用的药组是
A. 桂枝与麻黄
B. 金银花与连翘
C. 紫苏叶与生姜
D. 藁本与白芷
E. 荆芥与防风

11. 慢性肾炎患者尿蛋白 ≥ 1g/d 时，控制高
血压的目标值是
A. < 150/95mmHg
B. < 140/90mmHg
C. < 135/85mmHg
D. < 130/80mmHg
E. < 125/75mmHg

12. 有明显出血倾向的肝炎是
A. 急性黄疸型肝炎
B. 急性无黄疸型肝炎
C. 淤胆型肝炎
D. 重型肝炎
E. 慢性肝炎

13. 病人正虚邪实而正气不耐攻伐，此时应
采取的治则是
A. 扶正
B. 祛邪
C. 祛邪扶正兼用
D. 先祛邪后扶正
E. 先扶正后祛邪

14. 手足心汗出的病机不包括
A. 阳明燥热内结
B. 阴经郁热熏蒸

C. 阴虚不能制阳

D. 阳气内郁不畅

E. 下焦湿热郁蒸

15. 以下不属于桃仁的主治病证的是
A. 瘀血阻滞诸证
B. 肺痈、肠痈
C. 咳嗽气喘
D. 心悸失眠
E. 肠燥便秘

16. 伤寒患者肥达反应阳性常开始于病程的
A. 第 1 周末
B. 第 2 周末
C. 第 3 周末
D. 第 4 周末
E. 第 5 周末

17. 药物炮制转变其升降浮沉的性能正确
的是
A. 醋炒则收
B. 姜炒则收
C. 蜜制上行
D. 酒制则降
E. 盐炒上行

18. "壮水之主，以制阳光"的治法，最适
于治疗的是
A. 阴盛则寒之证
B. 阴虚则热之证
C. 阴盛伤阳之证
D. 阴损及阳之证
E. 阳损及阴之证

19. 急性心包积液的心影形态是
A. 梨形
B. 靴形
C. 烧瓶形
D. 三角形

E. 主动脉型

20. 病理性蛋白尿，可见于
 A. 剧烈活动后
 B. 严重受寒
 C. 直立性蛋白尿
 D. 精神紧张
 E. 肾病综合征

21. 有关肝炎病毒血清学标志物的描述，下列哪项不正确
 A. 慢性 HBV 感染抗 –HBcIgM 也可阳性
 B. 抗 –HAVIgM 阳性可诊断为急性 HAV 感染
 C. HBsAg 阳性表明患者现症感染
 D. 抗 –HBc 是 HBV 存在和复制最可靠的直接证据
 E. 抗 –HBs 是保护性抗体

22. 舌短缩色青紫而湿润者多属
 A. 痰湿内阻
 B. 寒凝筋脉
 C. 热盛津伤
 D. 脾虚不运
 E. 气血俱虚

23. 下列不是亡阴证证候特点的是
 A. 热汗如油
 B. 肌热烦渴
 C. 四肢厥冷
 D. 唇舌干燥
 E. 脉数疾无力

24. 细菌性痢疾的病变部位主要是
 A. 升结肠
 B. 空肠
 C. 回肠
 D. 十二指肠
 E. 乙状结肠和直肠

25. 既能补肾助阳，温脾止泻，又能外用消风祛斑的药物是
 A. 益智
 B. 附子
 C. 肉苁蓉
 D. 补骨脂
 E. 沙苑子

26. 善治颈项强痛及热泻热痢的药物是
 A. 柴胡
 B. 荆芥
 C. 葛根
 D. 白芷
 E. 薄荷

27. 粪便中查到巨噬细胞，多见于
 A. 阿米巴痢疾
 B. 细菌性痢疾
 C. 急性胃肠炎
 D. 血吸虫病
 E. 霍乱

28. 十二经别的分布特点，根据其先后顺序，可以概括为
 A. 离、出、入、合
 B. 离、合、出、入
 C. 离、入、出、合
 D. 出、入、离、合
 E. 入、出、离、合

29. 心包摩擦音通常在什么部位听诊最清楚
 A. 心尖部
 B. 心底部
 C. 胸骨左缘第 3、4 肋间
 D. 胸骨右缘第 3、4 肋间
 E. 左侧腋前线 3、4 肋间

30. 治疗痛风时，常用的抑制尿酸生成药物是

A. 糖皮质激素

B. 碳酸氢钠

C. 秋水仙碱

D. 苯溴马隆

E. 别嘌醇

31. Ⅱ型呼衰进行氧疗，正确的方法是

A. 高浓度、间歇

B. 低浓度、间歇

C. 高浓度、持续

D. 低浓度、持续

E. 加压、间歇

32. 血沉增快可见于

A. 心绞痛

B. 活动性肺结核

C. 良性肿瘤

D. 红细胞增多症

E. 原发性高血压

33. 治疗痈肿疮毒，伴大便秘结者，应首选

A. 蔓荆子

B. 薄荷

C. 牛蒡子

D. 菊花

E. 蝉蜕

34. 下列选项中，根据五行相克规律确立的治法是

A. 滋水涵木法

B. 培土生金法

C. 泻南补北法

D. 金水相生法

E. 益火补土法

35. 苏子降气汤主治证的病机是

A. 外感风寒，内停水饮

B. 肾阳不足，痰饮上壅于肺

C. 素有痰热，复感外寒，郁而为热

D. 表邪化热，肺热炽盛

E. 肺有伏火郁热

36. 感冒的治疗，可分别采用辛温解表或辛凉解表，此属于

A. 辨病论治

B. 因人制宜

C. 同病异治

D. 异病同治

E. 对症论治

37. 下列不属于丸剂特点的是

A. 吸收较慢

B. 药效持久

C. 作用涤荡，可去大病

D. 节省药材

E. 适用于慢性、虚弱性疾病

38. 上消化道出血时，一旦出现呕血，提示胃内贮积的血量在

A. 5 ～ 20mL

B. 50 ～ 70mL

C. 250 ～ 300mL

D. 500 ～ 800mL

E. 800 ～ 1000mL

39. 石决明、决明子的共同作用是

A. 降气化痰

B. 息风止痉

C. 润肠通便

D. 清肝明目

E. 止咳平喘

40. 半夏、天南星均可治疗的病证是

A. 破伤风

B. 梅核气

C. 呕吐

D. 关节肿痛

E. 湿痰、寒痰证

41. 杏苏散的功效是
    A. 清肺化痰，宣肺解表
    B. 清热润肺，止咳化痰
    C. 轻宣凉燥，散寒发表
    D. 轻宣凉燥，理肺化痰
    E. 轻宣凉燥，养阴润肺

42. 下列各项，不属心跳骤停临床表现的是
    A. 突然昏迷
    B. 大动脉搏动消失
    C. 心音消失
    D. 先呈点头状呼吸，后自主呼吸消失
    E. 瞳孔缩小

43. 下列各项，具有化神作用的是
    A. 脉
    B. 气
    C. 血
    D. 津
    E. 液

44. 形成寒从中生的原因，主要是
    A. 心肝肾阳虚，温煦气化无力
    B. 肺脾肾阳虚，温煦气化失常
    C. 心脾肾阳虚，温煦气化失司
    D. 心肺肾阳虚，温煦气化失职
    E. 肺胃肾阳虚，温煦腐熟无力

45. 龙胆泻肝汤中清热利湿的药物有
    A. 泽泻、车前子、茯苓
    B. 茯苓、车前子、木通
    C. 泽泻、车前子、木通
    D. 猪苓、茯苓、木通
    E. 茯苓、猪苓、泽泻

46. 引起抽搐的内源性中毒因素是
    A. 急性酒精中毒
    B. 肝性脑病
    C. 马钱子中毒

D. 一氧化碳中毒
E. 有机磷中毒

47. 关于流行性感冒的流行病学特征，下列哪项是错误的
    A. 流感患者及隐性感染者为主要传染源
    B. 发病3日内传染性最强
    C. 经呼吸道－空气飞沫传播
    D. 各型及亚型之间无交叉免疫
    E. 秋冬季多发

48. 有关流行性感冒治疗的表述中错误的是
    A. 早期应用抗流感病毒药物治疗
    B. 加强支持治疗和防治并发症
    C. 合理应用对症治疗药物
    D. 抗菌药物仅在有继发细菌感染时才考虑应用
    E. 儿童及早应用阿司匹林制剂

49. 抗链球菌溶血素"O"（ASO）的参考值是
    A. < 200U
    B. < 400U
    C. < 500U
    D. < 600U
    E. < 800U

50. 下列哪项不会出现口渴多饮
    A. 里实热证
    B. 消渴病
    C. 阴虚证
    D. 外感温病初期
    E. 湿热证

51. 肝藏血与脾统血的共同生理功能是
    A. 贮藏血液
    B. 调节血量
    C. 净化血液
    D. 防止出血

E. 化生血液

52. 白头翁汤的功效是
   A. 清热化湿，涩肠止痢
   B. 清热解毒，凉血散瘀
   C. 清热解毒，凉血止痢
   D. 清热凉血，消肿止痛
   E. 清热泻火，凉血止血

53. 肝硬化病人，下列对判断肝功能最有意义的是
   A. 血清转氨酶
   B. 碱性磷酸酶
   C. 单胺氧化酶
   D. 血清 A/G 比值
   E. 血清总胆红素

54. 确诊肺结核最特异的方法是
   A. 胸部 X 线发现原发病灶
   B. 结核菌素试验
   C. 特异性结核抗原检查
   D. 痰结核分枝杆菌检查
   E. 特异性结核抗体检查

55. 下列既治风寒头痛，风湿痹痛，又能治疗肺寒痰饮咳喘的药物是
   A. 麻黄
   B. 藿香
   C. 薄荷
   D. 荆芥
   E. 细辛

56. 体现"病痰饮者，当以温药和之"之法的方剂是
   A. 小陷胸汤
   B. 苓桂术甘汤
   C. 二陈汤
   D. 枳实薤白桂枝汤
   E. 温胆汤

57. 九味羌活汤中偏治阳明经头痛的药物是
   A. 羌活
   B. 白芷
   C. 细辛
   D. 川芎
   E. 防风

58. 引起尿路感染的病原体最多见的是
   A. 葡萄球菌
   B. 变形杆菌
   C. 副大肠杆菌
   D. 大肠杆菌
   E. 链球菌

59. 有关隔离的描述，错误的是
   A. 是控制传染病流行的重要措施
   B. 便于管理传染源
   C. 可防止病原体向外扩散给他人
   D. 根据传染病的平均传染期来确定隔离期限
   E. 某些传染病患者解除隔离后尚应进行追踪观察

60. 传染病流行的基本条件是
   A. 传染源，传播途径，易感人群
   B. 疫源地，病原携带者，易感人群
   C. 疫源地，隐性感染者，易感人群
   D. 疫源地，传播途径，免疫低下者
   E. 传染源，病原携带者，免疫低下者

61. 体现医学道德审慎作用的是
   A. 体现了医务人员对病人、集体和社会所负的道德责任
   B. 体现了医务人员同情感、责任感和事业感
   C. 促使医务人员关怀、体贴病人，并于病痛危难之时全力救护
   D. 促使医务人员坚守医学道德原则和规范要求，抵制不正之风

E. 促使医务人员不断提高业务水平，在技术上做到精益求精

62. 原发性支气管肺癌周围型的 X 线表现是
    A. 渗出性病变
    B. 纤维索条
    C. 密度增高，见到分叶征，毛刺征
    D. 增殖性病变
    E. 实变区密度较低呈毛玻璃样

63. 能祛风、通络、止痉，治疗破伤风、小儿惊风的药物是
    A. 秦艽
    B. 木瓜
    C. 威灵仙
    D. 乌梢蛇
    E. 防己

64. 藿香正气散的功效是
    A. 祛暑解表，清热化湿
    B. 宣畅气机，清热利湿
    C. 解表化湿，理气和中
    D. 发汗解表，兼清里热
    E. 温阳化气，利水渗湿

65. 小儿发结如穗，枯黄稀疏属于
    A. 疳积病
    B. 劳神伤血
    C. 血热化燥
    D. 肾精亏损
    E. 血虚生风

66. 关于人感染高致病性禽流感的临床表现，叙述不正确的是
    A. 早期表现类似流感
    B. 可伴有眼结膜炎
    C. 可有恶心、腹痛、腹泻等消化道症状
    D. 可伴有鼻塞、流涕、咳嗽
    E. 无肺炎表现

67. 关于布鲁菌病的临床表现，表述有误的是
    A. 发热，多伴有出汗
    B. 发热多为不规则热
    C. 少数病例有乏力症状
    D. 肌肉和关节痛较剧烈
    E. 男性睾丸肿痛具特征性，多为单侧

68. 寒证与热证的相互转化，关键因素是
    A. 邪气的性质
    B. 邪气的进退
    C. 邪正的对比
    D. 阴液的盈亏
    E. 阳气的盛衰

69. 淡白舌，黄腻苔的临床意义是
    A. 阴虚火旺，复感寒湿
    B. 脾胃虚寒，复感湿热
    C. 秽浊时邪，热毒相结
    D. 内热暴起，津液暴伤
    E. 湿热内蕴，食积化腐

70. 目的视觉功能主要取决于
    A. 肾中精气的充盈
    B. 肝血的充足
    C. 脾气的健运
    D. 肾阳的蒸化
    E. 肾阴的滋养

71. 金属样音调咳嗽可见于
    A. 支气管肺癌
    B. 急性支气管炎
    C. 急性喉炎
    D. 肺结核
    E. 肺梗死

72. 下述哪项不是艾滋病的主要传播途径
    A. 性接触
    B. 共用注射针具

C. 母婴传播

D. 输血及血制品

E. 消化道传播

73. 下列不属于个人史而属于既往史的是

A. 出生地

B. 职业

C. 工作环境

D. 药物过敏史

E. 烟酒嗜好

74. 下列方剂，用药中有乌梅的是

A. 杏苏散

B. 止嗽散

C. 清燥救肺汤

D. 百合固金汤

E. 二陈汤

75. 功可通阳散结，行气祛痰的方剂是

A. 半夏厚朴汤

B. 瓜蒌薤白白酒汤

C. 厚朴温中汤

D. 理中汤

E. 二陈汤

76. 保和丸中清热散结的药物是

A. 神曲

B. 莱菔子

C. 栀子

D. 连翘

E. 枳实

77. 胆道蛔虫症患者腹痛的特点是

A. 刀割样疼痛

B. 钻顶样疼痛

C. 进行性锐痛

D. 绞痛

E. 胀痛

78. 艾滋病可出现持续性全身淋巴结肿大的时期是

A. 无症状感染期

B. 急性 HIV 感染期

C. 恢复期

D. 任何病期

E. 艾滋病期

79. 咳声如犬吠样，可见于

A. 百日咳

B. 白喉

C. 感冒

D. 肺痨

E. 肺痿

80. 下列除哪项外，均有脉率快的特点

A. 数

B. 促

C. 滑

D. 疾

E. 动

81. 饥不欲食，兼脘痞，胃中嘈杂灼热者，其病机是

A. 胃强脾弱

B. 胃火炽盛

C. 湿邪困脾

D. 胃阴不足

E. 痰饮内停

82. 下列恶性肿瘤，常能转移到右锁骨上淋巴结的是

A. 甲状腺癌

B. 肺癌

C. 乳腺癌

D. 胃癌

E. 鼻咽癌

83. 大便时干时稀，多属

A. 肠燥津枯

B. 胃肠湿热

C. 脾虚气陷

D. 脾肾阳虚

E. 肝脾不调

84. "重阴必阳，重阳必阴"说明了阴阳之间的哪种关系

A. 相互交感

B. 对立制约

C. 互根互用

D. 消长平衡

E. 相互转化

85.《素问·生气通天论》说："冬伤于寒，春必温病。"此说的发病类型是属于

A. 感邪即发

B. 徐发

C. 伏而后发

D. 复发

E. 继发

86. 人体器官移植的伦理原则不包括

A. 知情同意原则

B. 尊重原则

C. 效用原则

D. 禁止商业化原则

E. 公平原则

87. 下列各项，不属室性过早搏动心电图特点的是

A. 其 T 波方向与 QRS 波群主波方向相反

B. 代偿间歇不完全

C. 提前出现宽大畸形的 QRS 波群

D. 宽大 QRS 波前无 P 波

E. QRS 波群时限常 ≥ 0.12 秒

88. 下列哪项不属于"十八反"配伍

A. 甘草配海藻

B. 乌头配贝母

C. 甘草配半夏

D. 乌头配瓜蒌

E. 藜芦配丹参

89. 与宗气密切相关的脏腑是

A. 心、肺

B. 心、肝

C. 肺、脾

D. 肝、肺

E. 脾、肾

90. 风邪的性质和致病特点是

A. 风为阳邪，其性炎热

B. 风为阳邪，其性开泄

C. 风为阳邪，伤津耗气

D. 风为阳邪，易生风动血

E. 风为阳邪，其性炎上

91. 肺主通调水道的功能主要依赖于

A. 肺主一身之气

B. 肺主呼吸

C. 肺输精于皮毛

D. 肺朝百脉

E. 肺主宣发和肃降

92. 桂枝汤中酸甘化阴的药物组合是

A. 桂枝，炙甘草

B. 芍药，炙甘草

C. 桂枝，饴糖

D. 芍药，饴糖

E. 桂枝，生姜

93. 能燥湿，又下气除胀满，为消除胀满要药的药物是

A. 麻黄

B. 枳壳

C. 大腹皮

D. 陈皮

E. 厚朴

94. 属阳明潮热发热特点的是
　　A. 气候炎热时长期发热
　　B. 长期微热，烦劳则甚
　　C. 热势较低，午后或夜间发生
　　D. 身热不扬，午后热甚
　　E. 热势较高，日晡为甚

95. 小腿皮肤突然鲜红成片，边缘清楚，灼热肿胀者，称为
　　A. 抱头火丹
　　B. 流火
　　C. 坏疽
　　D. 赤游丹
　　E. 红丝疔

96. 乙脑极期的临床表现特点应除外
　　A. 高热惊厥
　　B. 意识障碍如嗜睡、昏睡、昏迷
　　C. 颅内高压表现及呼吸衰竭
　　D. 瘫痪多不对称，肢体松弛，肌张力减退，腱反射消失
　　E. 脑膜刺激征及病理征阳性

97. 直肠指诊触痛并有波动感见于
　　A. 直肠周围脓肿
　　B. 直肠癌
　　C. 肛裂
　　D. 直肠息肉
　　E. 克罗恩病

98. 阵发性腹痛，按之有条索状包块转移不定者，最宜诊断为
　　A. 肠痈
　　B. 食积
　　C. 癥瘕
　　D. 虫积

E. 疝气

99. 严重影响患者医疗安全、有措施可以控制的常见医院感染不包括
　　A. 中心导管相关血流感染
　　B. 感染性胃肠炎
　　C. 呼吸机相关肺炎
　　D. 手术部位感染
　　E. 导尿管相关尿路感染

100. 具有下列情形之一的，为劣药，除了
　　A. 超过有效期的
　　B. 药品成分的含量不符合国家药品标准
　　C. 未注明或者更改产品批号的药品
　　D. 变质的药品
　　E. 被污染的药品

101. 具有补脾养胃，生津益肺，补肾涩精功效的药物是
　　A. 太子参
　　B. 山药
　　C. 白扁豆
　　D. 黄芪
　　E. 党参

102. 慢性肾衰患者发生贫血的主要机制是
　　A. 血尿红细胞丢失过多
　　B. EPO 分泌减少
　　C. 铁利用障碍
　　D. 水钠潴留血液稀释
　　E. 叶酸与维生素 B_{12} 缺乏

103. 心尖搏动向左下移位，呈抬举样搏动见于
　　A. 左心室肥大
　　B. 右心室肥大
　　C. 全心扩大
　　D. 心包积液

E.肺气肿

104.引起血清尿素氮增高的肾后性因素是
　　A.心功能不全
　　B.慢性肾炎
　　C.大面积烧伤
　　D.上消化道出血
　　E.前列腺增生

105.艾滋病无症状感染期的诊断依据是
　　A.体重6个月内下降10%以上
　　B.HIV抗体阳性
　　C.有流行病学史
　　D.贫血
　　E.X线检查示肺部感染

106.医疗行为是否有利于人类生存环境的保护和改善指的是
　　A.疗效标准
　　B.社会标准
　　C.经济标准
　　D.科学标准
　　E.行为标准

107.丹皮在犀角地黄汤中的作用是
　　A.清泻肝火
　　B.凉血散瘀
　　C.清血中伏火
　　D.凉血止血
　　E.清虚热

108.以大便秘结，小便频数为辨证要点的方剂是
　　A.八正散
　　B.济川煎
　　C.麻子仁丸
　　D.温脾汤
　　E.大承气汤

109.四逆散中"一升一降"的药物组合是
　　A.柴胡、芍药
　　B.柴胡、甘草
　　C.柴胡、枳实
　　D.芍药、甘草
　　E.枳实、芍药

110.运送甲类传染病样本，须经哪个部门批准
　　A.国务院卫生健康主管部门
　　B.省级以上人民政府
　　C.省级以上人民政府卫生健康主管部门
　　D.县级人民政府
　　E.县级以上人民政府卫生健康主管部门指定的机构

111.治疗筋脉拘急疼痛的药物多具有
　　A.苦味
　　B.咸味
　　C.辛味
　　D.甘味
　　E.酸味

112.能够平补阴阳，为固精止遗、防元气虚脱之要药的药物是
　　A.山茱萸
　　B.乌梅
　　C.赤石脂
　　D.桑螵蛸
　　E.浮小麦

113.移动性浊音阳性，提示腹水量
　　A.500mL以上
　　B.800mL以上
　　C.1000mL以上
　　D.1200mL以上
　　E.1500mL以上

114. 人感染高致病性禽流感的确诊病例是指
    A. 1 周内有流行病学接触史者，出现流感样症状
    B. 临床诊断病例呼吸道分泌物标本中分离出特定病毒
    C. 有流行病学史和临床表现，患者呼吸道分泌物标本采用甲型流感病毒和 H5 型单克隆抗体抗原检测阳性者
    D. 被诊断为疑似病例，且与其有共同暴露史的人被诊断为确诊病例者
    E. 2 周内有流行病学接触史者，出现流感样症状

115. 房性早搏的心电图描述错误的是
    A. 提早出现的 P' 波，形态与窦性 P 波不同
    B. P'R ≥ 0.12 秒
    C. QRS 波群形态多正常
    D. P 波可完全消失
    E. 代偿间歇常不完全

A2 型题

答题说明

　　每道考题由两个以上相关因素组成或以一个简要病历形式出现，其下面有 A、B、C、D、E 五个备选答案，请从中选择一个最佳答案，并在答题卡上将相应题号的相应字母所属的方框涂黑。

116. 患者，女，25 岁。心悸，甲状腺肿大，有压迫感，并伴有轻度呼吸不畅，首次妊娠 2 月余，诊为原发性甲亢。最有效的治疗方法是
    A. ^{131}I 治疗
    B. 抗甲状腺药物治疗
    C. 终止妊娠
    D. 甲状腺大部切除术
    E. 普萘洛尔（心得安）治疗

117. 病人头晕头痛经久不愈，痛如锥刺，失眠健忘，面色晦暗，舌质紫暗有瘀斑，脉细涩。其证候是
    A. 肝阳化风证
    B. 痰蒙心神证
    C. 痰火扰神证
    D. 肾精不足证
    E. 瘀阻脑络证

118. 患者，女，32 岁。因缺铁性贫血给予口服铁剂治疗，用药 2 个月后检查血常规恢复正常。下一步的措施是
    A. 立即停服铁剂
    B. 逐渐减量停药
    C. 继续用药治疗 1 ～ 2 个月
    D. 继续用药治疗 2 ～ 4 个月
    E. 继续用药治疗 3 ～ 6 个月

119. 患者，男，60 岁，有冠心病史。检查 TC 5.3mmol/L，TG 正常，肝功能正常。目前最佳的治疗方案是
    A. 生活方式干预
    B. 生活方式干预＋考来烯胺
    C. 生活方式干预＋他汀类
    D. 生活方式干预＋贝特类
    E. 他汀类＋贝特类

120. 患者，女，25 岁。新产后出现心悸失眠，神疲乏力，少气懒言，面色晦滞，少腹刺痛拒按，舌紫暗有瘀斑，脉细涩。其证候为
    A. 气虚血瘀证
    B. 气血两虚证
    C. 气滞血瘀证

D. 气随血脱证

E. 气不摄血证

121. 患者因受精神刺激而气逆喘息，面红目赤，呕血，昏厥猝倒。其病机是

A. 怒则气上

B. 悲则气消

C. 喜则气缓

D. 思则气结

E. 恐则气下

122. 患者诸虚不足，身常汗出，夜卧尤甚，久而不止，心悸惊惕，短气烦倦，舌淡红，脉细弱。治宜用

A. 当归六黄汤

B. 牡蛎散

C. 玉屏风散

D. 生脉散

E. 桂枝汤

123. 成人患者，1 份痰标本直接涂片抗酸杆菌镜检阳性，肺部影像学检查符合活动性肺结核影像学表现。其共同生活的父亲确诊活动性肺结核 1 周。该病例属于

A. 潜伏性结核感染

B. 肺结核确诊病例

C. 肺结核临床诊断病例

D. 肺结核疑似病例

E. 肺外结核病例

124. 男孩，8 岁。感冒数天，出现高热，心烦口渴，出汗，舌红苔黄，脉洪大。宜用

A. 芦根、淡竹叶

B. 知母、黄柏

C. 金银花、连翘

D. 丹皮、赤芍

E. 石膏、知母

125. 症见失眠心悸，虚烦不安，头目眩晕，咽干口燥，舌红，脉弦细。宜选用

A. 栀子豉汤

B. 天王补心丹

C. 酸枣仁汤

D. 温胆汤

E. 朱砂安神丸

126. 患者平素性急易怒，时有胁胀，近日胁胀加重，伴食欲不振，食后腹胀，便溏不爽，舌苔薄白，脉弦。其证候是

A. 脾气虚

B. 脾阳虚

C. 脾肾阳虚

D. 肝脾不调

E. 肝胃不和

A3 型题

答题说明

以下提供若干个案例，每个案例下设若干道试题。请根据案例所提供的信息，在每一道试题下面的 A、B、C、D、E 五个备选答案中选择一个最佳答案，并在答题卡上将相应题号的相应字母所属的方框涂黑。

（127 ～ 129 题共用题干）

患者，男，30 岁。十二指肠溃疡史 5 年。今日突然呕血伴休克。

127. 患者出现休克，提示其出血量约为

A. 循环血量的 5%

B. 循环血量的 10%

C. 循环血量的 15%

D. 循环血量的 20%

E. 循环血量的 30%

128. 应首先采取的抢救措施是

A. 补充血容量

B. 口服去甲肾上腺素

C. 静脉滴注止血敏

D. 静滴西咪替丁

E. 冰水洗胃

129. 治疗后判断患者继续出血的指征不包括

A. 反复呕血

B. 黑粪次数增加伴肠鸣音亢进

C. 血红蛋白测定与红细胞计数继续
下降

D. 网织红细胞计数持续下降

E. 血压继续下降

（130～132 题共用题干）

患者，男，70 岁。心前区剧烈疼痛，自服硝酸甘油不能缓解，急诊心电图 V_1～V_6 导联 ST 段弓背向上抬高，病理性 Q 波。查体：BP 95/70mmHg，HR

110 次 / 分，双肺底细小水泡音。

130. 应首先考虑的诊断是

A. 急性前间壁心梗

B. 急性前侧壁心梗

C. 急性局限前壁心梗

D. 急性广泛前壁心梗

E. 急性下壁心梗

131. 急性期治疗一般不包括

A. 解除疼痛

B. 再灌注治疗

C. 消除心律失常

D. 控制休克

E. 应用洋地黄制剂

132. 患者行溶栓治疗后，其峰值提前出现提示冠脉再通的是

A. 肌红蛋白

B. 肌钙蛋白 I

C. 肌钙蛋白 T

D. 肌酸激酶同工酶

E. CRP

B1 型题

答题说明

　　两道试题共用 A、B、C、D、E 五个备选答案，备选答案在上，题干在下。每题请从中选择一个最佳答案，并在答题卡上将相应题号的相应字母所属的方框涂黑。每个备选答案可能被选择一次、两次或不被选择。

（133～134 题共用备选答案）

A. 胃大弯溃疡

B. 胃小弯溃疡

C. 幽门管溃疡

D. 十二指肠球后溃疡

E. 食管溃疡

133. 最易发生夜间疼痛并向背部放射的消化性溃疡是

134. 最易并发器质性幽门狭窄的消化性溃疡是

（135～136 题共用备选答案）

A. 脉律整齐，柔和有力

B. 从容、和缓、流利

C. 不浮不沉，不快不慢

D. 不大不小，不强不弱

E. 尺脉有力，沉取不绝

135. 脉有胃气的特点是
136. 脉之有根的特点是

（137～138题共用备选答案）
A. 四君子汤
B. 补中益气汤
C. 参苓白术散
D. 六君子汤
E. 生脉散
137. 能体现"培土生金"的方剂是
138. 能体现"甘温除热"的方剂是

（139～140题共用备选答案）
A. 既能散寒，又能升阳
B. 既能散寒，又能潜阳
C. 既能散寒，又能回阳
D. 既能散寒，又能助阳
E. 既能散寒，又能通阳
139. 附子、干姜都具有的功效是
140. 肉桂、丁香都具有的功效是

（141～142题共用备选答案）
A. 国务院
B. 人民政府
C. 卫生主管部门
D. 公安机关
E. 司法行政部门
141. 负责将医疗纠纷处理工作纳入社会治安管理系统的部门
142. 负责指导医疗纠纷人民调解工作的部门

（143～144题共用备选答案）
A. 前间壁
B. 前壁

C. 侧壁
D. 下壁
E. 正后壁
143. 心肌梗死特征性心电图出现在 V_1、V_2、V_3 导联，可以确定梗死的部位是
144. 心肌梗死特征性心电图出现在 Ⅱ、Ⅲ、aVF 导联，可以确定梗死的部位是

（145～146题共用备选答案）
A. 不典型 O_1 群
B. 古典生物型
C. O_{220} 型
D. 埃尔托生物型
E. O_{139} 型
145. 引起轻症或无症状的霍乱致病菌菌群是
146. 引起发热腹痛的霍乱致病菌菌群是

（147～148题共用备选答案）
A. 重点沟通
B. 深入沟通
C. 全面沟通
D. 细致沟通
E. 快速沟通
147. 对门诊初诊患者，医生沟通的方式
148. 对复诊患者，医生沟通的方式

（149～150题共用备选答案）
A. 营养作用
B. 温煦作用
C. 推动作用
D. 气化作用
E. 固摄作用
149. 机体维持相应的体温有赖于气的
150. 体内物质的新陈代谢和能量的转换有赖于气的

中医执业助理医师资格考试
最后成功四套胜卷（四）

（医学综合考试部分）

第二单元

考生姓名：＿＿＿＿＿＿＿＿

准考证号：＿＿＿＿＿＿＿＿

考　　点：＿＿＿＿＿＿＿

考 场 号：＿＿＿＿＿＿＿

A1 型题

1. 常用于治疗疝气、阴挺的腧穴是
   A. 太冲
   B. 大敦
   C. 神门
   D. 内关
   E. 阴郄

2. 治疗风火牙痛，除选取主穴外，应加用的腧穴是
   A. 太溪、行间
   B. 太溪、外关
   C. 太冲、曲池
   D. 太冲、阳溪
   E. 外关、风池

3. 有关阿是穴，叙述不正确的是
   A. 又称为天应穴
   B. 无固定名称
   C. 无固定位置
   D. 可治疗局部病痛
   E. 皆在病变附近

4. 火毒导致的症状包括
   A. 漫肿宣浮
   B. 糜烂流滋
   C. 焮红灼热
   D. 皮干皲裂
   E. 皮色青紫

5. 痄腮的病位主要在
   A. 足太阳经
   B. 足阳明经
   C. 足少阳经
   D. 手少阳经

   E. 手少阴经

6. 临床治疗子痰初起，常选用的方剂是
   A. 透脓散加减
   B. 橘核丸加减
   C. 阳和汤加减
   D. 黄连解毒汤加减
   E. 滋阴除湿汤加减

7. 治疗风热面痛，除主穴外，应加用
   A. 列缺、风门
   B. 曲池、外关
   C. 太冲、三阴交
   D. 血海、膈俞
   E. 太溪、肾俞

8. 常用于治疗内外风证的腧穴是
   A. 八风
   B. 翳风
   C. 风门
   D. 风市
   E. 风池

9. 确诊乳岩的首选检查是
   A. 钼靶 X 线摄片
   B. B 超检查
   C. 血常规
   D. CT
   E. 病理切片检查

10. 下肢青筋盘曲，状如蚯蚓，肿胀疼痛，诊断为
    A. 股肿
    B. 筋瘤

C. 脱疽
D. 青蛇毒
E. 臁疮

11. 小儿面呈黑色，一般不考虑下列哪项
    A. 热证
    B. 寒证
    C. 痛证
    D. 血瘀证
    E. 水饮证

12. 针灸治疗落枕，叙述不正确的是
    A. 选取阿是穴、手太阳、足少阳经穴为主
    B. 基本刺法为毫针泻法
    C. 先刺远端腧穴，后刺局部腧穴
    D. 针刺远端腧穴时，患者应用力、大幅度地活动颈项
    E. 局部腧穴可加艾灸或点刺出血

13. 淋证的主要病位是
    A. 心
    B. 宗筋
    C. 脾
    D. 肾与膀胱
    E. 肺

14. 下列不属妊娠病的是
    A. 子嗽
    B. 子痰
    C. 恶阻
    D. 转胞
    E. 胞阻

15. 下列关于月经说法错误的是
    A. 一次经血总量以 20 ～ 60mL 为适中
    B. 月经周期 28 ～ 30 天
    C. 经期为 3 ～ 7 天
    D. 初潮约 14 岁

E. 经血易凝固，无特殊臭气

16. 八会穴中的气会穴是
    A. 天池
    B. 膻中
    C. 乳根
    D. 俞府
    E. 悬钟

17. 产后三冲是指
    A. 冲心、冲肺、冲胃
    B. 冲心、冲胃、冲脾
    C. 冲肝、冲肺、冲肾
    D. 冲肝、冲肺、冲脾
    E. 冲心、冲肺、冲肾

18. 以下哪项不是尺泽穴的主治病证
    A. 咯血、咽痛
    B. 咳嗽、气喘
    C. 急性吐泻
    D. 小儿惊风
    E. 齿痛、口眼歪斜

19. 治疗高位肛漏时宜选用
    A. 切开法
    B. 切除法
    C. 结扎法
    D. 挂线法
    E. 切开加挂线法

20. 痫病发作的基本病机是
    A. 肝火偏旺，火动生风
    B. 肝气郁结，肝阳上亢
    C. 痰热互阻，腑气不通
    D. 痰气上扰，气血凝滞
    E. 风痰内动，蒙蔽清窍

21. 咳嗽的辨证，应首先辨

A. 外感内伤

B. 虚实

C. 寒热

D. 阴阳

E. 上下

22. 夹持进针法适用于

A. 短针的进针

B. 长针的进针

C. 皮肤松弛部位腧穴的进针

D. 皮肤紧张部位腧穴的进针

E. 皮肉浅薄部位腧穴的进针

23. 乳蛾的病机为

A. 乳食瘀积

B. 热伤脾胃

C. 阳明热结

D. 热毒壅结咽喉

E. 以上均不是

24. 三棱针的操作方法是

A. 经刺、点刺、挑刺、散刺

B. 点刺、散刺、挑刺、急刺

C. 经刺、散刺、点刺、平刺

D. 点刺、挑刺、散刺、刺络

E. 经刺、挑刺、斜刺、点刺

25. 治疗丹毒、扭伤常选的拔罐法是

A. 留罐法

B. 走罐法

C. 闪罐法

D. 刺血拔罐法

E. 留针拔罐法

26. 精浊气滞血瘀证内服方应选

A. 前列腺汤

B. 桃红四物汤

C. 血府逐瘀汤

D. 少腹逐瘀汤

E. 金铃子散合桃红四物汤

27. 解颅不表现为

A. 头大颌缩

B. 前囟宽大

C. 头缝开解

D. 眼窝凹陷

E. 目睛下垂

28. 与经行泄泻有关的脏腑为

A. 脾与肾

B. 脾与胃

C. 肝与脾

D. 肝与肾

E. 肝与胃

29. 有关瘢痕灸，叙述不正确的是

A. 选用大小适宜的艾炷

B. 施灸前先在所灸腧穴部位涂以少量大蒜汁

C. 每壮艾炷不必燃尽，燃剩1/4时应易炷再灸

D. 灸后1周左右，施灸部位化脓形成灸疮

E. 常用于治疗哮喘、肺痨、瘰疬等慢性顽疾

30. 幼儿期是指

A. 1～3周岁

B. 3～5周岁

C. 3～7周岁

D. 4～6周岁

E. 满5周岁

31. 治疗瘾疹可采用拔罐法的常用腧穴是

A. 血海

B. 膈俞

C. 神阙

D. 风门

E. 大椎

32. 下列除哪项外，均是中风闭证的特点
   A. 突然昏仆
   B. 牙关紧闭
   C. 口噤不开
   D. 肢体强痉
   E. 尿便自遗

33. 下列各项中，不属于发的特点的是
   A. 初起无头，红肿蔓延成片
   B. 中央明显，四周较淡，边界不清
   C. 初起有头，红肿簇集成群
   D. 灼热疼痛，有的 3～5 日后中央色褐
      腐溃，周围湿烂
   E. 全身症状明显

34. 以下正确的骨度折量寸是
   A. 肘横纹至腕横纹 12 寸
   B. 脐中至曲骨 6 寸
   C. 股骨大转子至腘横纹 16 寸
   D. 臀沟至腘横纹 19 寸
   E. 腘横纹至外踝尖 13 寸

35. 子宫颈下垂到坐骨棘以下，但不超出阴
   道口，子宫脱垂的分度是
   A. Ⅰ 度
   B. Ⅱ 度
   C. Ⅲ 度
   D. Ⅰ 度轻型
   E. Ⅱ 度轻型

36. 下列腧穴中，属化痰要穴的是
   A. 丰隆
   B. 解溪
   C. 阴陵泉
   D. 内关
   E. 百会

37. 对诊断肛管直肠癌有重要意义的简易方
   法是
   A. X 线检查
   B. B 超检查
   C. 直肠指检
   D. 病理组织学检查
   E. 纤维结肠镜检查

38. 急性肾绞痛持续半小时，针灸治疗主穴
   除中极，还有
   A. 足三里、合谷、三阴交、阴陵泉
   B. 肾俞、三阴交、膀胱俞、阴陵泉
   C. 肾俞、足三里、中渚、三阴交
   D. 三阴交、曲池、昆仑、肾俞
   E. 肾俞、阳陵泉、日月、三阴交

39. 属神经毒的毒蛇是
   A. 眼镜蛇
   B. 蝮蛇
   C. 竹叶青蛇
   D. 银环蛇
   E. 烙铁头蛇

40. 治疗阳气暴脱，可于神阙穴施
   A. 灯草灸
   B. 隔姜灸
   C. 隔蒜灸
   D. 隔盐灸
   E. 隔附子饼灸

41. 十二经脉的循行走向中，足三阴经是
   A. 从胸走手
   B. 从头走足
   C. 从手走头
   D. 从足走头
   E. 从足走腹胸

42. 下列哪项不是胃阴亏耗之胃痛的主证
   A. 胃脘隐痛

B. 泛酸口苦

C. 口燥咽干

D. 大便干燥

E. 舌红少津，脉细数

43. 十五络脉指十二经脉之别络，加上
   A. 带脉之络、冲脉之络、脾之大络
   B. 带脉之络、冲脉之络、胃之大络
   C. 任脉之络、督脉之络、脾之大络
   D. 任脉之络、督脉之络、胃之大络
   E. 任脉之络、督脉之络、冲脉之络

44. 治疗尖锐湿疣湿热毒蕴证，应首选
   A. 草薢渗湿汤
   B. 龙胆泻肝汤
   C. 黄连解毒汤
   D. 防风通圣散
   E. 辛夷清肺饮

45. 下列腧穴中，可以治疗胆道蛔虫症的是
   A. 商阳
   B. 合谷
   C. 阳溪
   D. 手三里
   E. 迎香

46. 下列属于白秃疮特点的是
   A. 灰白色鳞屑斑片
   B. 特殊的鼠尿臭味
   C. 愈后留有疤痕
   D. 毛发永久脱落
   E. 病发刚出头皮即折断

47. 提插补泻法的补法操作是
   A. 先浅后深，轻插重提，提插幅度大，频率慢
   B. 先浅后深，重插轻提，提插幅度小，频率慢
   C. 先深后浅，轻插重提，提插幅度小，

频率快

D. 先深后浅，重提轻插，提插幅度大，频率快

E. 先浅后深，轻插重提，提插幅度小，频率慢

48. 下述哪项不是过敏性紫癜的临床特点
   A. 紫癜多见于下肢伸侧及臀部、关节周围
   B. 多呈对称性分布
   C. 不高出皮肤
   D. 压之不退色
   E. 可伴腹痛及关节痛

49. 下列各项，辨证属阴证的是
   A. 疼痛剧烈拒按
   B. 脓液脓质稠厚
   C. 肿胀根脚收束
   D. 肿胀坚硬如石
   E. 肿势高肿突起

50. 循行"入下齿中"的经脉是
   A. 小肠经
   B. 大肠经
   C. 胃经
   D. 脾经
   E. 肝经

51. 有关晕针处理方法的叙述，不正确的是
   A. 立即停止针刺，将针全部起出
   B. 使患者半坐卧位倚靠休息
   C. 可饮温开水或糖水
   D. 注意保暖
   E. 重者可刺水沟、素髎、内关、足三里

52. 针灸治疗呕吐的主穴是
   A. 内关、公孙、三阴交
   B. 内关、足三里、三阴交
   C. 内关、足三里、丰隆

D. 内关、阳陵泉、中脘
E. 内关、足三里、中脘

53. 预产期的日期计算应从
　　A. 末次性生活算起
　　B. 末次月经第 1 天算起
　　C. 末次月经前 15 天算起
　　D. 末次月经第 14 天算起
　　E. 受孕前月排卵期算起

54. 下列哪项不是大椎穴的主治病证
　　A. 热病、疟疾
　　B. 骨蒸潮热
　　C. 癫狂痫、小儿惊风
　　D. 腹泻、痢疾、脱肛

E. 风疹、痤疮

55. 环口苍白圈见于
　　A. 麻疹
　　B. 风疹
　　C. 幼儿急疹
　　D. 手足口病
　　E. 烂喉丹痧

56. 2 级坏疽
　　A. 局限于足趾或手指部位
　　B. 局限于足跖部位
　　C. 发展至足背、足跟、踝关节及以上
　　D. 局限于膝关节以下
　　E. 局限于膝关节与踝关节之间

A2 型题

答题说明
　　每道考题由两个以上相关因素组成或以一个简要病历形式出现，其下面有 A、B、C、D、E 五个备选答案，请从中选择一个最佳答案，并在答题卡上将相应题号的相应字母所属的方框涂黑。

57. 患者腰部疼痛，重着而热，暑湿阴雨天气症状加重，活动后减轻，身体困重，小便短赤，苔黄腻，脉弦数。首选方剂为
　　A. 龙胆泻肝汤
　　B. 右归丸
　　C. 四妙丸
　　D. 萆薢渗湿汤
　　E. 身痛逐瘀汤

58. 患者痢下赤白脓血，黏稠如胶冻，腥臭，腹部疼痛，里急后重，肛门灼热，小便短赤，舌苔黄腻，脉滑数。首选方剂为
　　A. 芍药汤
　　B. 白头翁汤
　　C. 藿香正气丸
　　D. 连理汤

E. 黄连阿胶汤

59. 患者午后潮热，不欲近衣，手足心热，烦躁，少寐多梦，盗汗，口干咽燥，舌质红，有裂纹，苔少，脉细数。首选方剂为
　　A. 六味地黄丸
　　B. 一贯煎
　　C. 丹栀逍遥散
　　D. 清骨散
　　E. 补中益气汤

60. 患者头摇肢颤，面色淡白，表情淡漠，神疲乏力，动则气短，心悸健忘，眩晕，纳呆，舌体胖大，舌质淡红，舌苔薄白滑，脉沉濡无力。首选方剂为
　　A. 炙甘草汤

B. 归脾汤

C. 人参养荣汤

D. 龟鹿二仙膏

E. 地黄饮子

61. 患者脘腹痞闷而胀，进食尤甚，拒按，嗳腐吞酸，恶食呕吐，大便不调，矢气频作，味臭如败卵，舌苔厚腻，脉滑。首选方剂为

A. 益胃汤

B. 保和丸

C. 枳实导滞丸

D. 健脾丸

E. 平胃散合逍遥丸

62. 患者经来无期，量少淋沥不尽，持续数十日，血色鲜红，面颊潮红，烦热少寐，咽干口燥，便结，舌红，少苔，脉细数。治疗首选

A. 左归丸合二至丸

B. 上下相资汤

C. 六味地黄丸

D. 逐瘀止血汤

E. 加减一阴煎

63. 患者，男，40岁。头痛而胀，甚则头胀如裂，发热，恶风，面红目赤，舌尖红，苔薄黄，脉浮数。治疗应首选

A. 川芎茶调散

B. 芎芷石膏汤

C. 龙胆泻肝汤

D. 通窍活血汤

E. 天麻钩藤饮

64. 患者表情呆滞，沉默寡言，记忆减退，失认失算，口齿含糊，词不达意，伴腰膝酸软，肌肉萎缩，食少纳呆，气短懒言，口涎外溢，四肢不温，腹痛喜按，鸡鸣泄泻，舌质淡白，舌体胖大，苔白，

脉沉细弱，双尺尤甚。首选方剂为

A. 还少丹

B. 七福饮

C. 归脾汤

D. 金匮肾气丸

E. 四君子汤

65. 患者咳嗽无力，气短声低，咳痰清稀色白，量较多，偶夹血，血色淡红，午后潮热，伴有畏风、怕冷，自汗盗汗并见，纳少神疲，便溏，面白颧红。近期曾有与肺痨病人的接触史。舌质光淡，边有齿印，苔薄，脉细弱而数。首选方剂为

A. 月华丸

B. 秦艽鳖甲散

C. 保真汤

D. 补天大造丸

E. 千金苇茎汤

66. 患者多食易饥，口渴，尿多，形体消瘦，大便干燥，苔黄，脉滑实有力。首选方剂为

A. 清中汤

B. 消渴方

C. 玉女煎

D. 六味地黄丸

E. 七味白术散

67. 患者黄疸消退后，胁下结块，隐痛、刺痛不适，胸胁胀闷，面颈部见有赤丝红纹，舌有紫斑，脉涩。首选方剂为

A. 逍遥散合鳖甲煎丸

B. 六磨汤合丹参饮

C. 柴胡疏肝散

D. 千金犀角散

E. 大柴胡汤

68. 患者，女，29岁。婚久不孕，月经先后不定，经量多少不一，经来腹痛，经前

烦躁易怒，胸胁乳房胀痛，精神抑郁，善太息，舌暗红有瘀斑，脉弦细。治疗首选

A. 毓麟珠

B. 温胞饮

C. 胎元饮

D. 逍遥散

E. 开郁种玉汤

69. 病儿咳嗽不爽，发热恶风，微汗，口渴痰多，咽赤，舌红，苔薄黄。治疗首选

A. 银翘散

B. 桑菊饮

C. 麻杏石甘汤

D. 桑白皮汤

E. 桑杏汤

70. 患者，女，70岁。久患肺病，反复发作，本次旧疾又发，胸部膨满，呼吸浅短难续，声低气怯，张口抬肩，倚息不能平卧，咳嗽，痰白如沫，咳吐不利，胸闷心慌，形寒汗出，腰膝酸软，小便清长，舌淡，脉沉细数无力。首选方剂为

A. 麦门冬汤合清燥救肺汤

B. 平喘固本汤合补肺汤

C. 补肺汤合金匮肾气丸

D. 真武汤合五苓散

E. 苏子降气汤合三子养亲汤

71. 患者，女，38岁，已婚。人流时出现头晕，恶心，呕吐，面色苍白，出冷汗，心率减慢，低于60次/分，心律不齐，血压下降。其诊断是

A. 子宫穿孔

B. 人流综合征

C. 人流不全

D. 宫颈粘连

E. 宫腔粘连

72. 患者李某，大便干结，排解困难数月，伴身热心烦，腹胀满痛，口干口臭，小便短赤，舌红，苔黄燥，脉滑数。最佳选方为

A. 麻子仁丸

B. 更衣丸

C. 大承气汤

D. 增液汤

E. 小承气汤

73. 患者，女，25岁。妊娠50天，近两日阴道少量下血，色鲜红质稠，伴腰酸，口苦咽干，心烦少寐，溺黄便结，舌质红，苔黄，脉滑数。治疗首选

A. 清经散

B. 两地汤

C. 寿胎丸

D. 保阴煎

E. 胎元饮

74. 患者喘促气涌，胸部胀痛，咳嗽痰多，质黏色黄，伴胸中烦闷，身热，有汗，口渴而喜冷饮，面赤，咽干，小便赤涩，便秘，舌质红，舌苔黄腻，脉滑数。首选方剂为

A 三子养亲汤

B. 涤痰汤

C. 桑白皮汤

D. 千金苇茎汤合如金解毒散

E. 清金化痰汤

75. 患者关节游走性疼痛，活动不便，局部灼热红肿，痛不可触，得冷则舒，可有皮下结节，伴有发热、恶风、汗出、口渴、烦躁不安，舌质红，舌苔黄腻，脉滑数。首选方剂为

A. 薏苡仁汤

B. 乌头汤合五味消毒饮

C. 双合汤合羌活胜湿汤

D. 白虎加桂枝汤

E. 防风汤合桂枝芍药知母汤

76. 患者吐血色红，口苦胁痛，心烦易怒，寐少梦多，舌质红绛，脉弦数。首选方剂为

A. 柴胡疏肝散

B. 丹栀逍遥散

C. 半夏厚朴汤

D. 甘麦大枣汤

E. 龙胆泻肝汤

77. 患者身目发黄，黄色鲜明，上腹、右胁胀闷疼痛，牵引肩背，身热不退，口苦咽干，呕吐呃逆，尿黄赤，大便秘，苔黄舌红，脉弦滑数。首选方剂为

A. 逍遥散合鳖甲煎丸

B. 小柴胡汤

C. 柴胡疏肝散

D. 千金犀角散

E. 大柴胡汤

78. 患者大便干，排出困难，小便清长，面色㿠白，四肢不温，腹中冷痛，腰膝酸冷，舌淡苔白，脉沉迟。首选方剂为

A. 济川煎

B. 黄芪汤

C. 半硫丸

D. 温脾汤

E. 理中汤

79. 肿疡溃后脓水稀少，坚肿不消，伴精神不振，面色无华，脉数无力者，宜用

A. 透托法

B. 补法

C. 透脓法

D. 补托法

E. 益气法

80. 患者，女，50岁。恶寒较甚，发热，无汗，头痛身楚，咳嗽，痰白，咳痰无力，平素神疲体弱，气短懒言，反复易感，舌淡苔白，脉浮而无力。应首选

A. 玉屏风散

B. 再造散

C. 参苏饮

D. 加减葳蕤汤

E. 杏苏散

81. 患者呃声沉缓有力，胸膈及胃脘不舒，得热则减，遇寒更甚，进食减少，喜食热饮，口淡不渴，舌苔白润，脉迟缓。首选方剂为

A. 益胃汤

B. 理中丸

C. 五磨饮子

D. 竹叶石膏汤

E. 丁香散

82. 患者，女，29岁。外感后，突发呕吐，恶寒头痛，胸脘满闷，舌苔白腻，脉濡缓。治疗应首选

A. 左金丸

B. 白虎汤

C. 小柴胡汤

D. 藿香正气散

E. 龙胆泻肝汤

83. 患者，女，48岁。情绪不宁6个月，伴急躁易怒，胸胁胀满，口苦而干，头痛，目赤，耳鸣，嘈杂吞酸，大便秘结，舌质红，苔黄，脉弦数。首选方剂为

A. 柴胡疏肝散

B. 丹栀逍遥散

C. 半夏厚朴汤

D. 甘麦大枣汤

E. 归脾汤

84. 患儿，女，5岁。尿频反复发作1年，低热、盗汗、颧红、五心烦热、咽干口渴，唇干，舌红，舌苔少，脉细数。治疗首选
A. 八正散
B. 缩泉丸
C. 菟丝子散
D. 知柏地黄丸
E. 金匮肾气丸

85. 患儿，男，6岁。发热1天后，全身出现红色斑丘疹、疱疹，疹色红润，疱浆清亮，根盘红晕，皮疹瘙痒，以躯干为多，伴鼻塞、咳嗽，苔薄白，脉浮数。治疗首选
A. 桑菊饮
B. 清营汤
C. 银翘散
D. 荆防败毒散
E. 黄连解毒汤

86. 患者心胸满闷，隐痛阵发，时欲太息，遇情志不遂时容易诱发，兼有胃脘胀闷，得嗳气、矢气则舒，苔薄腻，脉细弦。首选方剂为
A. 柴胡疏肝散
B. 五磨饮子
C. 血府逐瘀汤
D. 逍遥散
E. 生脉散合人参养荣汤

87. 患者遍体浮肿，皮肤绷急光亮，胸脘痞闷，烦热口渴，小便短赤，大便干结，舌红，苔黄腻，脉濡数。首选方剂为
A. 五皮饮合胃苓汤
B. 疏凿饮子
C. 桃红四物汤合五苓散
D. 萆薢渗湿汤
E. 实脾饮

88. 患儿，女，2岁。平素易反复感冒，多汗夜惊，烦躁不安，发稀枕秃，囟门增大，伴有轻度骨骼改变，形体虚胖，肌肉松软，食欲不振，舌淡苔薄白。治疗应首选
A. 玉屏风散
B. 右归丸
C. 金匮肾气丸
D. 补肾地黄丸
E. 人参五味子汤

89. 患者停经50天，下腹一侧有隐痛，双合诊可触及一侧附件有软性包块，有压痛，尿妊娠试验阳性，声低气短，少气懒言，脉弦滑。其治则为
A. 益气固脱，活血化瘀
B. 活血化瘀，消癥杀胚
C. 活血化瘀，佐以益气
D. 益气养血，补肾安胎
E. 活血化瘀，补肾安胎

90. 患儿，男，6岁。夜间遗尿，小便量少色黄，性情急躁，夜梦纷纭，性情急躁，目睛红赤，舌质红，苔黄腻，脉滑数。治疗首选
A. 八正散
B. 葛根芩连汤
C. 菟丝子散
D. 龙胆泻肝汤
E. 金匮肾气丸

91. 患者，女，30岁。近1年月经周期延后，约50日一行，量正常，色暗红，小腹胀痛，精神抑郁，胸胁乳房胀痛，舌质正常，苔薄白，脉弦。治疗首选
A. 苍附导痰丸
B. 乌药汤
C. 龙胆泻肝汤
D. 固阴煎

E. 失笑散

C. 参苓白术散

D. 小建中汤

E. 补气运脾汤

92. 患者，女，38岁。经行及经后两乳作胀
作痛，乳房按之柔软无块，月经量少，
色淡，两目干涩，咽干口燥，五心烦热，
舌淡，少苔，脉细数。治疗首选
A. 一贯煎
B. 四物汤合二陈汤
C. 六味地黄丸
D. 暖肝煎
E. 柴胡疏肝散

96. 患者因骤感风寒而猝然心痛如绞，心痛
彻背，喘不得卧，伴形寒，手足不温，
冷汗自出，胸闷气短，心悸，面色苍白，
苔薄白，脉沉紧。首选方剂为
A. 柴胡疏肝散合四逆汤
B. 枳实薤白桂枝汤合当归四逆汤
C. 血府逐瘀汤合参附汤
D. 瓜蒌薤白半夏汤合涤痰汤
E. 生脉散合人参养荣汤

93. 患者，男，50岁。右额面部束带状刺痛
5天，局部皮肤色暗。皮疹呈簇状水疱，
排列如带状，心烦不寐，舌紫暗，苔薄
白，脉弦细。治疗除取相应夹脊穴和阿
是穴外，还应加
A. 曲池、合谷、大椎
B. 外关、合谷、侠溪
C. 尺泽、合谷、大椎
D. 风池、合谷、膈俞
E. 血海、三阴交、神门

97. 患者，女，36岁。产后1个月，腰膝足
跟疼痛，艰于俯仰，头晕耳鸣，夜尿多，
舌淡暗，脉沉细弦。治疗首选
A. 六味地黄丸
B. 地黄饮子
C. 养荣壮肾汤
D. 独活寄生汤
E. 身痛逐瘀汤

94. 患者小腹坠胀，时欲小便而不得出，量
少而不畅，神疲乏力，食欲不振，气短
而语声低微，舌淡，苔薄，脉细。首选
方剂为
A. 济生肾气丸
B. 沉香散合归脾汤
C. 补中益气汤合春泽汤
D. 清肺饮
E. 代抵当丸

98. 患者，女，24岁。月经周期正常，末次
月经持续10天未净，量或多或少，经色
紫暗，有块，经行小腹疼痛，拒按，舌
紫暗有瘀点，脉弦涩。治疗首选
A. 桃红四物汤合失笑散
B. 逐瘀止血汤
C. 生化汤
D. 归脾汤
E. 血府逐瘀汤

95. 患者大便时溏时泻，水谷不化，稍进油
腻之物，则排便次数增多，食少，脘腹
胀闷，面黄，肢倦乏力，舌淡苔白，脉
细弱。治疗应首选
A. 四君子汤
B. 大建中汤

99. 患者头痛且空，眩晕耳鸣，腰膝酸软，
舌红少苔，脉细无力。治疗应首选
A. 半夏白术天麻汤
B. 加味四物汤
C. 大定风珠
D. 大补元煎

E. 六君子汤

E. 八珍汤

100. 病儿咳喘哮鸣，痰稠色黄，发热面红，渴饮便秘，舌红苔黄，脉滑数。治疗首选为
   A. 麻杏石甘汤合苏葶丸
   B. 桑菊饮
   C. 清宁散
   D. 杏苏散
   E. 清气化痰汤

101. 某女，24岁。经血不止15天，下血量多，色红，气味臭秽，口干喜饮，舌红苔黄，脉滑数。治疗取穴是
   A. 关元、公孙、行间、阴陵泉
   B. 关元、期门、隐白、太冲
   C. 关元、三阴交、隐白、血海
   D. 关元、次髎、隐白、内庭
   E. 气海、足三里、然谷、太溪

102. 肛痈患者，肛周肿痛，皮色暗红，成脓时间长，溃后脓出稀薄，疮口难敛，伴有午后潮热，心烦口干，盗汗，舌红苔少，脉细数。治疗应首选
   A. 仙方活命饮合二妙丸
   B. 草薢渗湿汤合凉血地黄汤
   C. 黄连解毒汤合透脓散
   D. 青蒿鳖甲汤合三妙丸
   E. 补中益气汤合润肠丸

103. 患者一侧腰部出现成簇水疱，呈带状分布，皮损鲜红，灼热刺痛，疱壁紧张；口苦咽干，心烦易怒，大便干燥，小便黄，舌质红，苔薄黄，脉弦滑数。治疗首选
   A. 除湿胃苓汤
   B. 龙胆泻肝汤
   C. 柴胡疏肝散
   D. 参苓白术散

104. 患者女，34岁。近3周带下量多，赤白相兼，质稠，有气味，阴部瘙痒灼热，腰酸腿软，头晕耳鸣，五心烦热，咽干口燥，烘热汗出，失眠多梦，舌质红，苔黄腻，脉细数。治疗首选
   A. 易黄汤
   B. 止带方
   C. 内补丸
   D. 知柏地黄汤
   E. 五味消毒饮

105. 患者身目俱黄，黄色不鲜明，头重身困，胸脘痞满，食欲减退，恶心呕吐，腹胀，大便溏垢，舌苔厚腻微黄，脉濡数。首选方剂为
   A. 茵陈五苓散合甘露消毒丹
   B. 逍遥散合鳖甲煎丸
   C. 茵陈蒿汤合草薢渗湿汤
   D. 茵陈四苓散
   E. 茵陈术附汤

106. 患者胸胁胀满，咳呛时作，咳吐少量黏痰，口干咽燥，午后潮热，颧红，心烦，手足心热，盗汗，胸胁闷痛，病久不复，形体消瘦，舌质偏红，少苔，脉细数。首选方剂为
   A. 沙参麦冬汤合泻白散
   B. 苓桂术甘汤合小半夏加茯苓汤
   C. 金匮肾气丸合一贯煎
   D. 柴枳半夏汤
   E. 香附旋覆花汤

107. 患者1周前因外伤出现右手食指红肿热痛，肿胀呈圆柱状，皮色光亮，关节轻度扭曲，不能伸展，现局部跳痛明显，拟切开排脓。应选择的切口部位是
   A. 指掌侧面

B. 指掌正中

C. 手指侧面

D. 手指正中

E. 食指关节处

108. 患者，男，40岁。喉中哮鸣有声，胸膈烦闷，呼吸急促，喘咳气逆，咳痰不爽，痰黏色黄，烦躁，发热，恶寒，无汗，身痛，口干欲饮，大便偏干，舌苔白腻，舌尖边红，脉弦紧。应首选

A. 射干麻黄汤

B. 三子养亲汤

C. 定喘汤

D. 厚朴麻黄汤

E. 麻杏石甘汤

109. 患者，女，20岁。每逢生气时即咳逆阵作，口苦咽干，胸胁胀痛，咳时面赤，舌红苔薄黄，脉弦数。治疗应首选

A. 黄芩泻白散合黛蛤散

B. 龙胆泻肝汤合黛蛤散

C. 清金化痰汤合桔梗汤

D. 二陈汤合柴胡疏肝散

E. 桑白皮汤合柴胡疏肝散

110. 患儿8岁，两侧耳下腮部漫肿疼痛，咀嚼不便，伴低热、头痛，苔薄黄，脉浮数。治疗首选

A. 普济消毒饮

B. 大柴胡汤

C. 柴胡葛根汤

D. 小柴胡汤

E. 柴葛解肌汤

111. 患者身现皮损，呈点滴状，发展迅速，颜色鲜红，层层鳞屑，瘙痒剧烈，刮去鳞屑有点状出血，伴口干舌燥，咽喉疼痛，心烦易怒，便干溲赤，舌质红，舌苔薄黄，脉弦滑。中医诊断为

A. 白秃疮

B. 牛皮癣

C. 白疕

D. 药毒

E. 白屑风

112. 患儿，男，8岁。全身浮肿，以腰腹、下肢为甚，按之深陷难起，畏寒肢冷，面白无华，神倦乏力，小便量少，大便溏，舌淡胖，苔白滑，脉沉细。首选方剂是

A. 真武汤

B. 五苓散

C. 越婢加术汤

D. 五皮饮

E. 参苓白术散

113. 患儿，7个月。辅食未加，头部多汗，发稀枕秃，囟门宽大，夜啼不宁，易惊多惕，偶有抽搐，纳呆食少，舌淡苔薄。治疗首选

A. 玉屏风散

B. 清肝达郁汤

C. 金匮肾气丸

D. 琥珀抱龙丸

E. 益脾镇惊散

114. 病儿急起高热恶寒，汗出热不解，头痛心烦，目赤咽痛，肌肉酸痛，全身症状重。辨证应为

A. 风寒感冒

B. 风热感冒

C. 暑邪感冒

D. 时邪感冒

E. 感冒夹惊

115. 患者，女，38岁，已婚。近几年形体渐胖，胸闷呕恶，倦怠乏力，月经停闭半年，纳少，痰多，带下量多色白，苔

腻，脉滑。尿妊娠试验阴性。治疗应首选

A. 血府逐瘀汤

B. 苍附导痰丸

C. 参苓白术散

D. 开郁二陈汤

E. 香砂六君子汤

116. 患者，女，18岁。每于经行小腹绵绵作痛，伴腰骶酸痛；经色暗淡，量少，质稀薄，头晕耳鸣，面色晦暗，健忘失眠，舌质淡红，苔薄，脉沉细。治疗首选

A. 圣愈汤

B. 归肾丸

C. 温经汤

D. 调肝汤

E. 银甲丸

117. 患者乳房肿痛，皮肤焮红灼热，肿块质软，有应指感。切开排脓后引流不畅，红肿热痛不消，壮热，舌红，苔黄腻，脉洪数。治疗首选

A. 透脓散

B. 托里消毒散

C. 逍遥散

D. 瓜蒌牛蒡汤

E. 桃红四物汤

118. 患者眩晕耳鸣，头胀痛，每因烦劳或恼怒而增剧，急躁易怒，少寐多梦，舌红苔黄，脉弦数。治疗应首选

A. 柴胡疏肝散

B. 当归芍药散

C. 天麻钩藤饮

D. 丹栀逍遥散

E. 黄连温胆汤

119. 王某，女，33岁。有胃脘部疼痛史5

年，其主要表现为胃脘胀痛，痛连两胁，遇烦恼即发，嗳气矢气则舒，喜长叹息，大便不畅，舌苔薄白，脉弦。其治疗选方宜

A. 藿香正气散

B. 柴胡疏肝散

C. 四逆散

D. 逍遥散

E. 丹栀逍遥散

120. 患者，女，48岁。月经量减少半年。自诉既往月经规则，近半年来出现月经量明显减少，神疲易倦，形寒肢冷，纳差腹胀，大便溏薄，夜尿频多，舌淡苔薄，脉沉细。针灸治疗取穴以下列哪项为主

A. 任脉、冲脉穴及相应背俞穴

B. 任脉、足少阴经穴及相应背俞穴

C. 任脉、足太阴经穴及相应背俞穴

D. 任脉、足太阳经穴及相应背俞穴

E. 任脉、足厥阴经穴及相应背俞穴

121. 患者，女，34岁。少腹部刺痛半年，经行及劳累后加重，经量多有血块，瘀块排出则痛减，带下量多，婚久不孕，经行情志抑郁，乳房胀痛，舌体紫暗，有瘀斑、瘀点，苔薄，脉弦涩。治疗首选

A. 当归芍药散

B. 少腹逐瘀汤

C. 膈下逐瘀汤

D. 理冲汤

E. 逍遥散

122. 患儿，男，5岁。不思进食2月余，食少饮多，皮肤失润，大便偏干，小便短黄。舌红少津，苔花剥，脉细数。治疗应首选的方剂是

A. 生脉散

B. 养胃增液汤

C. 六味地黄汤

D. 增液承气汤

E. 养阴清胃汤

123.患者虚烦不寐，触事易惊，终日惕惕，胆怯心悸，伴气短自汗，倦怠乏力，舌淡，脉弦细。首选方剂为

A. 养心汤合黄连温胆汤

B. 朱砂安神丸

C. 六味地黄丸合交泰丸

D. 安神定志丸合酸枣仁汤

E. 朱砂安神丸

124.患者，女，32岁。肩背部见一肿块，如肉之隆起，软似棉，肿似馒，皮色不变，不紧不宽。考虑为

A. 脂瘤

B. 肉瘤

C. 失荣

D. 血瘤

E. 筋瘤

125.患者心悸时发时止，受惊易作，胸闷烦躁，失眠多梦，口干苦，大便秘结，小便短赤，舌红，苔黄腻，脉弦滑。首选方剂为

A. 黄连温胆汤

B. 苓桂术甘汤

C. 龙胆泻肝汤

D. 蒿芩清胆汤

E. 桃仁红花煎

126.患儿，男，8岁。紫癜反复出现，瘀斑颜色淡紫，常有鼻衄，面色苍黄，神疲乏力，食欲不振，头晕心慌，舌淡苔薄，脉细无力。治疗首选方剂是

A. 归脾汤

B. 参苓白术散

C. 犀角地黄汤

D. 清瘟败毒饮

E. 四君子汤

127.患者，女，27岁，已婚。屡孕屡堕，腰酸膝软，足跟痛，头晕耳鸣，手足心热，两颧潮红，大便秘结，舌红，少苔，脉细数。治疗应首选

A. 清经散

B. 两地汤

C. 寿胎丸

D. 保阴煎

E. 育阴汤

128.患儿丹痧布齐后1～2天，身热渐退，咽部糜烂疼痛亦渐减轻，唇干口燥，伴有干咳，食欲不振，舌红少津，苔剥脱，脉细数。约2周后可见皮肤脱屑、脱皮。治疗首选

A. 解肌透痧汤

B. 凉营清气汤

C. 沙参麦冬汤

D. 银翘散

E. 犀角地黄汤

A3 型题

答题说明

以下提供若干个案例，每个案例下设若干道试题。请根据案例所提供的信息，在每一道试题下面的 A、B、C、D、E 五个备选答案中选择一个最佳答案，并在答题卡上将相应题号的相应字母所属的方框涂黑。

（129～131题共用题干）

患儿，男，2岁。长期纳食不振，神疲

乏力，形体消瘦，面色苍黄，唇淡甲白，大便不调，舌淡苔白，指纹淡红。HGB 70g/L。

129. 其辨证为
    A. 脾肾阳虚证
    B. 脾虚夹积证
    C. 脾胃阴虚证
    D. 脾胃虚弱证
    E. 心脾两虚证

130. 治法是
    A. 健脾助运，消食化滞
    B. 健脾温阳，利水消肿
    C. 健运脾胃，益气养血
    D. 补脾养心，益气生血
    E. 调和脾胃，运脾开胃

131. 首选方剂是
    A. 归脾汤
    B. 六君子汤
    C. 资生健脾丸
    D. 健脾丸
    E. 不换金正气散

（132～134 题共用题干）
患者，男，15 岁。背部、臀部散发红肿，肿势范围 3×3cm，伴发热、口渴、溲赤、便秘。苔黄，脉数。

132. 中医诊断为
    A. 痈
    B. 发
    C. 疔
    D. 有头疽
    E. 疖

133. 中医辨证为

A. 暑热浸淫证
B. 体虚毒恋证
C. 热毒蕴结证
D. 火毒入营证
E. 热胜肉腐证

134. 治疗首选
    A. 五味消毒饮
    B. 仙方活命饮
    C. 五神汤
    D. 龙胆泻肝汤
    E. 当归饮子

（135～137 题共用题干）
患者，女，40 岁。近日频繁干咳，连声作呛，喉痒，咽喉干痛，唇鼻干燥，痰少，不易咯出，口干，初起伴有鼻塞、头痛、微寒、身热，舌质红干而少津，苔薄白，脉浮数。

135. 可辨证为
    A. 咳嗽，风寒袭肺证
    B. 感冒，风热犯肺证
    C. 咳嗽，风燥伤肺证
    D. 感冒，痰热郁肺证
    E. 咳嗽，肺阴亏耗证

136. 治法为
    A. 燥湿化痰，理气止咳
    B. 疏风清肺，润燥止咳
    C. 疏风散寒，宣肺止咳
    D. 疏风清热，宣肺止咳
    E. 清肺泻肝，顺气降火

137. 首选方剂是
    A. 三拗汤合止嗽散
    B. 桑菊饮
    C. 二陈平胃散
    D. 桑杏汤

E. 沙参麦冬汤

（138 ～ 140 题共用题干）

患者，女，47 岁，已绝育。经乱无期，出血量多半年，现阴道出血持续 20 天不止，量多，血色淡红，面色㿠白，神疲倦怠，小腹空坠，四肢不温，纳少便溏，血压 80/60mmHg。

138. 患者应诊断为
　　A. 崩漏
　　B. 月经过多
　　C. 经期延长
　　D. 绝经前后诸证
　　E. 不孕症

139. 该患者的治法为
　　A. 滋肾益阴，固冲止血
　　B. 温肾益气，固冲止血
　　C. 清热凉血，固冲止血
　　D. 补气摄血，固冲止崩
　　E. 活血化瘀，固冲止血

140. 治疗首选
　　A. 加减苁蓉菟丝子丸
　　B. 安奠二天汤
　　C. 固本止崩汤
　　D. 上下相资汤
　　E. 将军斩关汤

B1 型题

答题说明

　　两道试题共用 A、B、C、D、E 五个备选答案，备选答案在上，题干在下。每题请从中选择一个最佳答案，并在答题卡上将相应题号的相应字母所属的方框涂黑。每个备选答案可能被选择一次、两次或不被选择。

（141 ～ 142 题共用备选答案）
　　A. 血热
　　B. 血虚
　　C. 湿热
　　D. 痰湿
　　E. 气滞

141. 经期延长的病因病机是

142. 月经过多的病因病机是

（143 ～ 144 题共用备选答案）
　　A. 不盛不虚以经取之
　　B. 虚则补之
　　C. 因时制宜
　　D. 缓则治本
　　E. 热则疾之

143. 少商穴放血治疗咽喉肿痛体现的治则是

144. 能体现时间针法的治则是

（145 ～ 146 题共用备选答案）
　　A. 口腔舌上布满白屑
　　B. 口腔舌上出现黄白色溃疡
　　C. 周围有红晕
　　D. 多汗
　　E. 烦躁多啼

145. 鹅口疮的临床特征是

146. 口疮的临床特征是

（147 ～ 148 题共用备选答案）
　　A. 肝、胃、肾
　　B. 脾、肺、肾
　　C. 心、肝、脾
　　D. 心、肝、肾
　　E. 脾、胃、肾

147. 与痢疾相关的脏腑是

148. 郁证的病位为

（149～150题共用备选答案）

A. 散风清热，化痰消肿

B. 疏肝解郁，消肿化毒

C. 散风清热，化痰解毒

D. 清热化痰，和营托毒

E. 清热利湿，和营活血

149. 患者表现为红肿绕喉，坚硬疼痛，肿势散漫，壮热口渴，大便燥结，舌红绛，苔黄腻，脉洪数。其治法是

150. 患者出现颈旁结块，形如鸡卵，伴有恶寒，发热，头痛，项强，咽痛，口干，苔黄腻，脉洪数。其治法是

中医执业助理医师资格考试最后成功四套胜卷
答案与解析

中医执业助理医师资格考试最后成功
四套胜卷（一）答案

第一单元

1.B	2.B	3.A	4.E	5.E	6.A	7.D	8.A	9.E	10.C
11.E	12.C	13.C	14.B	15.D	16.D	17.A	18.D	19.C	20.D
21.D	22.B	23.D	24.C	25.D	26.C	27.B	28.C	29.C	30.D
31.B	32.B	33.A	34.A	35.A	36.E	37.D	38.C	39.B	40.D
41.B	42.B	43.C	44.B	45.A	46.A	47.A	48.E	49.E	50.A
51.D	52.A	53.B	54.A	55.C	56.E	57.C	58.C	59.C	60.A
61.A	62.A	63.B	64.B	65.A	66.D	67.D	68.D	69.D	70.A
71.D	72.B	73.C	74.C	75.E	76.D	77.D	78.D	79.E	80.E
81.C	82.E	83.D	84.B	85.E	86.D	87.D	88.E	89.D	90.E
91.A	92.E	93.C	94.C	95.E	96.C	97.A	98.C	99.A	100.A
101.D	102.B	103.B	104.C	105.A	106.A	107.E	108.E	109.E	110.A
111.A	112.A	113.A	114.C	115.B	116.B	117.A	118.C	119.D	120.C
121.B	122.B	123.C	124.C	125.D	126.D	127.D	128.C	129.C	130.C
131.E	132.D	133.C	134.D	135.D	136.D	137.D	138.B	139.C	140.A
141.A	142.C	143.A	144.D	145.A	146.B	147.B	148.E	149.B	150.E

第二单元

1.B	2.A	3.C	4.C	5.D	6.D	7.C	8.C	9.C	10.B
11.D	12.B	13.D	14.C	15.D	16.A	17.D	18.A	19.D	20.A
21.B	22.C	23.C	24.C	25.E	26.A	27.A	28.D	29.A	30.B
31.A	32.D	33.E	34.D	35.D	36.C	37.A	38.E	39.B	40.C
41.A	42.C	43.E	44.D	45.B	46.E	47.D	48.B	49.A	50.D
51.E	52.D	53.D	54.C	55.C	56.B	57.C	58.D	59.C	60.D
61.B	62.C	63.E	64.B	65.C	66.D	67.D	68.A	69.D	70.A
71.C	72.E	73.E	74.C	75.C	76.A	77.E	78.C	79.E	80.D
81.B	82.B	83.B	84.C	85.D	86.C	87.E	88.C	89.D	90.C
91.A	92.C	93.A	94.A	95.E	96.C	97.C	98.A	99.B	100.B
101.A	102.C	103.C	104.C	105.E	106.E	107.E	108.E	109.A	110.B
111.D	112.B	113.E	114.A	115.A	116.B	117.D	118.A	119.D	120.A
121.C	122.A	123.C	124.B	125.D	126.E	127.E	128.B	129.C	130.E
131.A	132.C	133.A	134.E	135.C	136.C	137.E	138.E	139.E	140.E
141.C	142.B	143.A	144.B	145.A	146.E	147.A	148.C	149.C	150.D

中医执业助理医师资格考试最后成功
四套胜卷（一）解析

第一单元

1. 答案：B　解析：证，即证候，是疾病过程中的某一阶段或某一类型的病理概括，一般由一组相对固定的、有内在联系的、能揭示疾病某一阶段或某一类型病变本质的症状和体征构成。病，即疾病，指致病邪气作用于人体，人体正气与之抗争而引起的机体阴阳失调、脏腑组织损伤、生理机能失常或心理活动障碍的一个完整的异常生命过程。症，即症状和体征的总称，是疾病过程中表现出的个别、孤立的现象。可以是病人异常的主观感觉或行为表现，也可以是医生检查病人时发现的异常征象。

2. 答案：B　解析：四气中，温、热属阳，寒、凉属阴；五味中，辛、甘、淡属阳，酸、苦、咸属阴。

3. 答案：A　解析：阴阳的对立制约，是指属性相反的阴阳双方在一个统一体中的相互斗争、相互制约和相互排斥。阳盛则阴病，阳偏胜的实热导致了阴虚，阴盛则阳病，阴偏盛的实寒导致了阳虚，都体现了阴阳双方的相互斗争、相互制约和相互排斥。

4. 答案：E　解析：肾（水）累及肝（木），属于母病及子。

5. 答案：E　解析：五脏共同的生理特点是化生和贮藏精气；六腑共同的生理特点是受盛和传化水谷；奇恒之腑在形态上中空有腔与六腑相类，功能上贮藏精气与五脏相同，与五脏和六腑都有明显区别，故称之。《素问·五脏别论》说："所谓五脏者，藏精气而不泻也，故满而不能实；六腑者，传化

物而不藏，故实而不能满也。"E项为六腑而非五脏的生理特点。

6. 答案：A　解析：肝在体合筋，筋依赖肝血的濡养。肝血充足，筋得其养，才能运动灵活而有力，能耐受疲劳，并能较快地解除疲劳，故称肝为"罢极之本"。

7. 答案：D　解析：肝与肾的关系，主要表现在精血同源、藏泄互用以及阴阳互滋互制等方面。

8. 答案：A　解析：肝心脾肺肾——泪汗涎涕唾。

9. 答案：E　解析：小肠在吸收谷精的同时，吸收了大量的津液。小肠吸收的津液与谷精合为水谷之精，由脾气转输到全身，其中部分津液经三焦下渗膀胱，成为尿液生成之源。如《类经·藏象类》说："小肠居胃之下，受盛胃中水谷而分清浊，水液由此而渗于前，糟粕由此而归于后，脾气化而上升，小肠化而下降，故曰化物出焉。"临床上，以"利小便所以实大便"的方法治疗泄泻，就是"小肠主液"理论的具体应用。

10. 答案：C　解析：气的防御作用，即气既能护卫肌表，防御外邪入侵，同时也可以祛除侵入人体内的病邪。《素问·刺法论》云："正气存内，邪不可干。"

11. 答案：E　解析：宗气生理功能①走息道以行呼吸——与呼吸、语言、发声有关；②贯心脉以行血气——与气血运行、心搏的力量及节律有关；③下蓄丹田以资先天。

12. 答案：C　解析：头为诸阳之会，阳明经分布于面部，其中足阳明经行于额部；

少阳经分布于侧头部；手太阳经行于面颊部，足太阳经行于头顶、头后部。总的来说是阳明在前，少阳在侧，太阳在后。

13. 答案：C 解析：湿邪的性质和致病特点①湿为阴邪，易伤阳气；②湿性重浊；③湿性黏滞，易阻遏气机；④湿性趋下，易袭阴位。

14. 答案：B 解析：疠气的致病特点①发病急骤，病情危笃；②传染性强，易于流行；③一气一病，症状相似。

15. 答案：D 解析：《素问·举痛论》云："劳则气耗。"

16. 答案：D 解析：继发，是指在原发疾病基础上，继发新的疾病。其特点是新的疾病与原发病的病理上有密切联系。如小儿食积而发生的疳积。

17. 答案：A 解析：通因通用，即以通治通，是指用通利的药物来治疗具有通泻症状的真实假虚证。如瘀血性崩漏、热结旁流、食积性腹泻等。

18. 答案：D 解析：阴中求阳，即补阳时适当佐以补阴药，所求为阳，补阳是重点，适用于阳虚则寒的虚寒证。

19. 答案：C 解析：疹为皮肤出现红色或紫红色、粟粒状疹点，高出皮肤，抚之碍手，压之褪色。斑为皮肤出现深红色或青紫色片状斑块，平摊于皮肤，摸之不碍手，压之不褪色。二者鉴别的重点在于是否高出皮肤、抚之碍手、压之褪色。

20. 答案：D 解析：瘀血、气滞、结石、虫积等有形实邪阻闭气机，或寒邪凝滞气机，常导致痛剧如刀割之绞痛。

21. 答案：D 解析：味觉减退，口中乏味，甚至无味，属脾胃虚弱。

22. 答案：B 解析：黑色主肾虚、寒证、水饮、瘀血、疼痛。其中，面色黧黑、肌肤甲错多由瘀血日久所致。

23. 答案：D 解析：牙齿燥如枯骨，为肾阴枯涸，精不上荣，见于温热病的晚期。

24. 答案：C 解析：绛舌主里热亢盛、阴虚火旺。舌绛少苔或无苔，或有裂纹，多属久病阴虚火旺，或热病后期阴液耗损。

25. 答案：D 解析：自言自语，喃喃不休，见人语止，首尾不续，病属独语，多因心气虚弱、神气不足，或气郁痰阻、蒙蔽心神所致，属阴证。常见于癫病和郁病。

26. 答案：C 解析：新病音哑或失音者，多属实证，多因外感风寒或风热袭肺，或痰湿壅肺，肺失清肃，邪闭清窍所致，即所谓"金实不鸣"。

27. 答案：B 解析：濡脉主虚证、湿困，故选B。

28. 答案：C 解析：凡肿块推之不移，肿块痛有定处者，为癥积，病属血分；肿块推之可移，或痛无定处，聚散不定者，为瘕聚，病属气分。

29. 答案：C 解析：血虚证是指血液亏虚，不能濡养脏腑、经络、组织，以面、睑、唇、舌色白，脉细为主要表现的虚弱证候。血虚以"色白"为特征而无热象，阴虚以"色赤"为特征而有明显热象，故心烦常出现于阴虚证，而非血虚证。

30. 答案：D 解析：假神提示脏腑精气耗竭殆尽，正气将绝，阴不敛阳，虚阳外越，阴阳即将离决，属病危，常见于临终之前，为死亡的预兆，古人比喻为回光返照、残灯复明。E项为真寒假热证的病机，注意区分。

31. 答案：B 解析：性温、热，味辛、甘的多为升浮药。

32. 答案：B 解析：妊娠禁用药物指毒性较强或药性猛烈的药物，如巴豆、牵牛子、大戟、商陆、麝香、三棱、莪术、水蛭、斑蝥、雄黄、砒霜等。

33. 答案：A 解析：荆芥功效为解表散风，透疹消疮，止血。蝉蜕功效为疏散风热，利咽开音，透疹，明目退翳，息风止痉。共同功效是为透疹。

34. 答案：A　解析：巴豆霜功效为峻下冷积，逐水退肿，豁痰利咽，外用蚀疮。大黄功效为泻下攻积，清热泻火，凉血解毒，逐瘀通经，除湿退黄。火麻仁功效为润肠通便。郁李仁功效为润肠通便，下气利水。松子仁功效为润肠通便，润肺止咳。

35. 答案：A　解析：金银花功效为清热解毒，疏散风热。主治病证：①痈肿疔疮，为治一切内痈外痈的要药；②外感风热，温病初起；③热毒血痢。此外，可治咽喉肿痛、小儿热疮及痱子。

36. 答案：E　解析：地骨皮功效为凉血除蒸，清肺降火。

37. 答案：D　解析：茯苓功效为利水渗湿，健脾，宁心。薏苡仁功效为利水渗湿，健脾止泻，除痹，排脓。共同具有的功效是健脾。

38. 答案：C　解析：干姜功效为温中散寒，回阳通脉，温肺化饮。主治病证：①脾胃寒证，腹痛吐泻，为温暖中焦之主药；②亡阳证；③寒饮喘咳。

39. 答案：B　解析：青皮功效为疏肝破气，消积化滞。主治病证：①肝郁气滞证：胸胁胀痛、疝气疼痛、乳癖；②脘腹胀痛，食积气滞；③癥瘕积聚、久疟痞块。

40. 答案：D　解析：莱菔子功效为消食除胀，降气化痰。主治病证：①食积气滞证，消食化积，尤善行气消胀；②喘咳痰多，胸闷食少。

41. 答案：B　解析：槟榔杀虫消积，行气，利水，截疟。

42. 答案：B　解析：蒲黄功效为止血，化瘀，通淋。三七功效为散瘀止血，消肿定痛。茜草功效为凉血，祛瘀，止血，通经。白及功效为收敛止血，消肿生肌。白茅根功效为凉血止血，清热利尿。

43. 答案：C　解析：郁金功效为活血止痛，行气解郁，清心凉血，利胆退黄。丹参功效为活血祛瘀，通经止痛，清心除烦，凉血消痈。

44. 答案：B　解析：竹茹功效为清热化痰，除烦止呕。主治病证：肺热咳嗽、痰热；心烦不寐；胃热呕吐；妊娠恶阻。

45. 答案：A　解析：黄芪功效为补气升阳，固表止汗，利水消肿，托疮生肌。

46. 答案：A　解析：杜仲功效为补肝肾，强筋骨，安胎。主治病证：①肝肾不足，腰膝酸痛，筋骨无力，头晕目眩，善治肾虚腰痛；②肝肾亏虚，妊娠漏血，胎动不安。

47. 答案：A　解析：龟甲功效为滋阴潜阳，益肾强骨，养血补心，固经止崩。主治病证：①阴虚潮热，骨蒸盗汗，头晕目眩，虚风内动；②肾虚筋骨痿弱；③阴血亏虚之惊悸、失眠、健忘；④阴虚血热，冲任不固之崩漏、月经过多。

48. 答案：E　解析：肉豆蔻功效为温中行气，涩肠止泻。主治病证：虚寒泻痢，脘腹胀痛，食少呕吐。

49. 答案：E　解析：反佐药是指在病重邪甚时，为防止拒药，配用的与君药性质相反而又能在治疗中起相反相成作用的药物。

50. 答案：A　解析：逍遥散中柴胡疏肝解郁，为君药。

51. 答案：D　解析：小柴胡汤中柴胡透泄少阳半表之邪为君，黄芩清泄少阳半里之热为臣，二药一清一散，合而为和解少阳的基本结构。

52. 答案：A　解析：桑菊饮的功用为疏风清热，宣肺止咳。主治风温初起，邪客肺络证。

53. 答案：B　解析：参苓白术散的功用为益气健脾，渗湿止泻。主治脾虚湿盛证，症见饮食不化，胸脘痞闷，肠鸣泄泻，四肢乏力，形体消瘦，面色萎黄，舌淡苔白腻，脉虚缓。亦可用于治疗肺脾气虚，痰湿咳嗽。

54. 答案：A　解析：四物汤的功用为

补血调血。主治营血虚滞证。配伍特点为阴柔辛甘相伍，补中寓行，补血不滞血，行血不伤血。

55. 答案：C 解析：天王补心丹的功用为滋阴养血，补心安神。主治阴虚血少，神志不安证。

56. 答案：E 解析：川芎茶调散中羌活偏治太阳经头痛，白芷偏治阳明经头痛，细辛偏治少阴经头痛。

57. 答案：C 解析：清营汤的功用为清营解毒，透热养阴。主治热入营分证，症见身热夜甚，神烦少寐，时有谵语，目常喜开或喜闭，口渴或不渴，斑疹隐隐，脉细数，舌绛而干。

58. 答案：C 解析：麦门冬汤的功用为滋养肺胃，降逆下气。主治虚热肺痿及胃阴不足证。

59. 答案：C 解析：五苓散的功用为利水渗湿，温阳化气。主治蓄水证、痰饮及水湿内停证。

60. 答案：A 解析：真人养脏汤的功用为涩肠固脱，温补脾肾。主治久泻久痢，脾肾虚寒证，症见泻利无度，滑脱不禁，甚至脱肛坠下，脐腹疼痛，喜温喜按，倦怠食少，舌淡苔白，脉沉迟细。

61. 答案：A 解析：银翘散的组成包括连翘、银花、桔梗、薄荷、竹叶、生甘草、荆芥穗、淡豆豉、牛蒡子、鲜苇根；桑菊饮的组成包括桑叶、菊花、杏仁、连翘、薄荷、桔梗、生甘草、苇根。

62. 答案：A 解析：理中丸的功用为温中祛寒，补气健脾。除治疗脾胃虚寒证、阳虚失血证外，还可治疗中阳不足，阴寒上乘所致的胸痹；脾气虚寒，不能摄津之病后多涎唾；中阳虚损，土不荣木之小儿慢惊；清浊相干，升降失常之霍乱等。

63. 答案：B 解析：羚角钩藤汤的功用为凉肝息风，增液舒筋。主治肝热生风证。

64. 答案：B 解析：独活寄生汤的组成

包括独活、桑寄生、杜仲、牛膝、细辛、秦艽、茯苓、肉桂心、防风、川芎、人参、甘草、当归、芍药、干地黄。

65. 答案：A 解析：半夏泻心汤中以半夏散结除痞，降逆止呕，干姜温中散寒；又以黄芩、黄连苦寒降下以泄热开痞，体现了"辛开苦降"的特点。

66. 答案：D 解析：COPD稳定期时，患者咳嗽、咳痰、气短等症状稳定或症状较轻，而应用支气管扩张剂是控制症状的主要治疗措施。

67. 答案：D 解析：典型的支气管哮喘主要表现为发作性伴哮鸣音的呼气性呼吸困难，其发作常与吸入外源性变应原有关，大多呈季节性，春秋易发且日轻夜重。

68. 答案：D 解析：典型心绞痛的胸痛部位在胸骨体上段或中段之后，可放射至肩、左臂内侧甚至达无名指和小指，边界模糊，范围约一个手掌大小。

69. 答案：D 解析：ST段抬高、T波倒置等特征性ECG改变导联为V_1、V_2、V_3，可诊断为急性前间壁心肌梗死。

70. 答案：A 解析：上消化道出血最常见的病因是消化性溃疡，其次是食管胃底静脉曲张破裂、急性胃黏膜损害及胃癌等。

71. 答案：D 解析：胃镜检查是诊断慢性胃炎最可靠的方法。镜下黏膜活检有助于病变的病理分型和鉴别诊断。

72. 答案：B 解析：急性白血病半数以上患者以发热起病。发热程度不同，多因感染引起，感染以咽峡炎、口腔炎最多见，肺部感染、肛周炎及皮肤感染也较常见。

73. 答案：C 解析：原发免疫性血小板减少症，又称特发性血小板减少性紫癜，是一组免疫介导的血小板过度破坏所致的出血性疾病，以广泛皮肤、黏膜及内脏出血，血小板减少，骨髓巨核细胞发育成熟障碍，血小板生存时间缩短及血小板膜糖蛋白特异性自身抗体出现等为特征，是最常见的血小板减少性紫癜。

74.答案：C 解析：测定空腹（禁食 12 小时以上）血浆或血清血脂四项是诊断血脂异常的主要方法，包括 TC、TG、LDL-C 和 HDL-C。

75.答案：E 解析：血清病属于抗原 - 抗体反应，属于非感染性发热的疾病。

76.答案：C 解析：心绞痛呈压榨样痛，可伴有窒息感；心肌梗死疼痛更为剧烈并有恐惧、濒死感；干性胸膜炎尖锐刺痛或撕裂痛，伴呼吸时加重，屏气时消失；原发性肺癌、纵隔肿瘤胸部闷痛。

77.答案：D 解析：腹痛伴休克，常见于腹腔内脏大出血、急性胃肠穿孔、急性心肌梗死、中毒性菌痢等。

78.答案：D 解析：呼气性呼吸困难呼气显著费力，呼气时间延长而缓慢，伴有广泛哮鸣音。常见于支气管哮喘、喘息性慢性支气管炎、慢性阻塞性肺疾病等。

79.答案：E 解析：现病史包括以下几个方面①起病情况；②主要症状特征；③病因和诱因；④病情发展与演变过程；⑤伴随症状；⑥诊治经过；⑦患者的一般情况。

80.答案：E 解析：脉压增大，见于主动脉瓣关闭不全、动脉导管未闭、动静脉瘘、高热、甲状腺功能亢进症、严重贫血、动脉硬化等。主动脉瓣狭窄，为脉压减小。

81.答案：C 解析：慌张步态步行时头及躯干前倾，步距较小，起步动作慢，但行走后越走越快，有难以止步之势，见于震颤麻痹。

82.答案：E 解析：双侧眼睑闭合不全常见于甲状腺功能亢进症。

83.答案：D 解析：二尖瓣狭窄震颤特点为心尖部舒张期震颤。

84.答案：B 解析：舒张早期奔马律的出现，提示心脏有严重的器质性病变，见于各种原因的心力衰竭、急性心肌梗死、重症心肌炎等。

85.答案：A 解析：类风湿关节炎引起的梭形关节最常见。

86.答案：C 解析：肢体远端对称性完全性感觉缺失，呈手套状、袜子状分布，多见于多发性神经炎。

87.答案：D 解析：红细胞相对性增多见于严重腹泻、频繁呕吐、大量出汗、大面积烧伤、糖尿病酮症酸中毒、尿崩症等。绝对性增多：①继发性：病理性见于严重的慢性心、肺疾病，如阻塞性肺疾病、肺源性心脏病、发绀型先天性心脏病等；②原发性：见于真性红细胞增多症。再生障碍性贫血可见红细胞减少，属于红细胞生成减少。

88.答案：E 解析：中性粒细胞核左移，常见于感染，特别是急性化脓性感染，也可见于急性大出血、急性溶血反应、急性中毒等。巨幼细胞贫血可见中性粒细胞核右移，常伴有白细胞总数减少，为骨髓造血功能减低或缺乏造血物质所致。

89.答案：D 解析：血清总胆红素、结合胆红素、非结合胆红素均中度增加，考虑为肝细胞性黄疸，见于病毒性肝炎、中毒性肝炎、肝癌、肝硬化等。

90.答案：E 解析：血型不合的输血反应，可见血红蛋白尿，呈浓茶色或酱油色，镜检无红细胞，但隐血试验为阳性。

91.答案：A 解析：脑脊液蛋白质定量显著提升，首先考虑为化脓性脑膜炎。

92.答案：E 解析：三度房室传导阻滞①P 波和 QRS 波群无固定关系，PP 与 RR 间距各有其固定的规律性；②心房率＞心室率；③QRS 波群形态正常或宽大畸形。

93.答案：C 解析：感染的五种表现形式中，隐性感染者最多见，病原携带者次之，显性感染者比率最低，但最易识别。显性感染又称临床感染，感染后不但引起机体免疫应答，还会导致组织损伤，引起病理改变和临床表现。

94.答案：C 解析：重型肝炎表现为一

系列肝衰竭综合征，极度乏力，严重消化道症状，神经、精神症状，有明显出血现象，黄疸加深，胆红素大于正常值10倍，可出现中毒性鼓肠、肝臭、肝肾综合征，可见扑翼样震颤及病理反射，肝浊音界进行性缩小，胆酶分离，血氨升高等。重型肝炎常表现为肝脏缩小，而非肿大。

95. 答案：E　解析：流行性出血热可经呼吸道、消化道、接触、母婴垂直、虫媒等多种途径传播。全年散发，但有明显的季节高峰。野鼠型发病以秋冬季为多，家鼠型发病以春夏季为多。各年龄组均可发病，以青壮年为主。典型患者有五期经过，非典型和轻型病例可出现越期或不典型表现，而重型患者则可出现发热期、休克期和少尿期之间的重叠。

96. 答案：C　解析：脑脊液检查是明确流脑诊断的重要方法。初起或休克型患者脑脊液多无改变。其他型可见脑脊液压力升高，外观混浊，白细胞明显增高，蛋白质增高，糖及氯化物明显降低。

97. 答案：A　解析：乙脑是人畜共患的自然疫源性疾病。猪的感染率高，感染后血中病毒含量多，病毒血症期长，且猪的饲养范围广，更新快，是本病的主要传染源。乙脑主要通过蚊虫叮咬传播，蚊虫是传播途径，而不是传染源，注意明确区分。

98. 答案：C　解析：部分伤寒患者于病程第7～14日，即病程极期，皮肤出现暗红色小斑丘疹，称为玫瑰疹，散在分布于前胸和上腹部，数目不多，分批出现，多在2～4日内消退。

99. 答案：A　解析：细菌培养是确诊伤寒的主要手段。血培养在病程第1周阳性率最高，可达80%～90%，以后阳性率逐渐下降，至第4周常转为阴性，复发或再燃时又可呈阳性。

100. 答案：A　解析：艾滋病（AIDS）是由人免疫缺陷病毒（HIV）引起的以侵犯

辅助性T淋巴细胞（CD4$^+$T）为主，造成细胞免疫功能缺损为基本特征的传染性疾病。

101. 答案：D　解析：传染病的基本特征包括病原体、传染性、流行病学特征以及感染后免疫。发热是传染病的常见临床表现，但不是传染病的基本特征，如典型霍乱则不常见发热表现。

102. 答案：B　解析：霍乱为我国甲类传染病，也是国际检疫传染病，对密切接触者应严密检疫5日，并进行粪便悬滴检查及培养和服药预防。

103. 答案：B　解析：感染过程中病原体的作用包括侵袭力、毒力、数量以及变异性。B项免疫力属于易感人群的免疫屏障，而不是病原体的作用。

104. 答案：C　解析：艾滋病期并发呼吸系统感染，以肺孢子菌肺炎最为常见。

105. 答案：A　解析：流行性出血热在病程的3～7日，由于全身小血管和毛细血管广泛受损，通透性增加，血浆大量外渗使血容量下降引起的低血容量休克，称为原发性休克。

106. 答案：A　解析：乙脑临床目前多用特异性IgM抗体测定进行早期诊断。一般在病后3～4天即可出现，脑脊液中最早可在病程第2天测到，两周达高峰。

107. 答案：E　解析：一旦高度怀疑流脑，应在30分钟内行抗菌治疗，青霉素为首选药，较大剂量青霉素能使脑脊液内药物达到有效浓度，从而获得满意疗效。

108. 答案：E　解析：高效消毒法能杀灭一切细菌繁殖体（包括分枝杆菌）、病毒、真菌及其孢子，并对细菌芽孢有显著杀灭作用。E项的表述不够准确，应为灭菌法能杀灭一切微生物。

109. 答案：E　解析："上以疗君亲之疾，下以救贫贱之厄，中可保身长全"体现了在医疗服务中一视同仁，公平地对待每一位患者，公正分配医疗卫生资源。此为公正原则。

110.答案：A　解析：体格检查的道德要求全面系统，认真细致；关心体贴，减少痛苦；尊重病人，心正无私。

111.答案：A　解析：生命伦理学《吉汉宣言》（2000年）主张科技必须考虑公共利益。意识到生物学与医学的巨大进展，保证人权的迫切需要，滥用这个进展可能给人权带来的危险。

112.答案：A　解析：《传染病防治法》是现行的由全国人民代表大会常务委员会制定的卫生法律。

113.答案：A　解析：医师在执业活动中不按照规定使用麻醉药品、医疗用毒性药品、精神药品和放射性药品的，由县级以上人民政府卫生健康主管部门给予警告，情节严重的，责令暂停六个月以上一年以下执业活动，直至吊销其医师执业证书。

114.答案：C　解析：对医疗机构内的甲类传染病患者的密切接触者，在指定场所进行医学观察和采取其他必要的预防措施。

115.答案：B　解析：题干属表里同病，虚实性质相同，但寒热性质相反，为表实寒里实热之证，即"寒包火"证。

116.答案：B　解析：气逆证是指气机失调，气上冲逆，主要是指肺胃之气不降而上逆，或肝气升发太过而上逆。导致气逆的原因，可有外邪侵袭、痰饮瘀血内停、寒热刺激、情志过激等。临床可表现为咳嗽频作，呼吸喘促；呃逆、嗳气不止，或恶心、呕吐、呕血；头痛、眩晕，甚至昏厥、咯血等。

117.答案：A　解析：题干为大泻后，体内津液耗损过多所致津液亏虚证。体内津液亏少，脏腑、组织、官窍失却滋润、濡养，以口渴尿少，口、鼻、唇、舌、皮肤、大便干燥等为主要表现。

118.答案：C　解析：肺肾气虚证以久病咳喘、呼多吸少、动则尤甚，兼见气虚症

状为辨证的主要依据。

119.答案：D　解析：湿热蕴脾证以腹胀、纳呆、便溏不爽、身重、发热、苔黄腻等为辨证的主要依据，湿热内蕴的表现突出。

120.答案：C　解析：心肾阳虚证以心悸、水肿兼见虚寒症状为辨证的主要依据。

121.答案：B　解析：保和丸的功用为消食化滞，理气和胃，主治食积证，症见脘腹痞满胀痛，嗳腐吞酸，恶食呕逆，大便泄泻，舌苔厚腻，脉滑。

122.答案：B　解析：长期高血压病史，血压水平控制不佳，出现左心室肥大者，考虑为高血压心脏病，晚期常发生心力衰竭，是慢性左心衰的常见病因。肺心病通常引起右心室肥大。高血压是冠心病的独立危险因素，但高血压不能直接导致冠心病，冠心病是在多重因素的影响下导致冠脉粥样硬化病变，管腔狭窄和阻塞，造成心肌缺血缺氧甚至坏死。可以说冠心病是高血压性心脏病的进一步发展，并发冠心病者可出现心绞痛、心肌梗死甚至猝死。

123.答案：C　解析：患者有肝功能减退和门静脉高压的临床表现，腹水征阳性，故首先考虑肝硬化。

124.答案：C　解析：急性肾盂肾炎常发生于育龄期妇女，有全身感染症状，出现膀胱刺激征，肾区叩击痛。尿沉渣镜检白细胞＞5个/HP，部分患者可有红细胞，亦可帮助诊断。

125.答案：D　解析：沿海国家是霍乱流行的主要疫区，结合典型泻吐表现，高度怀疑为霍乱。将新鲜粪便做悬滴暗视野显微镜检查，可见运动活泼呈穿梭状的弧菌，此为动力试验阳性，常用于霍乱的快速诊断。

126.答案：D　解析：剧烈吐泻，结合米泔水样排泄物，迅速出现脱水，循环衰竭及肌肉痉挛，应诊断为疑似霍乱。而及时足量补液是治疗本病的关键。

127～129.答案：D、C、C 解析：患者为中年女性，不明原因关节肿痛半年余。开始为手指关节疼痛，后腕关节、掌指关节相继出现疼痛，呈对称性，遇寒或晨起时关节发硬，活动后减轻。综合以上信息，考虑为类风湿关节炎。X线摄片对类风湿关节炎的诊断、关节病变分期均很重要，首选双手指及腕关节摄片检查。治疗时非甾体抗炎药能有效改善关节炎症状，但不能控制病情进展，应与改变病情的抗风湿药联合使用，常用塞来昔布、美洛昔康、双氯芬酸。

130～132.答案：C、E、D 解析：脑出血的诊断要点50岁以上，有长期高血压病史，尤其有血压控制不良的病史，在活动或情绪激动时突然发病；突然出现剧烈头痛、呕吐，快速出现意识障碍和偏瘫、失语等局灶性神经缺失症状，病程发展迅速；颅脑CT检查可见脑内高密度区。头颅CT可显示血肿的部位和形态以及是否破入脑室，是脑出血首选的检查方法、确诊的主要依据。血肿灶为高密度影，边界清楚。脑脊液检查不作为脑出血患者的常规检查，以免诱发脑疝，如需排除颅内感染或蛛网膜下腔出血时，应谨慎操作。脑出血表现为脑脊液压力增高，呈均匀血性。

133～134.答案：C、D 解析：气能行血是指血液的正常运行必须依靠气的推动作用。血属阴主静，血不能自行，必须依赖气的推动作用，气行则血行。病理情况下可出现气虚血瘀、气滞血瘀、血随气逆、血随气陷等。治疗血运失常的疾病，常配用补气、行气、降气的药物，是对气能行血理论的应用。血能载气是指气存于血中，依附于血而不致散失，赖血之运载而运行全身。大失血的病人，气亦随之发生大量丧失，导致气的涣散不收，漂浮无根的气脱病变，称为"气随血脱"。

135～136.答案：A、C 解析：需特别注意肝风内动四证的鉴别。血虚生风证以

眩晕、肢麻、震颤、瘙痒、拘急、瞤动，兼见血虚症状为辨证的主要依据。阴虚动风证以眩晕，手足震颤、蠕动等，兼见虚热症状为辨证的主要依据。热极生风证则见高热、神昏、抽搐。肝阳化风证以眩晕、肢麻震颤、头胀痛、面赤，甚至突然昏仆、口眼㖞斜、半身不遂为辨证要点。

137～138.答案：D、B 解析：赭石功效为平肝潜阳，重镇降逆，凉血止血。羚羊角功效为平肝息风，清肝明目，散血解毒。

139～140.答案：C、A 解析：麻黄杏仁甘草石膏汤的功用为辛凉疏表，清肺平喘，主治外感风邪，邪热蕴肺证；银翘散的功用是辛凉透表，清热解毒，主治温病初起。

141～142.答案：A、C 解析：此题考察溃疡性结肠炎的药物治疗。氨基水杨酸制剂，如柳氮磺吡啶，适用于轻、中型患者及重型经糖皮质激素治疗病情缓解者。糖皮质激素对急性发作期疗效好。适用于重型或暴发型以及柳氮磺吡啶治疗无效的轻型、中型患者，常用泼尼松口服。

143～144.答案：A、D 解析：黏液性水肿面容表现为面色苍白，睑厚面宽，颜面浮肿，目光呆滞，反应迟钝，眉毛、头发稀疏，舌色淡、胖大。见于甲状腺功能减退症。伤寒面容可见表情淡漠，反应迟钝，呈无欲状态。见于伤寒、脑脊髓膜炎、脑炎等。

145～146.答案：A、B 解析：潜伏期指从病原体侵入人体至开始出现临床症状为止的时期，是临床诊断、追溯传染源、确定检疫期、选择免疫方式的重要依据。恢复期指机体免疫力增长到一定程度，体内病理生理过程基本终止，症状及体征基本消失。

147～148.答案：B、E 解析：中国传统医学中的阴阳五行学说和"六淫""七情"病因学说，古希腊医学家希波克拉底的

"四体液"学说，都属于自然哲学医学模式。生物－心理－社会医学模式认为人的心理与生理、精神与躯体、机体内外环境是相互作用的，心理、社会因素与疾病的发生、发展、转化有着密切的联系。

149～150.答案：B、E 解析：卫生主管部门应当自收到申请之日起 5 个工作日内作出是否受理的决定，应当自受理之日起 30 个工作日内完成调解。

第二单元

1.答案：B 解析：咳嗽痰热郁肺证可见咳嗽，气息粗促，或喉中有痰声，痰多质黏厚或稠黄，咳吐不爽，或咳血痰，选择 B。A 考虑为肺阴亏耗；C 考虑为痰湿蕴肺；D 考虑为风寒袭肺；E 考虑为肺痈。

2.答案：A 解析：咳嗽痰湿蕴肺证选方为二陈平胃散合三子养亲汤加减。

3.答案：C 解析：实喘在肺，虚喘责之肺、肾。

4.答案：C 解析：肺痨的主要病位在肺，与脾肾关系密切，故选 C。

5.答案：D 解析：太阳头痛，在头后部，下连于项；阳明头痛，在前额部及眉棱骨等处；少阳头痛，在头之两侧，并连及于耳；厥阴头痛则在颠顶部位，或连目系。

6.答案：D 解析：半夏白术天麻汤，功能健脾燥湿，化痰降逆，用于痰浊头痛。

7.答案：C 解析：太阳头痛选用羌活、蔓荆子、川芎；阳明头痛选用葛根、白芷、知母；少阳头痛选用柴胡、黄芩、川芎；厥阴头痛选用吴茱萸、藁本等。故选 C。

8.答案：C 解析：脱证属虚，乃为五脏真阳散脱、阴阳即将离决之候。临床可见神志昏愦无知、目合口开、四肢松懈瘫软、手撒肢冷汗多、二便自遗、鼻息低微等。C 属于闭证。

9.答案：C 解析：实者多痛剧，固定不移，拒按，脉盛；虚者多痛势徐缓，痛处不定，喜按，脉虚。

10.答案：B 解析：呕吐与噎膈，皆具有呕吐的症状。然呕吐之病，进食顺畅，吐无定时。噎膈之病，进食哽噎不顺或食不得入，或食入即吐，甚则因噎废食。

11.答案：D 解析：阳水应以祛邪为主；阴水当以扶正为主；对于虚实夹杂者，则当兼顾，或先攻后补，或攻补兼施。

12.答案：B 解析：热淋起病多急，或伴发热，小便赤热，尿时灼痛。石淋小便窘急不能猝出，尿道刺痛，痛引少腹，尿出砂石而痛止。气淋少腹满闷胀痛，小便艰涩疼痛，或少腹坠胀，尿后余沥不尽。血淋尿色鲜红或淡红或夹血块而痛。膏淋小便涩痛，尿液浑浊如脂膏或米泔水。劳淋特点为久患淋证，遇劳倦、房事即加重或诱发，小便涩痛不显著，余沥不尽，腰痛缠绵。故选 B。

13.答案：D 解析：中医外科学中发于下部的疾病病因多为寒湿、湿热。

14.答案：C 解析：风肿发病急骤，漫肿宣浮，或游走无定，不红微热，或轻微疼痛，见于痄腮、大头瘟等。

15.答案：D 解析：岩性溃疡，疮面多呈翻花如岩穴，有的在溃疡底部见有珍珠样结节，内有紫黑坏死组织，渗流血水，伴腥臭味。

16.答案：A 解析：油膏回阳玉龙膏温经散寒，活血化瘀，适用于阴证。

17.答案：D 解析：垫棉法是用棉花或纱布折叠成块以衬垫疮部的一种辅助疗法。它是借着加压的力量，使溃疡的脓液不致下坠而潴留，或使过大的溃疡空腔皮肤与新肉得以黏合而达到愈合的目的。适用于溃疡脓出不畅有袋脓者；疮孔窦道形成脓水不易排尽者；溃疡脓腐已尽，新肉已生，但皮肉一时不能黏合者。

18. 答案：A　解析：乳癖肝郁痰凝证，多见于青壮年妇女，乳房肿块随喜怒消长，伴有胸闷胁胀，善郁易怒，失眠多梦，心烦口苦。苔薄黄，脉弦滑。治法为疏肝解郁，化痰散结，方选逍遥蒌贝散加减。

19. 答案：D　解析：脂瘤好发于青春期。多见于头面部、臀部、背部等皮脂腺、汗腺丰富的部位，生长缓慢，一般无明显自觉症状。肿块呈圆形或椭圆形，边界清楚，与皮肤无粘连，表皮紧张，中央导管开口处呈青黑色小孔，挤压后可有粉渣样内容物溢出，有臭味。脂瘤染毒后可有局部红肿、增大、疼痛，破溃流脓等。

20. 答案：A　解析：蛇串疮脾虚湿蕴证，症见皮损色淡，疼痛不显，疱壁松弛；口不渴，食少腹胀，大便时溏；舌淡或正常，苔白或白腻，脉沉缓或滑。治法为健脾利湿，解毒止痛。方选除湿胃苓汤加减。

21. 答案：B　解析：花斑癣俗称紫白癜风、汗斑。可在家庭中互相传染。主要发病部位为颈项、躯干，尤其是多汗部位以及四肢近心端。好发于多汗体质青年。皮损为大小不一、边界清楚的圆形或不规则的无炎症性斑块；色淡褐、灰褐至深褐色，或轻度色素减退；或附少许糠秕状细鳞屑，常融合成大片；有轻微痒感，复发率高。

22. 答案：C　解析：油风气滞血瘀证病程较长，头发脱落前先有头痛或胸胁疼痛等症，伴夜多噩梦，烦热难眠，舌质暗红，有瘀点、瘀斑，舌苔薄，脉沉细。治法为通窍活血，祛瘀生发，方选通窍活血汤加减。

23. 答案：C　解析：肾－天癸－冲任－胞宫生殖轴，以肾气为主导，由天癸来调节，通过冲任的通盛、相资，由胞宫体现经、带、胎、产的生理特点。其中任何一个环节失调都会引起生殖轴功能失调，发生崩漏、闭经、月经迟发或绝经早发、流产、不孕症等妇科病。

24. 答案：C　解析：月经后期虚者多因肾虚、血虚、虚寒导致精血不足，冲任不充；实者多因血寒、气滞、痰湿等导致血行不畅，冲任受阻。月经过少虚者多因精亏血少，冲任血海亏虚，经血乏源；实者多由瘀血内停，或痰湿阻滞，冲任壅塞，血行不畅而月经过少。二者皆可因血虚导致。

25. 答案：E　解析：在治疗月经病的过程中，应顺应月经周期中阴阳气血的变化规律，顺应不同年龄阶段论治的规律，掌握虚实补泻的规律，辨证施治，不可一味重用辛温暖宫之品。

26. 答案：A　解析：月经先期阳盛血热证，症见经来先期，量多，色深红或紫红，质黏稠，或伴心烦，面红口干，小便短黄，大便燥结，舌质红，苔黄，脉数或滑数。治法为清热凉血调经，方选清经散。

27. 答案：A　解析：治疗闭经，虚者当补而通之；实者当泻而通之。若因病而致经闭，又当先治原发疾病，待病愈则经可复行，经仍未复潮者，再辨证治之。

28. 答案：D　解析：经行神志异常痰火上扰证，症见经前或经期精神狂躁，烦乱不安，或语无伦次，头痛失眠，或面红目赤，溲黄便结，或心胸烦闷，不思饮食，月经量或偏少，色红或深红，质稠黏，或夹小血块，舌质红，苔黄腻，脉滑数有力。治法为清热化痰，宁心安神，方选生铁落饮加郁金、川连。

29. 答案：A　解析：产后三急包括呕吐、盗汗、泄泻。

30. 答案：B　解析：产后身痛外感证，症见产后肢体关节疼痛，屈伸不利，或痛无定处，或冷痛剧烈，宛如针刺，得热则舒，或关节肿胀、麻木、重着、伴有恶寒怕风，舌淡苔薄白，脉濡细。治法为养血祛风，散寒除湿，方选独活寄生汤。

31. 答案：A　解析：急性盆腔炎热毒炽盛证，症见高热腹痛，恶寒或寒战，下腹部疼痛拒按，咽干口苦，大便秘结，小便短赤，带下量多、色黄，或赤白兼杂，质黏稠，如脓血，味臭秽，月经量多或淋沥不净；舌红，苔黄厚，脉滑数。治法为清热解毒，利湿排脓，方选五味消毒饮合大黄牡丹汤。

32. 答案：D　解析：阴痒肝经湿热证，症见阴部瘙痒难忍，坐卧不安，外阴皮肤粗糙增厚，有抓痕，黏膜充血破溃，或带下量多，色黄如脓，或呈泡沫米泔样，或灰白如凝乳，味腥臭，伴心烦易怒，胸胁满痛，口苦口腻，食欲不振，小便黄赤；舌体胖大，色红，苔黄腻，脉弦滑。治法为清热利湿，杀虫止痒，方选龙胆泻肝汤或萆薢渗湿汤，外用蛇床子散。

33. 答案：E　解析：1岁以上体重（kg）=8+2×年龄，2～12岁儿童身高（cm）=75+7×年龄。4岁小儿体重为16kg，身高为103cm。

34. 答案：D　解析：前囟应在小儿出生后的12～18个月闭合。后囟在部分小儿出生时就已闭合，未闭合者应在生后2～4个月内闭合。

35. 答案：D　解析：乳牙为20颗，恒牙为32颗。

36. 答案：C　解析：收缩压（mmHg）=80+2×年龄；5岁小儿的收缩压是90mmHg。

37. 答案：A　解析："纯阳"学说高度概括了小儿在生长发育、阳充阴长的过程中，表现为生机蓬勃，发育迅速。

38. 答案：E　解析：纹色青紫，多为瘀热内结。

39. 答案：B　解析：胸廓前凸，形如鸡胸，可见于佝偻病、哮喘。

40. 答案：C　解析：新生儿，10～30mL；婴儿，50～100mL；幼儿及学龄前期儿童，120～240mL；学龄期儿童，250～300mL。学龄前儿童应选择C。

41. 答案：A　解析：小儿感冒夹惊为神气怯弱，肝气未盛，感邪之后，热扰心肝，引动肝风，扰乱心神，易致睡卧不宁，惊惕抽风，故考虑病位在肝。

42. 答案：C　解析：小儿泄泻主要病变的脏腑为脾胃。基本病机为脾虚湿困。

43. 答案：E　解析：骨痹的病机为脾病及肾，肾精不足，骨失所养，久致骨骼畸形。

44. 答案：D　解析：自汗以气虚、阳虚为主；盗汗以阴虚、血虚为主。

45. 答案：B　解析：蛔虫肠虫证疼痛部位是脐周。

46. 答案：E　解析：阳维脉主一身之表，阴维脉主一身之里，阴阳维脉具有维系一身阴经和阳经的作用。考试时需注意与督脉主一身之阳、任脉主一身之阴相区分。

47. 答案：D　解析：足三阳经腧穴的相同主治病证包括神志病以及热病。

48. 答案：B　解析：胆的募穴为本经穴日月。十二募穴歌——天枢大肠肺中府，关元小肠巨阙心，中极膀胱京门肾，胆日月肝期门寻，脾募章门胃中脘，气化三焦石门针，心包募穴何处取？胸前膻中觅浅深。

49. 答案：A　解析：肩胛骨内侧缘至后正中线的骨度折量寸为3寸。

50. 答案：D　解析：高频考点，八会穴之脉会太渊，善治疗无脉症。

51. 答案：E　解析：列缺为手太阴肺经络穴，亦是八脉交会穴，通任脉。列缺除主治本经肺系相关病证以及局部手腕痛之外，还能治疗外感头痛、项强、齿痛、口㖞等头面五官疾患。《四总穴歌》所载"头项寻列缺"，是循经取穴的具体体现。

52. 答案：D　解析：脾经阴陵泉在小腿内侧，胫骨内侧髁下缘与胫骨内侧缘之间的凹陷中。

53. 答案：D　解析：阴经郄穴多治疗血证。阴郄属手少阴心经郄穴，善于治疗吐血、衄血等血证。

54. 答案：D 解析：膀胱经上膈俞穴内应横膈，故善治呕吐、呃逆、咳嗽、气喘等气逆之证。

55. 答案：C 解析：肾经照海穴在踝区，内踝尖下1寸，内踝下缘边际凹陷中。

56. 答案：B 解析：用押手拇、食二指将欲针刺腧穴部位的皮肤向两侧撑开，使皮肤绷紧，刺手持针，使针从押手拇、食二指的中间刺入，是为舒张进针法，主要用于皮肤松弛部位腧穴的进针。

57. 答案：C 解析：隔附子饼灸属于间接灸，具有温补肾阳等作用，多用于治疗命门火衰而致的阳痿、早泄或疮疡久溃不敛等病证。

58. 答案：D 解析：针灸治疗头痛，常根据头痛部位循经取穴和取阿是穴为主。若头痛连及项背，兼恶风畏寒，苔薄白，脉浮紧者为风寒头痛，配穴当选风门、列缺。

59. 答案：C 解析：关节肌肉疼痛，屈伸不利，疼痛重着，或肿胀麻木，苔白腻，脉濡缓者为着痹，配穴当选阴陵泉、足三里。

60. 答案：D 解析：胃痛如刺，痛有定处，或有呕血黑便，舌质紫暗或有瘀斑，脉涩者为瘀血停胃，配穴当选膈俞、三阴交。

61. 答案：B 解析：针灸治疗月经先后无定期，以任脉、足太阴经穴为主，主穴取关元、三阴交、肝俞。

62. 答案：C 解析：瘾疹起病急骤，皮肤突发瘙痒不止，可见大小不等、形状各异的风团，风团色红，伴脘腹疼痛，恶心呕吐，舌红，苔黄腻，脉滑数者为胃肠积热，配穴当选天枢、足三里。

63. 答案：E 解析：治疗耳鸣耳聋虚证，取局部腧穴及足少阴经穴为主，主穴取听宫、翳风、太溪、肾俞。

64. 答案：B 解析：咽喉部红肿疼痛、吞咽不适，兼发热，汗出，头痛，咳嗽，舌质红，苔薄白或微黄，脉浮数者，属外感风热之实证，治疗取手太阴、手阳明经穴为主，主穴选少商、合谷、尺泽、关冲。

65. 答案：C 解析：突然昏仆，兼面色苍白，四肢厥冷，舌淡，苔薄白，脉细缓无力者，为晕厥虚证，配穴当取气海、关元。

66. 答案：D 解析：身热，微恶风，汗少，肢体酸重，胸闷脘痞，大便溏，舌苔黄腻，脉濡数，考虑为感冒暑湿伤表证，选方为新加香薷饮加减。

67. 答案：B 解析：咳嗽声重，咳痰稀薄色白，流清涕，无汗，舌苔薄白，脉浮紧，考虑为咳嗽风寒袭肺证，选方为三拗汤合止嗽散加减。

68. 答案：A 解析：患者痰鸣如吼，考虑为哮病，痰黄黏稠，苔黄腻，脉弦滑，考虑为热哮证，选方为定喘汤或越婢加半夏汤加减。

69. 答案：D 解析：哮喘反复发作史，喉中时有轻度哮鸣，考虑为哮病。气短声低，自汗，怕风，易感冒，倦怠无力，食少便溏，舌质淡，苔白，脉细弱，考虑为肺脾气虚证，治以健脾益气，补土生金，选方为六君子汤。

70. 答案：A 解析：恶寒发热，胸痛，舌苔薄黄，脉浮数而滑，考虑为肺痈初期，选方为银翘散。

71. 答案：C 解析：咳痰夹血丝，有与肺痨病人的接触史，考虑为肺痨。潮热，自汗，盗汗，肢冷，形寒，考虑为肺痨阴阳两虚证，选方为补天大造丸。

72. 答案：E 解析：平素善惊易恐，因受惊而心悸，考虑为心悸心虚胆怯证，选方为安神定志丸。

73. 答案：E 解析：心胸隐痛，考虑为胸痹。心悸气短，动则益甚，伴倦怠乏力，声息低微，面白自汗，考虑为气阴两虚证，选方为生脉散合人参养荣汤。

74. 答案：B 解析：患者头痛连及项背，有拘急收紧感，脉浮紧，考虑为风寒头痛，选方为川芎茶调散。

75. 答案：C　解析：眩晕，胸闷恶心，呕吐痰涎，舌苔白腻，脉濡滑，考虑为眩晕痰浊上蒙证，选方为半夏白术天麻汤。

76. 答案：B　解析：患者眩晕头痛，呕吐痰涎，心烦口苦，苔黄腻，脉弦滑，考虑为眩晕痰郁化火证，选方为黄连温胆汤。

77. 答案：E　解析：突然昏仆，不省人事，牙关紧闭，口噤不开，两手握固，大小便闭，考虑为中风闭证。面红身热，气粗口臭，躁动不安，痰多而黏，舌质红，苔黄腻，脉弦滑，考虑为阳闭证，选方为羚羊角汤合安宫牛黄丸。

78. 答案：C　解析：表情呆钝，智力衰退，考虑为痴呆。头重如裹，舌质淡，苔白腻，脉滑，考虑为痰浊蒙窍证。

79. 答案：E　解析：患者胃脘疼痛，痛势急迫，脘闷灼热，苔黄腻，脉滑数，考虑为胃痛湿热中阻证，选方为清中汤。

80. 答案：D　解析：患者脘腹痞闷，心烦易怒，善太息，呕恶嗳气，苔薄白，脉弦，考虑为胃痞肝胃不和证，选方为越鞠丸合枳术丸。

81. 答案：B　解析：恶心呕吐，食入难化，舌淡胖，苔薄，脉细，考虑为呕吐脾胃气虚证，选方为香砂六君子汤。

82. 答案：B　解析：腹痛拒按，苔黄腻，脉滑数，考虑为腹痛湿热壅滞证，选方为大承气汤。

83. 答案：B　解析：痢下鲜紫脓血，伴有壮热口渴，舌红绛，苔黄燥，脉滑数，考虑为疫毒痢，选方为白头翁汤。

84. 答案：B　解析：胁肋灼热疼痛，苔黄腻，脉弦滑数，考虑为胁痛肝胆湿热证，选方为龙胆泻肝汤。

85. 答案：D　解析：胁肋隐痛，悠悠不休，舌红少苔，脉细弦而数，考虑为胁痛肝络失养证，选方为一贯煎。

86. 答案：C　解析：面目及肌肤晦暗

不泽，考虑为阴黄。大便溏薄，舌质淡，苔薄，脉濡细，考虑为脾虚湿滞证。

87. 答案：E　解析：身目俱黄，黄色晦暗，考虑为阴黄。神疲畏寒，口淡不渴，舌淡苔腻，脉濡缓，考虑为寒湿阻遏证。选方为茵陈术附汤。

88. 答案：C　解析：平素精神抑郁，咽中如有物梗塞，吞之不下，咳之不出，考虑为梅核气，属郁证痰气郁结证，选方为半夏厚朴汤。

89. 答案：D　解析：便血，喜热饮，神倦懒言，便溏，舌质淡，脉细，考虑为便血脾胃虚寒证，选方为黄土汤。

90. 答案：C　解析：口渴多饮，口舌干燥，尿频量多，烦热多汗，舌边尖红，苔薄黄，脉洪数，考虑为上消肺热津伤证，选方为消渴方。

91. 答案：A　解析：小便频数，混浊如膏，耳轮干枯，腰膝酸软，四肢欠温，畏寒肢冷，舌苔淡白而干，脉沉细无力，考虑为消渴下消阴阳两虚证，选方为金匮肾气丸。

92. 答案：C　解析：乌头汤散寒通络，祛风除湿，侧重温阳，用于寒重的痛痹，排除A；薏苡仁汤除湿通络，祛风散寒，侧重祛湿，用于湿重的着痹，排除B；防风汤祛风通络，散寒除湿，侧重祛风，用于风重的行痹，故选C；白虎加桂枝汤、宣痹汤清热通络，祛风除湿，用于湿热蕴于经络的风湿热痹证，排除D、E。

93. 答案：A　解析：痹证日久不愈，腰膝酸软，畏寒肢冷，阳痿，遗精，考虑为肝肾亏虚证，选方为独活寄生汤。

94. 答案：A　解析：患者于夏季患疖，症见局部皮肤疖肿色红，灼热疼痛，根脚很浅，范围局限，伴发热，口干，便秘，溲赤，舌苔薄腻，脉滑数，辨为暑热浸淫证，方选清暑汤。

95. 答案：E　解析：患者臀部漫肿不红，结块坚硬，病情进展缓慢，无全身症状，舌苔白腻，脉缓，诊断为臀痛，中医辨证为湿痰凝滞证，其治法为和营活血，利湿化痰，方选桃红四物汤合仙方活命饮加减。

96.答案：C 解析：产妇产后一月，乳房胀痛，皮肤微红压痛，考虑为乳痈。恶寒发热，周身酸楚，口渴，便秘，苔薄，脉数，中医辨证为气滞热壅证，治法为疏肝清胃，通乳消肿，方选瓜蒌牛蒡汤加减。

97.答案：C 解析：乳核是发生在乳房部最常见的良性肿瘤，相当于西医的乳腺纤维腺瘤，特点是好发于 20～25 岁青年妇女，乳中结核，形如丸卵，边界清楚，表面光滑，推之移动。

98.答案：A 解析：气瘿常与饮水、食物中含碘不足有关，女性发病率较男性略高，一般多发生在青春期，在流行地区常见于学龄期的儿童。初起时无明显不适感，甲状腺呈弥漫性肿大，腺体表面较平坦，质软不痛，皮色如常，腺体随吞咽动作而上下移动。后期肿块进行性增大，可呈下垂，并压迫气管、食管、血管、神经等而引起各种症状。

99.答案：B 解析：患者双小腿皮损潮红，丘疹，糜烂，渗液，瘙痒，考虑为湿疮。伴心烦口渴，身热不扬，便秘，溲赤，舌质红，苔黄，脉滑，中医辨证为湿热蕴肤证，治法为清热利湿止痒，方选龙胆泻肝汤合萆薢渗湿汤加减。

100.答案：B 解析：患者便血，肛内肿物脱出，可自行还纳，考虑为内痔。便血鲜红量多，肛门灼热，伴大便干，小便短赤，舌红苔黄腻，脉弦数，中医辨证为湿热下注证，治法为清热利湿止血，方选脏连丸加减。

101.答案：A 解析：慢性精浊临床症状表现不一，患者可出现不同程度的尿频、尿急、尿痛、尿不尽、尿道灼热，腰骶、小腹、会阴及睾丸等处坠胀隐痛。晨起、尿末或大便时尿道偶见有少量白色分泌物。部分病程长患者可出现阳痿、早泄、遗精、射精

痛或头晕耳鸣、失眠多梦、腰酸乏力等症状。直肠指检前列腺多为正常大小或稍大或稍小，质软或软硬不均，轻度压痛。

102.答案：C 解析：患者小腿累累青筋，盘屈如蚯蚓，考虑为筋瘤。久站则瘤体增大，下坠不适感加重，气短乏力，脘腹坠胀，腰酸，舌淡苔薄白，脉细缓无力，中医辨证为劳倦伤气证，治法为补中益气，活血舒筋，方选补中益气汤加减。

103.答案：C 解析：深Ⅱ度表现为痛觉消失，有水疱，基底苍白，间有红色斑点，潮湿。

104.答案：C 解析：患者经期提前十余天，考虑为月经先期。症见月经量少，色淡暗，质稀，腰膝酸软，头晕耳鸣，舌淡暗，苔白润，脉沉细，中医辨为肾气虚证，治法为补益肾气，固冲调经，方选固阴煎。

105.答案：E 解析：患者经间期出血，症见出血量稍多，色深红，质黏腻，无血块，平时带下量多色黄，时现异味，小腹时痛，神疲乏力，胸闷烦躁，纳呆腹胀，舌质红，苔黄腻，脉滑数，中医辨为湿热证，治法为清利湿热，固冲止血，方选清肝止淋汤。

106.答案：A 解析：患者经血非时而下，持续月余，诊断为崩漏。症见经色暗，有血块，小腹疼痛，舌紫暗边有瘀点，脉弦涩，中医辨为血瘀型，治法为活血化瘀，固冲止血，方选逐瘀止血汤。

107.答案：E 解析：患者经期小腹胀痛，诊断为痛经。症见经血量少，行而不畅，色暗有块，块下痛暂减，伴经行情志抑郁，乳房胀痛，舌紫暗，有瘀斑，脉弦，中医辨为气滞血郁证，治法为理气行滞，化瘀止痛，方选膈下逐瘀汤。

108.答案：E 解析：患者每逢经前出现小腹灼热胀痛，诊断为痛经。症见小腹灼热胀痛，拒按，经色暗红，质稠有块，平素带下量多色黄，经前低热，小便黄赤，舌红，苔黄腻，脉滑数，辨为湿热瘀阻证，治

法为清热除湿，化瘀止痛，方选清热调血汤加减或银甲丸。

109.答案：A　解析：患者七七之年，出现月经紊乱，烘热汗出等症状，考虑为绝经前后诸证。症见烘热汗出，五心烦热，头晕耳鸣，腰酸乏力，舌红少苔，脉细数等，考虑为肾阴虚证，治法为滋肾益阴，佐以潜阳，方选左归丸加减。

110.答案：B　解析：患者近半年来带下量多，考虑为带下过多。症见绵绵不断，清稀如水，腰酸如折，畏寒肢冷，小腹冷感，面色晦暗，大便溏薄，夜尿多，舌淡，苔白润，脉沉迟，中医辨证为肾阳虚证，治法为温肾培元，固涩止带，方选内补丸。

111.答案：D　解析：患者屡孕屡堕，中医诊断为滑胎。症见孕后阴道出血，色深红质稠，腰酸腹痛，面赤唇红，口干咽燥，便结尿黄，舌红苔黄，脉弦滑数，中医辨为血热证，治法为清热养血，滋肾安胎，方选保阴煎合二至丸加白术。

112.答案：B　解析：患者产后高热寒战，诊断为产后发热。症见高热寒战，小腹疼痛拒按，恶露量多，气臭秽，伴心烦口渴，大便干，小便黄，舌红，苔黄，脉数有力，中医辨证为感染邪毒证，治法为清热解毒，凉血化瘀，方选五味消毒饮合失笑散加减或解毒活血汤加减。

113.答案：E　解析：人流术后感染，一般表现为术后2周内出现下腹疼痛、发热、腰痛、阴道分泌物混浊、白细胞增高、以中性粒细胞为主，妇检示子宫体稍大而软，压痛，双侧附件增厚或有包块，压痛明显。

114.答案：A　解析：生理性胎黄大多在生后2～3天出现，4～6天达高峰，足月儿在生后2周消退。

115.答案：A　解析：面目皮肤发黄，颜色晦滞，右胁下痞块，舌紫暗，有瘀斑，苔黄，考虑为胎黄气滞血瘀证，选方为血府

逐瘀汤。

116.答案：B　解析：低热，恶寒，无汗，鼻塞流涕，咳嗽较剧，痰多，痰白清稀，考虑为感冒风寒夹痰证，选方为在疏风解表的基础上，加用三拗汤。

117.答案：D　解析：气喘，喉间哮鸣，持续较久，考虑为哮喘。喘促胸满，动则喘甚，形寒肢冷，神疲倦怠，小便清长，舌质淡，苔薄白，脉细弱，考虑为肺实肾虚证，腰膝酸软，偏于肾虚，故选方为射干麻黄汤合都气丸。

118.答案：A　解析：小儿口腔内白屑散在，考虑为鹅口疮。颧红，手足心热，口干不渴，舌红，苔少，指纹紫，考虑为虚火上浮证，选方为知柏地黄丸。

119.答案：D　解析：营养性缺铁性贫血，面色萎黄，唇淡甲白，心悸，食欲不振，考虑为心脾两虚证，选方为归脾汤。

120.答案：A　解析：高热，热退后出现玫瑰红色皮疹，考虑为奶麻。神情正常，饮食减少，咽红，舌质偏红，苔薄黄，指纹浮紫，考虑为邪郁肌表证，选方银翘散。

121.答案：C　解析：腰痛起病缓慢，隐隐作痛，反复发作者为肾虚腰痛，配穴当选肾俞、太溪。

122.答案：A　解析：意识清楚，半身不遂，口角㖞斜，语言不利，兼见面红目赤，眩晕头痛，口苦，舌红或绛，苔黄，脉弦有力者为中风中经络之肝阳暴亢证，配穴当选太冲、太溪。

123.答案：C　解析：眩晕久作不已，兼少寐健忘，耳鸣，腰酸膝软，舌红，脉弦细者为肾精不足之眩晕虚证，主穴选风池、百会、肝俞、肾俞、足三里。

124.答案：B　解析：喉中哮鸣如水鸡声，痰多、色白、稀薄或多泡沫，伴风寒表证，苔薄白，脉浮紧者为风寒外袭之哮喘实证，主穴当选列缺、尺泽、肺俞、中府、定喘。

125. 答案：D　解析：有便意，但排出不畅，便质不干硬，临厕努挣乏力，舌淡苔薄，脉细弱者为虚秘，配穴当选足三里、脾俞、气海。

126. 答案：E　解析：睡后遗尿，少气懒言，食欲不振，大便溏薄，自汗出，舌淡，苔薄，脉细无力者为脾肺气虚，治疗除主穴关元、中极、膀胱俞、三阴交外，还应选配穴气海、肺俞、足三里。

127. 答案：E　解析：根据题干所述临床特征，应诊断为蛇串疮，针灸治疗取局部阿是穴及相应夹脊穴为主。

128. 答案：B　解析：漏肩风疼痛以肩前部为主者为手太阴经证，配穴当选列缺。

129～131. 答案：C、E、A　解析：小便不通，点滴不爽，排出无力考虑为癃闭；畏寒肢冷，腰膝冷而酸软无力，舌淡胖，苔薄白，脉沉细，考虑为肾阳衰惫证，治法为温补肾阳，化气利水；选方为济生肾气丸。

132～134. 答案：C、A、E　解析：患者脐周疼痛，数小时后腹痛转移并固定在右下腹部，首先考虑为肠痈，高热不退，恶心呕吐，大便不爽，时时汗出，烦渴，舌红绛而干，苔黄燥，脉洪数，中医辨证为热毒证；治法为通腑排脓，养阴清热；方选大黄牡丹汤合透脓散加减。

135～137. 答案：B、C、D　解析：患者妊娠60天，阴道少量出血，腰酸腹痛下坠，中医诊断为胎动不安；症见出血色淡暗，腰酸，腹痛下坠，头晕耳鸣，夜尿多，眼眶暗黑，舌淡，苔白，脉沉细滑，尺脉弱，中医辨为肾虚证，治法为补肾健脾，益气安胎，代表方为寿胎丸加减；患者于孕6月发生流产，大月份小产者应重视是否存在宫颈机能不全的情况。

138～140. 答案：E、A、E　解析：痰稀色白有泡沫，喷嚏鼻塞，流清涕，唇青，形寒肢冷，无汗，苔白滑，脉浮紧，考虑为寒性哮喘；治法为温肺散寒，涤痰定喘；应首选的方剂是小青龙汤合三子养亲汤。

141～142. 答案：C、B　解析：虚哮证首选方剂应为平喘固本汤。喘证肺气虚耗证首选方剂应为生脉散合补肺汤。

143～144. 答案：A、B　解析：有头疖的特点是肿势局限，范围多在3cm左右，突起根浅、色红、灼热、疼痛，易脓、易溃、易敛；颜面部疔疮多发于额前、颧、颊、鼻、口唇等部，初期在颜面部某处皮肤上忽起一粟米样脓头，或痒或麻，以后逐渐红肿热痛，肿势范围约3～6cm，但根深坚硬，状如钉丁，重者有恶寒发热等症状。

145～146. 答案：A、E　解析：经行乳房胀痛肝气郁结证，症见经前或经行乳房胀满疼痛，或乳头痒痛，甚则痛不可触衣，经行不畅，血色暗红，小腹胀痛，胸闷胁胀，精神抑郁，时叹息，苔薄白，脉弦，治法为疏肝理气，和胃通络，方选柴胡疏肝散；不孕症肝气郁结证，症见婚久不孕，月经或先或后，经量多少不一，或经来腹痛，或经前烦躁易怒，胸胁乳房胀痛，精神抑郁，善太息，舌暗红或有瘀斑，脉弦细，治法为疏肝解郁，理血调经，方选开郁种玉汤。

147～148. 答案：A、C　解析：面呈白色，多为寒证、虚证；面呈红色，多为热证；面呈黄色，多为虚证或湿证；面呈青色，多为寒证、痛证、瘀证、惊痫；面呈黑色，多为寒证、痛证、瘀证、水饮证。

149～150. 答案：C、D　解析：腧穴的治疗作用还具有相对的特异性，某些腧穴可相对特异地治疗某些病证，如大椎退热、至阴矫正胎位等。某些腧穴不仅能治局部病证，而且能治本经循行所到达的远隔部位的脏腑、组织、器官的病证，如合谷穴，不仅能治上肢病证，而且能治颈部和头面部病证等。A、B、E均属于腧穴的近治作用。

中医执业助理医师资格考试最后成功
四套胜卷（二）答案

第一单元

1.E	2.A	3.C	4.D	5.D	6.C	7.E	8.B	9.E	10.C
11.C	12.B	13.B	14.E	15.D	16.D	17.D	18.C	19.C	20.B
21.D	22.D	23.D	24.E	25.C	26.B	27.C	28.D	29.B	30.A
31.D	32.B	33.D	34.D	35.D	36.D	37.E	38.D	39.E	40.D
41.D	42.C	43.C	44.A	45.C	46.C	47.E	48.E	49.E	50.A
51.E	52.D	53.A	54.E	55.A	56.C	57.C	58.A	59.A	60.A
61.D	62.D	63.D	64.C	65.E	66.C	67.A	68.C	69.D	70.C
71.C	72.D	73.D	74.B	75.D	76.C	77.B	78.B	79.D	80.C
81.C	82.B	83.C	84.D	85.A	86.C	87.B	88.D	89.A	90.E
91.B	92.A	93.E	94.D	95.C	96.C	97.A	98.B	99.B	100.C
101.C	102.D	103.D	104.B	105.A	106.E	107.D	108.B	109.C	110.D
111.A	112.D	113.D	114.E	115.C	116.E	117.B	118.D	119.B	120.B
121.C	122.E	123.E	124.B	125.C	126.D	127.A	128.D	129.C	130.D
131.B	132.D	133.D	134.A	135.C	136.D	137.B	138.A	139.D	140.A
141.B	142.D	143.B	144.E	145.A	146.B	147.C	148.B	149.A	150.E

第二单元

1.D	2.C	3.C	4.C	5.E	6.C	7.C	8.D	9.C	10.E
11.A	12.C	13.C	14.D	15.B	16.A	17.C	18.B	19.A	20.D
21.D	22.A	23.C	24.A	25.C	26.C	27.D	28.E	29.E	30.B
31.E	32.A	33.D	34.C	35.E	36.A	37.D	38.B	39.B	40.C
41.A	42.A	43.D	44.B	45.B	46.C	47.C	48.E	49.C	50.C
51.C	52.C	53.C	54.E	55.B	56.C	57.B	58.C	59.B	60.A
61.C	62.B	63.D	64.B	65.A	66.E	67.B	68.C	69.C	70.A
71.D	72.C	73.A	74.A	75.A	76.B	77.E	78.A	79.D	80.E
81.D	82.E	83.A	84.B	85.D	86.D	87.A	88.C	89.A	90.B
91.A	92.C	93.C	94.C	95.A	96.B	97.A	98.A	99.A	100.C
101.A	102.A	103.E	104.C	105.B	106.C	107.A	108.A	109.A	110.D
111.E	112.C	113.C	114.A	115.C	116.D	117.D	118.B	119.C	120.B
121.D	122.C	123.D	124.E	125.C	126.D	127.D	128.C	129.A	130.C
131.B	132.D	133.E	134.A	135.C	136.B	137.A	138.C	139.C	140.A
141.E	142.A	143.B	144.A	145.A	146.B	147.B	148.A	149.B	150.D

中医执业助理医师资格考试最后成功
四套胜卷（二）解析

第一单元

1. 答案：E 解析：夏天属太阳（阳中之阳），秋天属少阴（阳中之阴），冬天属太阴（阴中之阴），春天属少阳（阴中之阳）。

2. 答案：A 解析：阴阳的对立制约，是指相互关联的阴阳双方之间存在着相互抑制、排斥、牵制的关系。"动极者，镇之以静；阴亢者，胜之以阳"，反映了阴阳对立制约。

3. 答案：C 解析：阳偏衰导致的虚寒证，采用阴病治阳，即益火之源，以消阴翳。

4. 答案：D 解析：相侮是与五行相克次序发生相反方向的过度克制现象，即"反克"，又称"反侮"。相侮次序：木→金→火→水→土→木。

5. 答案：D 解析：情志相胜顺序为怒→思→恐→喜→悲→怒。制约喜的情志是恐。

6. 答案：C 解析：肺主治节即治理调节，它概括了肺的主要生理功能，即肺有辅助心脏对全身进行治理和调节的作用。其生理意义体现在四个方面：治理和调节呼吸运动；治理和调节全身气机；治理和调节血液的运行；治理和调节津液代谢。《素问·灵兰秘典论》："肺者，相傅之官，治节出焉。"C项并非肺脏的生理功能。

7. 答案：E 解析：肾主纳气，肾气有摄纳肺所吸入的自然界清气，保持吸气的深度，防止呼吸表浅的作用。

8. 答案：B 解析：脾为气血生化之源，

心主血脉，为推动血液运行的动力。

9. 答案：E 解析：心气下降，肺主宣发肃降，脾主升清，肝主升发，肾主纳气。

10. 答案：C 解析：出自《素问·灵兰秘典论》，"三焦者，决渎之官，水道出焉。"故应选C项三焦。

11. 答案：C 解析：肾为生气之根，先后天之精藏于肾中，相互促进，化生元气。脾胃为生气之源，脾胃相合，接受容纳饮食，腐熟运化水谷，化生水谷精微之气。肺为生气之主，肺为清虚之脏，主司呼吸，吸清呼浊，在气的生成过程中十分重要。

12. 答案：B 解析：气随津脱指津液大量丢失，气失其依附而随津液外泄，从而导致阳气暴脱亡失的病理状态。如《金匮要略心典》说"吐下之余，定无完气"。

13. 答案：B 解析：情志所伤的病证，以心、肝、脾三脏和气血失调为多见。

14. 答案：E 解析：瘀血的致病特点为易于阻滞气机，即"血瘀必气滞"；影响血脉运行；影响新血生成；病位固定，病证繁多。

15. 答案：D 解析：感邪即发，又称为卒发、顿发，即感邪后立即发病，多见于新感外邪较盛、剧烈的情绪变化、毒物所伤、外伤、感受疠气等。由于疠气其性毒烈，致病力强，来势凶猛，感邪后多呈暴发。

16. 答案：D 解析：真实假虚是指病机的本质为"实"，但表现出"虚"的临床假象，一般是由于邪气亢盛，结聚体内，阻滞经络，气血不能外达所致，又称为"大实有羸状"。如热结胃肠而泻下稀水臭秽的"热结旁流"证、小儿食积而出现的腹泻、妇科瘀血内阻而出现的崩漏下血等。

17.答案：D 解析：津伤化燥，在肺则干咳无痰、甚则咯血；以胃燥为主时，可见食少、舌光红无苔；若系肠燥，则兼见便秘等症。

18.答案：C 解析：正治指采用与疾病的证候性质相反的方药以治疗的一种原则。适用于疾病的征象与其本质相一致的病证。包括寒者热之、热者寒之、虚则补之、实则泻之。

19.答案：C 解析：面色淡黄，枯槁无华，称"萎黄"。常见于脾胃气虚，气血不足者。

20.答案：B 解析：突然片状脱发，脱落处显露圆形或椭圆形光亮头皮而无自觉症状，称为斑秃，多为血虚受风所致。

21.答案：D 解析：五轮所属部位，歌诀如下：五轮肉血气风水，肉轮两胞血轮眦，气轮白睛风轮黑，水轮瞳子自当如。

22.答案：D 解析：战栗鼓颌，口唇振摇，多为阳虚寒盛或邪正剧争所致，可见于温病、伤寒欲作汗时，或疟疾发作时。

23.答案：D 解析：点刺舌提示脏腑热极，或血分热盛。舌中生点刺，多为胃肠热盛。

24.答案：E 解析：舌苔的厚薄主要反映邪正的盛衰和邪气之深浅。

25.答案：C 解析：苔淡黄而滑润多津（黄滑苔）多是阳虚寒湿之体痰饮聚久化热，或为气血亏虚，复感湿热之邪。

26.答案：B 解析：谵语指神志不清，语无伦次，声高有力的症状，为热扰心神，属实证。A项指狂言，C项指郑声，D项指错语，E项指独语。

27.答案：C 解析：嗳气、呃逆、呕吐都是胃气上逆的表现。

28.答案：D 解析：前额连眉棱骨痛属于阳明头痛；两侧太阳穴处痛属于少阳头

痛；后头部连项痛属于太阳头痛；颠顶痛属于厥阴头痛；脑中痛，或牵及于齿多属少阴头痛；全头重痛多为太阴头痛。

29.答案：B 解析：常见脉象中，提及脉细的共有四个①微脉：极细极软，似有似无；②弱脉：沉细无力而软；③濡脉：浮细无力而软；④细脉：脉细如线，应指明显。

30.答案：A 解析：燥邪犯肺证，痰少而黏，不易咳出；痰热壅肺证，咳痰黄稠而量多。故二证鉴别最有意义的是痰液的性状。

31.答案：D 解析：硫黄畏朴硝，水银畏砒霜，狼毒畏密陀僧，巴豆畏牵牛，丁香畏郁金，牙硝畏三棱，川乌、草乌畏犀角，人参畏五灵脂，官桂畏赤石脂。

32.答案：B 解析：阿胶应烊化，又称溶化。主要是指某些胶类、黏性大而易溶的药物。如阿胶、鹿角胶等。

33.答案：D 解析：辛夷功能散风寒，通鼻窍。苍耳子功能散风寒，通鼻窍，祛风湿。

34.答案：D 解析：辛夷功能散风寒，通鼻窍。苍耳子功能散风寒，通鼻窍，祛风湿。细辛功能解表散寒，祛风止痛，通窍，温肺化饮。白芷功能解表散寒，祛风止痛，宣通鼻窍，燥湿止带，消肿排脓。四者均可治疗鼻渊。而紫苏叶解表散寒，行气宽中，解鱼蟹毒。

35.答案：D 解析：蝉蜕疏散风热，利咽开音，透疹，明目退翳，息风止痉。可治疗风热感冒、温病初起；急慢惊风、破伤风；小儿夜啼不安。

36.答案：D 解析：金银花清热解毒，疏散风热。连翘清热解毒，消肿散结，疏散风热。

37.答案：E 解析：川乌主治痹证，尤宜于风寒湿痹之寒邪偏盛；寒凝诸痛；跌打损伤，瘀肿疼痛。

38. 答案：D 解析：秦艽祛风湿，通络止痛，退虚热，清湿热。主治骨蒸潮热，疳积发热。为治虚热要药。

39. 答案：E 解析：车前子能利水湿，分清浊而止泻，即利小便以实大便。宜用于暑湿泄泻及小便不利之水泻。

40. 答案：D 解析：患者"气血虚寒，痈肿脓成不溃，或溃后久不收口"，主要是因为气血不足，而"肾阳不足，畏寒肢冷"则是因为肾阳虚衰，治宜生气养血，补火助阳，而肉桂能够补火助阳，加入补气药中能够鼓舞正气生长，故最为适宜。

41. 答案：D 解析：木香行气止痛，健脾消食，主治泻痢里急后重。善行大肠之滞气，为治湿热泻痢、里急后重之要药。柿蒂降气止呃。香附疏肝解郁，调经止痛，理气宽中。乌药行气止痛，温肾散寒。薤白通阳散结，行气导滞。

42. 答案：C 解析：仙鹤草收敛止血，止痢，截疟，解毒补虚。主治：出血、腹泻、痢疾、疟疾、痈肿疮毒、阴痒带下、脱力劳伤。

43. 答案：C 解析：丹参活血祛瘀，通经止痛，凉血消痈，清心除烦。主治：月经不调，痛经闭经，产后瘀滞腹痛；血瘀心痛，脘腹疼痛，癥瘕积聚，跌打损伤，风湿痹证；热病烦躁神昏，心悸失眠；疮痈肿毒。

44. 答案：A 解析：浙贝母主治风热、痰热咳嗽。本品功似川贝母而偏于苦泄，归肺经，长于清肺，为治疗肺热咳嗽之常用药物，多与黄芩等配伍。若治风热咳嗽，则常配伍桑叶、前胡等。前胡：降气化痰，散风清热。

45. 答案：C 解析：龙骨甘、涩、平，入心、肝、肾经。功效：镇惊安神，平肝潜阳，收敛固涩，收湿敛疮。主治：心神不宁，心悸失眠，惊痫癫狂；肝阳上亢，头晕目眩；滑脱诸证；湿疮痒疹，疮疡久溃不敛。

46. 答案：C 解析：牛黄凉肝息风，清心豁痰，开窍醒神，清热解毒。主治：惊风，癫痫；热病神昏，口噤，痰鸣；口舌生疮，咽喉肿痛，痈疽疔毒。

47. 答案：E 解析：巴戟天的功效为补肾阳，强筋骨，祛风湿；淫羊藿的功效为补肾阳，强筋骨，祛风湿。

48. 答案：E 解析：阿胶补血，滋阴，润燥，止血。

49. 答案：E 解析：下法是指通过泻下、荡涤、攻逐等方法，使停留于胃肠的宿食、燥屎、冷积、瘀血、结痰、水饮等从下窍而出，以祛邪除病的一类治法。

50. 答案：A 解析：小青龙汤中麻黄、桂枝发汗解表，宣肺平喘而化里饮为君。

51. 答案：E 解析：温脾汤的功效为攻下寒积，温补脾阳。

52. 答案：D 解析：清营汤中银花、连翘、竹叶清热解毒，轻清透泄，使营分热邪有外达之机，促其透出气分而解，此即"入营犹可透热转气"之具体应用。

53. 答案：A 解析：导赤散主治心经火热证，症见心胸烦热，口渴面赤，意欲饮冷，以及口舌生疮；或心热移于小肠，小便赤涩刺痛，舌红，脉数。《医宗金鉴》以"水虚火不实"五字概括了导赤散证的病机。

54. 答案：E 解析：左金丸中吴茱萸与黄连的用量比例1∶6。

55. 答案：A 解析：桂枝汤组成为桂枝、芍药、生姜、大枣、炙甘草；小建中汤的组成为芍药、桂枝、炙甘草、生姜、大枣、饴糖；当归四逆汤的组成为当归、桂枝、芍药、细辛、炙甘草、通草、大枣。

56. 答案：C 解析：补中益气汤组成药物包括黄芪、炙甘草、人参、当归、橘皮、升麻、柴胡、白术。

57. 答案：C 解析：炙甘草汤的功用是滋阴养血，益气温阳，复脉定悸。

58. 答案：A 解析：天王补心丹组成药

物包括生地黄、人参、丹参、玄参、茯苓、五味子、远志、桔梗、当归身、天门冬、麦门冬、柏子仁、酸枣仁、朱砂。

59.答案：A 解析：安宫牛黄丸的功用为清热解毒，豁痰开窍。

60.答案：A 解析：旋覆代赭汤中用生姜五两，其量最大。

61.答案：D 解析：温经汤中以吴茱萸、桂枝温经散寒，通利血脉，其中吴茱萸功擅散寒止痛，桂枝长于温通血脉，共为君药。

62.答案：D 解析：消风散中当归、生地黄、胡麻仁补血活血，凉血止痒，体现了"治风先治血，血行风自灭"的治疗原则。

63.答案：D 解析：五苓散中桂枝温通阳气，气以化水，兼解表散邪。

64.答案：C 解析：清气化痰丸的功用为清热化痰，理气止咳。

65.答案：E 解析：乌梅丸的药物组成为乌梅、细辛、干姜、黄连、当归、附子、蜀椒、桂枝、人参、黄柏。

66.答案：D 解析：右心衰竭以体循环淤血表现为主，身体低垂部位可有凹陷性水肿，多由脚踝部开始，逐渐向上进展，午后加重，晨起相对较轻。而左心衰竭以肺淤血及心排血量降低表现为主，可出现劳力性呼吸困难，咳嗽、咳痰、咯血、端坐呼吸，夜间阵发性呼吸困难，严重者出现急性肺水肿。

67.答案：A 解析：Ⅰ型呼衰，缺氧而无二氧化碳潴留，即 $PaO_2 < 60mmHg$，$PaCO_2$ 正常或降低。Ⅱ型呼衰，缺氧伴二氧化碳潴留，即 $PaO_2 < 60mmHg$，$PaCO_2 > 50mmHg$。

68.答案：C 解析：根除 Hp 治疗，目前主要使用 1 种 PPI+2 种抗生素 +1 种铋剂的四联疗法。

69.答案：D 解析：急性白血病胸骨中下段压痛，此体征有助于诊断与鉴别诊断。

70.答案：C 解析：痛风急性发作期表现为急性关节炎，多是首发症状。起病急骤，多在午夜剧痛而惊醒，呈刀割样。单侧第一跖趾关节疼痛最常见。

71.答案：C 解析：促甲状腺激素（TSH）是反映甲状腺功能最敏感的指标，也是反映下丘脑－垂体－甲状腺轴功能、鉴别原发性与继发性甲亢的敏感指标，尤其对亚临床型甲亢和甲减的诊断具有重要意义。

72.答案：D 解析：胸外心脏按压是建立人工循环的主要方法，对成年人应尽量使按压次数达到 100 ～ 120 次 / 分，以保证脑和冠状动脉的血流灌注。心肺复苏操作指南中进一步强调强化按压的重要性，要求按压间断时间不超过 5 秒，并强烈建议普通施救者（非专业人员）仅做胸外按压的心肺复苏，弱化人工呼吸的作用，近来强调基础生命支持应按照 CAB 顺序进行。

73.答案：D 解析：上腹部疼痛是消化性溃疡的主要症状，典型腹痛呈慢性、周期性、节律性和季节性。

74.答案：B 解析：类风湿结节多位于关节隆突部及受压部位的皮下，如前臂、跟腱等，其大小不一，质硬，无压痛，对称分布，提示 RA 处于活动期。

75.答案：D 解析：先出现意识障碍后出现发热见于脑出血、脑肿瘤、脑外伤。

76.答案：B 解析：胸痛伴进行性加重的吞咽困难见于食管癌。

77.答案：B 解析：黑便的出血量在 60mL 以上。

78.答案：B 解析：大量胸腔积液采取患侧侧卧位。

79.答案：D 解析：左锁骨上窝淋巴结肿大，多为腹腔脏器癌肿（胃癌、肝癌、结肠癌等）转移；右锁骨上窝淋巴结肿大，多为胸腔脏器癌肿（肺癌等）转移。鼻咽癌易转移到颈部淋巴结；乳腺癌最早经胸大肌外侧缘淋巴管侵入同侧腋下淋巴结。

80. 答案：C　解析：左心房增大或合并肺动脉段扩大可见心脏浊音区外形呈梨形，称为二尖瓣型心脏。故梨形心脏常见于二尖瓣狭窄。

81. 答案：C　解析：舟状腹，见于恶性肿瘤、结核、糖尿病、甲状腺功能亢进症等消耗性疾病。

82. 答案：B　解析：腹膜慢性炎症时，触诊如揉面团一样，称为揉面感，常见于结核性腹膜炎、癌性腹膜炎。

83. 答案：C　解析：肝浊音界消失，代之以鼓音，是急性胃肠穿孔的重要征象。

84. 答案：D　解析：扑翼样震颤见于肝性脑病。

85. 答案：A　解析：内囊型感觉障碍表现为病灶对侧半身感觉障碍、偏瘫、同向偏盲，常称为三偏征，常见于脑血管疾病。

86. 答案：C　解析：甲亢面容可见眼裂增大，眼球突出，目光闪烁，呈惊恐貌，兴奋不安，烦躁易怒，可伴消瘦，见于甲状腺功能亢进症。

87. 答案：B　解析：正常人定性检查尿酮体为阴性。尿酮体阳性见于糖尿病酮症酸中毒、妊娠剧吐、重症不能进食等脂肪分解增强的疾病。

88. 答案：D　解析：血尿素氮临床意义反映肾小球滤过功能，各种肾脏疾病都可以使血尿素氮增高，而且常受肾外因素的影响。所以血尿素氮对早期肾功能损害的敏感性差。

89. 答案：A　解析：急性病毒性肝炎ALT 与 AST 均显著增高，ALT 增高更明显，ALT/AST ＞ 1。

90. 答案：E　解析：典型胆囊结石特征如下①胆囊内见一个或数个强光团、光斑，其后方伴声影或彗星尾。②强光团或光斑可随体位改变而依重力方向移动。但当结石嵌顿在胆囊颈部，或结石炎性粘连在胆囊壁中（壁间结石）时，看不到光团或光斑随体位改变。不典型者如充填型胆结石，胆囊内充满大小不等的结石，声像图上看不见胆囊回声，胆囊区见一条强回声弧形光带，后方伴直线形宽大声影。

91. 答案：B　解析：游离性胸腔积液，当积液达 250mL 左右时，站立位 X 线检查可见外侧肋膈角变钝。

92. 答案：A　解析：流行性出血热典型的"三痛""三红"表现均出现在发热期。发热期主要表现为感染中毒症状、毛细血管损伤和肾脏损害。"三痛"即头痛、腰痛和眼眶痛。"三红"即颜面、颈部及上胸部呈弥漫性潮红。

93. 答案：E　解析：甲肝和戊肝均主要经粪 – 口途径传播。

94. 答案：D　解析：氟喹诺酮类是治疗伤寒的首选药物，目前常用的药物有氧氟沙星、左氧氟沙星、环丙沙星等。

95. 答案：C　解析：HBcAg 阳性表示血液内含有 HBV，传染性强，HBV 复制活跃。但由于 HBcAg 为 HBV 核心蛋白的组成部分，故一般情况下血清中测不到。

96. 答案：E　解析：流感病毒属正黏病毒科，根据病毒 NP 和 M1 抗原性的不同，流感病毒分为甲（A）、乙（B）、丙（C）三型。甲型流感病毒宿主广泛，易发生变异，曾多次引起世界性大流行；乙型、丙型相对较少，主要感染人类。丙型流感病毒稳定，多为散发，主要侵犯婴幼儿和免疫力低下的人群。

97. 答案：A　解析：目前感染人类的禽流感病毒亚型主要有 H5N1、H9N2、H7N9、H7N7、H7N2、H7N3 等，其中感染 H5N1、H7N9 亚型者病情重。

98. 答案：A　解析：血清学检查是以微粒中和法或特异的酶联免疫吸附试验（ELISA）检测抗体，发病初期和恢复期双份血清抗禽流感病毒抗体滴度有 4 倍或以上升高，有助于回顾性诊断。

99. 答案：B　解析：HIV 分期无前驱期。

100. 答案：C　解析：肾综合征出血热白细胞计数逐渐升高。发病早期中性粒细胞增多，核左移，有中毒颗粒，并出现异型淋巴细胞。发热后期至低血压休克期血红蛋白和红细胞数升高，血小板减少。C 项嗜酸性粒细胞减少甚至消失常见于伤寒。

101. 答案：C　解析：为预防狂犬病，除非伤及大血管需紧急止血外，伤口一般不予缝合或包扎，以便排血引流。

102. 答案：D　解析：高热、抽搐和呼吸衰竭是乙脑极期的严重表现，三者常相互影响，互为因果。

103. 答案：D　解析：流脑败血症期具有诊断意义的体征是皮肤黏膜的瘀点、瘀斑。流行性乙型脑炎则无。

104. 答案：B　解析：霍乱弧菌黏附于小肠上段并大量繁殖，在局部产生大量霍乱肠毒素导致剧烈腹泻和呕吐。

105. 答案：A　解析：结核病的最主要传播途径是呼吸道传播，开放性肺结核患者的排菌是结核传播的主要来源。消化道传播、垂直传播、经伤口感染以及上呼吸道直接接种传播均极罕见。

106. 答案：E　解析：布鲁菌属至少包括 6 个种 19 个生物型。牛种（流产布鲁菌）、猪种、羊种（马尔他布鲁菌）、犬种、绵羊附睾种及沙林鼠种，其中前四种对人类致病。

107. 答案：D　解析：布鲁菌病每年发病高峰位于春夏之间，与动物产仔季节有关。

108. 答案：B　解析：成人及 8 岁以上儿童布鲁菌病首选的治疗方案是多西环素（强力霉素）联合利福平或多西环素联合链霉素。

109. 答案：C　解析：16 ～ 17 世纪，受工业革命影响，医学上用机械观解释一切人体现象，认为人也像一部机器，把疾病看作人体某部件失灵。这种医学模式忽视了生命的生物复杂性和社会复杂性。

110. 答案：D　解析：中医四诊的道德要求包括安神定志，实事求是。

111. 答案：A　解析：疗效标准指医疗行为是否有利于病人疾病的缓解、痊愈和保障生命的安全。这是评价和衡量医务人员医疗行为是否符合道德及道德水平高低的重要标志。

112. 答案：D　解析：医生的义务①遵守法律、法规，遵循临床诊疗指南，遵守技术操作规范和医学伦理规范。②树立敬业精神，遵守职业道德，履行医师职责，尽职尽责为患者服务。③关心、爱护、尊重患者，保护患者的隐私。④努力钻研业务，更新知识，提高专业技术水平。⑤宣传卫生保健知识，对患者进行健康教育。

113. 答案：D　解析：受吊销医师执业证书行政处罚，自处罚决定之日起至申请注册之日止不满二年的不予注册。

114. 答案：E　解析：对乙类传染病中传染性非典型肺炎、炭疽中的肺炭疽和新型冠状病毒肺炎，采取甲类传染病的预防、控制措施。

115. 答案：C　解析：失神包括精亏神衰以及邪盛神乱。其中精亏神衰的临床表现包括：精神萎靡，意识模糊，反应迟钝，面色无华，晦暗暴露，目无光彩，眼球呆滞，呼吸微弱，或喘促无力，肉削著骨，动作艰难等。

116. 答案：E　解析：瘾疹指皮肤上出现淡红色或苍白色风团，大小形态各异，瘙痒，搔之融合成片，高出皮肤，发无定处，出没迅速，时隐时现。为外感风邪或过敏所致。

117. 答案：B　解析：患者出现胃肠热盛的症状，大便秘结，腹满硬痛而拒按，潮热，声高息粗，是一派实热的证候，但又有倦怠懒言，身体羸瘦，精神委顿等虚证表现。然脉虽沉细但按之有力，故本质为实证，乃真实假虚证候。

118.答案：D 解析：阴虚潮热的特点是午后和夜间有低热。有热自骨内向外透发的感觉者，称骨蒸发热，多由阴虚火旺所致。

119.答案：B 解析：心阳虚脱证以心悸、心胸剧痛，加亡阳症状如冷汗、肢厥、脉微等为辨证要点。

120.答案：B 解析：肝阴虚证的临床表现是肝阴失养证（头晕、目涩、胁痛、手足蠕动），伴阴虚内热证（五心烦热、潮热盗汗、舌红少苔乏津、脉弦细数）。题干未出现肾阴虚证候，注意鉴别。

121.答案：C 解析：三仁汤主治湿温初起及暑温夹湿之湿重于热证，症见头痛恶寒，身重疼痛，而色淡黄，胸闷不饥，身热不扬，午后热甚，苔白不渴，脉弦细而濡。

122.答案：E 解析：肾小球滤过率 $15 \sim 29mL/min \cdot 1.73m^2$ 属于慢性肾脏病4期，GFR 重度下降。

123.答案：E 解析：40岁以上男性，持续咳嗽，痰中带血，不发热且抗感染治疗无效，反复发作同一部位的肺炎，特别是段性肺炎，应高度怀疑肺癌的可能。支气管镜检查是确诊肺癌的重要检查方法。

124.答案：B 解析：收缩压 $160 \sim 179mmHg$ 和/或舒张压 $100 \sim 109mmHg$ 为2级高血压（中度）。患者无自觉症状，血压未超过180/120mmHg，排除高血压急症。

125.答案：A 解析：波状热是指体温逐渐升高达39℃或以上，数天后逐渐下降至正常水平，数天后再逐渐升高，如此反复多次。见于布鲁菌病。

126.答案：B 解析：伤寒骨髓培养较血培养阳性率更高，可达90%，其阳性率受病程及使用抗菌药物的影响较小，已开始抗菌治疗者仍可获阳性结果。本题中患者进行了抗菌药物的治疗，所以为进一步确诊应进行骨髓培养。

127～129.答案：A、B、C 解析：饮食治疗是各型糖尿病的基础治疗。部分轻症患者只需要饮食治疗即可达到理想或良好的控制。对2型糖尿病患者（尤其是肥胖患者），适当运动有利于减轻体重、提高胰岛素敏感性。药物治疗适宜经饮食、运动治疗未能良好控制的患者。2型糖尿病患者，尤其是无明显消瘦以及伴血脂异常、高血压或高胰岛素血症的患者，二甲双胍为一线用药。微血管病变是糖尿病的特异性并发症，包括糖尿病肾病、糖尿病性视网膜病变、糖尿病心肌病等。

130～132.答案：D、B、D 解析：患者有大量饮酒史，突起上腹剧痛，伴恶心、呕吐、腹胀，血压下降，并出现手足抽搐的低钙血症表现，考虑为急性胰腺炎。为进一步明确诊断应进行淀粉酶测定，血清淀粉酶超过正常值上限3倍（＞500苏氏单位/L）即可确诊急性胰腺炎，重症患者血清淀粉酶可正常或低于正常。急性胰腺炎的治疗以减少胰液分泌，抑制胰酶活性为主要原则，具体措施包括禁食、抑制胃酸分泌、应用生长抑素等，抑肽酶、加贝酯等可抑制胰酶活性，补充外源性生长抑素或生长抑素类似物如奥曲肽，可抑制胰泌素和缩胆囊素刺激的胰液基础分泌。病程中易发生感染，感染常加重病情，甚至促进死亡，必要时选择针对革兰阴性菌和厌氧菌且能透过血胰屏障的抗菌药物，如喹诺酮类或头孢类联合抗厌氧菌抗生素甲硝唑。目前不主张过早手术治疗。

133～134.答案：D、A 解析：任脉的基本功能为总任一身之阴脉，有"阴脉之海"之称。另外，任脉起于胞中，与女子妊娠有关，称"任主胞胎"。冲脉的基本功能为调节十二经气血，有"十二经脉之海"之称。另外，冲脉又为"血海"，与妇女的月经密切相关。跷脉有阴跷脉和阳跷脉。阴阳跷脉有濡养眼目、司眼睑之开合和下肢运动的功能。此外古人尚有阴阳跷脉"分主一身左右之阴阳"之说。

135～136.答案：C、D　解析：失眠临床常见有四种类型。①不易入睡，甚至彻夜不眠，兼心烦不寐者，多见于心肾不交。②睡后易醒，不易再睡者，兼心悸、便溏，多见于心脾两虚。③睡眠时时惊醒，不易安卧者，多见于胆郁痰扰。④夜卧不安，腹胀嗳气酸腐者，多为食滞内停。A、B、E项均会导致嗜睡，而非失眠。

137～138.答案：B、A　解析：黄精补气养阴，健脾，润肺，益肾。鳖甲滋阴潜阳，退热除蒸，软坚散结。

139～140.答案：B、A　解析：半夏泻心汤的组成包括半夏、干姜、黄芩、黄连、人参、炙甘草、大枣；小柴胡汤的组成包括柴胡、黄芩、半夏、人参、炙甘草、生姜、大枣。

141～142答案：B、D　解析：他汀类是目前首选的降胆固醇药物，能够抑制胆固醇合成的限速酶 HMG-CoA 还原酶，减少胆固醇合成，并上调细胞表面 LDL 受体，加速血清 LDL 分解，减少 VLDL 合成。依折麦布属于肠道胆固醇吸收抑制剂，口服后抑制胆固醇和植物固醇在肠道的吸收，促进肝脏合成 LDL 受体，加速 LDL 清除，降低血清 LDL-C 水平。A项普罗布考通过影响脂蛋白代谢，使 LDL 通过非受体途径被清除，降低 TC 和 LDL-C。C项非诺贝特和 E项烟酸均为主要降低甘油三酯的药物。

143～144.答案：B、E　解析：QT 间期是从 QRS 波群的起点至 T 波终点，代表左、右心室除极与复极全过程的时间。ST 段是从 QRS 波群终点至 T 波起点的一段平线，反映心室早期缓慢复极的电位和时间变化。

145～146.答案：A、B　解析：结核分枝杆菌可分为人结核分枝杆菌、牛结核分枝杆菌、非洲分枝杆菌和田鼠分枝杆菌等类型。其中人结核分枝杆菌为人类结核病的病原体。免疫接种常用的卡介苗来源于牛结核分枝杆菌。

147～148.答案：C、B　解析：效用原则是指应恪守不伤害原则，使接受治疗者所获的利益必须远远大于风险，获得新生的机会。尊重原则是指尊重捐献者的知情同意，不损害活体器官捐献人正常的生理功能，尊重死者捐献者的尊严。知情同意原则是指供体和受体都是出于自愿，必须做到知情同意。

149～150.答案：A、E　解析：《处方管理办法》第十九条规定处方一般不得超过 7 日用量，急诊处方一般不得超过 3 日用量。

第二单元

1.答案：D　解析：普通感冒病情较轻，全身症状不重，少有传变。在气候变化时发病率可以升高，但无明显流行特点。若感冒一周以上不愈，发热不退或反见加重，应考虑感冒继发他病，传变入里。时行感冒病情较重，发病急，全身症状显著，可以发生传变，化热入里，继发或合并他病，具有广泛的传染、流行性（两者的主要区别）。

2.答案：C　解析：内伤咳嗽，病理因素主要为"痰"与"火"。

3.答案：C　解析：眩晕常见的病理因素有风、火、痰、瘀。

4.答案：C　解析：痫病病位在脑，涉及肝、脾、心、肾诸脏。

5.答案：E　解析：黄疸病理因素有湿邪、热邪、寒邪、疫毒、气滞、瘀血六种，但其中以湿邪为主。

6.答案：C　解析：内伤发热起病缓慢，病程较长，多为低热，或自觉发热，而体温并不升高，表现为高热者较少。不恶寒，或虽有怯冷，但得衣被则温。常兼见头晕、神疲、自汗、盗汗、脉弱等症。有反复发热的病史。

7. 答案：C 解析：着痹表现为肢体关节、肌肉酸楚、重着、疼痛，肿胀散漫，关节活动不利，肌肤麻木不仁，舌质淡，舌苔白腻，脉濡缓。

8. 答案：D 解析：穿刺法适用于脓液不多且位于组织深部时，用按触法辨脓有困难者。

9. 答案：C 解析：消法适用于尚未成脓的初期肿疡和非化脓性肿块性疾病以及各种皮肤疾病。

10. 答案：E 解析：丹毒肝脾湿火证，症见发于胸腹腰胯部，皮肤红肿蔓延，摸之灼手，肿胀疼痛，伴口干且苦，舌红，苔黄腻，脉弦滑数，治法为清肝泻火利湿，方选柴胡清肝汤、龙胆泻肝汤或化斑解毒汤加减。

11. 答案：A 解析：乳汁郁积是乳痈最常见的原因。乳汁郁积、乳络阻塞结块，郁久化热酿脓而成痈肿。

12. 答案：C 解析：乳核血瘀痰凝证选方为逍遥散合桃红四物汤加减。

13. 答案：C 解析：肉瘿气滞痰凝证，症见颈部一侧或两侧肿块呈圆形或卵圆形，不红、不热，随吞咽动作上下移动，一般无明显全身症状，如肿块过大可有呼吸不畅或吞咽不利，苔薄腻，脉弦滑。治法为理气解郁，化痰软坚，方选逍遥散合海藻玉壶汤加减。

14. 答案：D 解析：疥疮的特点为夜间剧痒，在皮损处有灰白色、浅黑色或普通皮色的隧道。

15. 答案：B 解析：糜烂型鹅掌风、脚湿气可选1∶1500高锰酸钾溶液、3%硼酸溶液、二矾汤或半边莲60g煎汤待温，浸泡15分钟，次以皮脂膏或雄黄膏外搽。

16. 答案：A 解析：内痔以便血、坠胀、肿块脱出为主要临床表现，好发于截石位3、7、11点。

17. 答案：C 解析：肛漏以局部反复流脓、疼痛、瘙痒为主要症状。

18. 答案：B 解析：女性乳头属肝，乳房属胃。男性乳头属肝，乳房属肾。

19. 答案：A 解析：居经，或称季经，指身体无病，但月经定期3个月来潮一次。

20. 答案：D 解析：痛经肾气亏损证主要证候为经期或经后1～2天内小腹绵绵作痛，伴腰骶酸痛，经色暗淡，量少，质稀薄，头晕耳鸣，面色晦暗，健忘失眠，舌淡红，苔薄，脉沉细。

21. 答案：D 解析：绝经前后诸证肾阴阳俱虚证，症见经断前后，月经量紊乱，量少或多，乍寒乍热，烘热汗出，头晕耳鸣，健忘，腰背冷痛，舌淡，苔薄，脉沉弱，治法为阴阳双补，方选二仙汤加减。

22. 答案：A 解析：妊娠病胎元正常者，宜治病与安胎并举；胎元异常者下胎以益母。

23. 答案：C 解析：堕胎、小产连续发生3次或3次以上者，称为滑胎。

24. 答案：A 解析："三审"，即先审小腹痛与不痛，以辨有无恶露停滞；次审大便通与不通，以验津液的盛衰；再审乳汁的行与不行和饮食多少，以察胃气的强弱。

25. 答案：C 解析：生后4～10个月乳牙开始萌出。

26. 答案：C 解析：婴幼儿大便呈果酱色，伴阵发性哭闹，常为肠套叠。

27. 答案：D 解析：营养性缺铁性贫血，是由于体内铁缺乏致使血红蛋白合成减少而引起的一种小细胞低色素性贫血。

28. 答案：E 解析：病毒性心肌炎发病前有感冒、泄泻、风疹等病史；有心功能不全、心源性休克或心脑综合征；有明显心悸、胸闷、乏力、气短、面色苍白、肢冷、多汗、脉结代等表现；心脏听诊可有心音低钝、心率加快、心律不齐、奔马律等；辅助检查X线或超声心动图检查示心脏扩大。而血沉增快、抗链球菌溶血素"O"增高，为风湿性心肌炎的表现。

29.答案：E 解析：白天尿频综合征（神经性尿频）的临床特点是①多发生在婴幼儿时期。②醒时尿频，次数较多，甚者数分钟1次，点滴淋沥，但入寐消失，反复发作，无明显其他不适。③尿常规、尿培养无阳性发现。

30.答案：B 解析：免疫性血小板减少症皮肤、黏膜见瘀点、瘀斑，瘀点多为针尖样大小，一般不高出皮面，多不对称，压之不褪色可遍及全身，但以四肢及头面部多见；可伴有鼻衄、齿衄、尿血、便血等，严重者可并发颅内出血；血小板计数显著减少。

31.答案：E 解析：传染性单核细胞增多症最严重的并发症为脾破裂。常发生在疾病的第二周，触摸脾脏或轻微创伤均可引起。

32.答案：A 解析：睡中经常遗尿，多则一夜数次，醒后方觉，兼神疲乏力，面色苍白，肢凉怕冷，舌淡者为肾气不足之遗尿，配穴当选肾俞、命门、太溪。

33.答案：D 解析：带脉约束了纵行躯干部的诸条经脉。

34.答案：C 解析：2006年颁布的中华人民共和国国家标准《腧穴名称与穴位》，督脉增加1穴印堂，经穴总数达362个。

35.答案：E 解析：心的募穴应为巨阙。

36.答案：A 解析：耻骨联合上缘至髌底的骨度折量寸是18寸。

37.答案：D 解析：肺经合穴尺泽在肘横纹中，肱二头肌腱桡侧凹陷处。

38.答案：B 解析：太渊是输穴、原穴、八会穴之脉会；太溪、大陵、神门、太冲既是输穴又是原穴，但不是八会穴。

39.答案：B 解析：手太阴肺经与手阳明大肠经交于两手食指（商阳）。

40.答案：C 解析：胃经天枢穴在腹部，横平脐中，前正中线旁开2寸。

41.答案：A 解析：隐白为脾经井穴，可健脾统血，是治疗月经过多、崩漏等妇科病的经验穴，还可以治疗鼻衄、便血、尿血等出血证。

42.答案：A 解析：心经井穴少冲在手指，小指末节桡侧，指甲根角侧上方0.1寸（指寸）。

43.答案：D 解析：心经郄穴阴郄可治疗骨蒸盗汗，常和肾经复溜合用，加强治疗效果。

44.答案：B 解析：膀胱经承山主治腰腿拘急、疼痛，痔疾，便秘以及腹痛，疝气。

45.答案：B 解析：肾经照海主治月经不调、痛经、阴痒、赤白带下等妇科病证；癫痫、不寐、嗜卧、癔症等神志病证；咽喉干痛，目赤肿痛；小便频数，癃闭；便秘。

46.答案：C 解析：针下得气后，捻转角度大、用力重、频率快、操作时间长，结合拇指向后、食指向前（右转用力为主）者为捻转泻法。

47.答案：C 解析：隔蒜灸多用于治疗瘰疬、肺痨及初起的肿疡等，有清热解毒、杀虫等作用。

48.答案：E 解析：密波易产生抑制反应，常用于止痛、镇静、缓解肌肉和血管痉挛。

49.答案：C 解析：同名经配穴法是将手足同名经的腧穴相互配合的方法，如牙痛取合谷、内庭，肝气郁结证取太冲、内关。神门属于手少阴心经，而三阴交属于足太阴脾经，故C项不属于同名经配穴法。

50.答案：C 解析：眩晕实证治以平肝潜阳，化痰定眩，主穴取百会、风池、太冲、内关。

51.答案：C 解析：面瘫治以祛风通络，

中医执业助理医师资格考试最后成功四套胜卷（二）答案与解析

疏调经筋，取局部穴、手足阳明经穴为主。针刺时面部腧穴均行平补平泻法，恢复期可加灸法。发病初期，面部腧穴手法不宜过重，针刺不宜过深，肢体远端腧穴行泻法且手法宜重；恢复期，足三里行补法，合谷、太冲行平补平泻法。

52. 答案：C 解析：感冒治以祛风解表，主穴取列缺、合谷、风池、大椎、太阳。

53. 答案：D 解析：落枕治以疏经活络，调和气血，主穴取外劳宫、天柱、阿是穴、后溪、悬钟。

54. 答案：C 解析：患者干咳，咳声短促，痰少黏白或痰中带血丝，或声音逐渐嘶哑，口干咽燥，午后潮热，颧红，盗汗，日渐消瘦，神疲，舌质红、少苔，脉细数，考虑为咳嗽肺阴亏耗证，治宜滋阴清热，润肺止咳。代表方：沙参麦冬汤加减。

55. 答案：A 解析：喘咳，喉中哮鸣8年，短气息促，动则尤甚，腰膝酸软，考虑为哮病肺肾两虚证。代表方：生脉地黄汤合金水六君煎加减。

56. 答案：B 解析：喘逆剧甚，张口抬肩，鼻扇气促，端坐不能平卧，稍动则咳喘欲绝，心慌动悸，烦躁不安，面青唇紫，汗出如珠，肢冷，脉浮大无根，考虑为喘证正虚喘脱证，选方为参附汤送服黑锡丹，配合蛤蚧粉。

57. 答案：B 解析：咯血，午后潮热，骨蒸颧红，五心烦热，盗汗量多，胸肋掣痛，消瘦，近期曾有与肺痨病人的接触史，考虑为肺痨。口渴心烦，失眠，性情急躁易怒，遗精，舌干而红，苔薄黄而剥，脉细数，考虑为虚火灼肺证，选方为百合固金汤合秦艽鳖甲散。

58. 答案：D 解析：胸部膨满，喘咳不能平卧，考虑为肺胀。心悸，面浮，下肢浮肿，腹部胀满有水，尿少，怕冷，面唇青紫，苔白滑，舌体胖质暗，脉沉细，考虑为

阳虚水泛证，选方为真武汤合五苓散。

59. 答案：B 解析：心悸，眩晕气急，胸闷痞满，渴不欲饮，小便短少，下肢浮肿，形寒肢冷，伴恶心、欲吐、流涎，舌淡胖，苔白滑，脉沉细而滑，考虑为心悸水饮凌心证，选方为苓桂术甘汤。

60. 答案：A 解析：胸痛剧烈，痛无休止，身寒肢冷，脉沉紧，考虑为胸痹寒凝心脉证的阴寒极盛之胸痹重症，方用乌头赤石脂丸。

61. 答案：C 解析：心烦不寐，胸闷痰多，恶心口苦，嗳气吞酸，考虑为不寐痰热扰心证。代表方：黄连温胆汤加减。

62. 答案：B 解析：头痛而晕，面色无华，脉细弱，考虑为血虚头痛。代表方：加味四物汤加减。

63. 答案：D 解析：突然昏仆，不省人事，牙关紧闭，口噤不开，两手握固，大小便闭，考虑为中风闭证。面白唇暗，静卧不烦，四肢不温，痰涎壅盛，苔白腻，脉沉滑，考虑为阴闭证，选方为涤痰汤合用苏合香丸。

64. 答案:B 解析：智能减退，记忆力、计算力、定向力、判断力明显减退，神情呆钝，词不达意，头晕耳鸣，急情思卧，齿枯发焦，腰酸骨软，步履艰难，舌瘦色淡，苔薄白，脉沉细弱，考虑为痴呆髓海不足证，选方为七福饮。

65. 答案：A 解析：胃脘灼热疼痛，痛势急迫，口苦，泛酸，苔黄，脉弦，考虑为胃痛肝气犯胃之变证肝胃郁热证，方用化肝煎或丹栀逍遥散加左金丸。

66. 答案：E 解析：脘腹痞闷，嘈杂不舒，恶心呕吐，口干不欲饮，口苦，纳少，舌红苔黄腻，脉滑数，考虑为胃痞湿热阻胃证，选方为连朴饮。

67. 答案：B 解析：身体素弱，饮食稍有不慎即呕吐未消化食物，四肢不温，便溏，考虑为呕吐脾胃阳虚证。代表方：理中

第31页

68.答案：C 解析：水饮不下，泛吐多量黏液白沫，面浮足肿，面色㿠白，形寒气短，精神疲惫，腹胀，舌质淡，苔白，脉细弱，考虑为噎膈气虚阳微证，选方为补气运脾汤。

69.答案：C 解析：呃逆连声，常因情志不畅而诱发，胸胁满闷，考虑为呃逆气机郁滞证，方用五磨饮子加减。

70.答案：A 解析：患者泄泻腹痛肠鸣，泻下粪便臭如败卵，考虑为泄泻食滞肠胃证。代表方：保和丸加减。

71.答案：D 解析：痢下赤白，日久不愈，脓血黏稠，脐下灼痛，虚坐努责，食少，心烦口干，至夜转剧，舌红绛少津，苔少，脉细数，考虑为阴虚痢，选方为驻车丸。

72.答案：C 解析：患者大便艰涩，腹痛拘急，手足不温，呃逆呕吐，考虑为冷秘。代表方：温脾汤加减。

73.答案：A 解析：胸胁部撞伤后，胁肋刺痛，痛有定处，痛处拒按，入夜痛甚，舌质紫暗，脉沉涩，考虑为胁痛瘀血阻络证，选方为复元活血汤。

74.答案：D 解析：发病急骤，黄疸迅速加深，其色如金，皮肤瘙痒，高热口渴，胁痛腹满，神昏谵语，烦躁抽搐，见衄血、便血，肌肤瘀斑，舌质红绛，苔黄而燥，脉弦滑，考虑为黄疸疫毒炽盛证（急黄），选方为千金犀角散。

75.答案：A 解析：全身水肿，下肢明显，按之没指，身体困重，纳呆，考虑为水肿水湿浸渍证。代表方：五皮饮合胃苓汤加减。

76.答案：B 解析：患者小便不通，情志抑郁，多烦善怒，胁腹胀满，舌红，苔薄黄，脉弦，考虑为癃闭肝郁气滞证，选方为沉香散。

77.答案：E 解析：小便点滴而下，甚则阻塞不通，小腹胀满疼痛，舌紫暗，有瘀点，脉涩，考虑为癃闭浊瘀阻塞证，选方为代抵当丸。

78.答案：A 解析：吐血色红，夹有食物残渣，脘腹胀闷，嘈杂不适，甚则作痛，口臭，便秘，大便色黑，舌质红，苔黄腻，脉滑数，考虑为吐血胃热壅盛证，选方为泻心汤合十灰散。

79.答案：D 解析：便血色红黏稠，大便不畅，腹痛，口苦，舌质红，苔黄腻，脉濡数，考虑为便血肠道湿热证，选方为地榆散合槐角丸。

80.答案：E 解析：患者反复发生肌衄，久病不愈，神疲乏力，头晕目眩，面色苍白，食欲不振，舌质淡，脉细弱，考虑为紫斑气不摄血证，选方为归脾汤。

81.答案：D 解析：胸胁饱满寒热往来，身热起伏，汗少，有汗而热不解，咳嗽，痰少，气急，胸胁刺痛，呼吸、转侧疼痛加重，心下痞硬，干呕，口苦，咽干，舌苔薄白，脉弦数，考虑为悬饮邪犯胸肺证，选方柴枳半夏汤。

82.答案：E 解析：口渴引饮，能食与便溏并见，精神不振，四肢乏力，体瘦，舌质淡红，苔白而干，脉弱，考虑为消渴中消气阴亏虚证，选方为七味白术散。

83.答案：A 解析：低热，午后热甚，心内烦热，胸闷脘痞，不思饮食，渴不欲饮，呕恶，大便黏滞不爽，舌苔黄腻，脉濡数，考虑为内伤发热痰湿郁热证，选方为三仁汤。

84.答案：B 解析：痹证日久，肌肉关节刺痛，固定不移，关节僵硬变形，屈伸不利，有硬结、瘀斑，面色暗黧，眼睑浮肿，胸闷痰多，舌质紫暗有瘀斑，舌苔白腻，脉弦涩，考虑为痰瘀痹阻证，选方为双合汤。

85.答案：D 解析：头摇肢颤，持物不稳，腰膝酸软，失眠心烦，头晕，耳鸣，善忘，兼有神呆、痴傻，舌质红，舌苔薄白，脉象细数，考虑为颤证髓海不足证，选方为龟鹿二仙膏合大定风珠。

86.答案：D 解析：腰部冷痛重着，寒冷和阴雨天则加重，舌质淡，苔白腻，脉沉而迟缓，考虑为寒湿腰痛，选方为甘姜苓术汤。

87.答案：A 解析：此证为颜面部疔疮的热毒蕴结证，宜选用五味消毒饮、黄连解毒汤加减方以清热解毒。

88.答案：C 解析：患者乳房有肿块，为乳癖，腰酸乏力，神疲倦怠，月经失调，可辨为冲任失调证。治法：调摄冲任。

89.答案：A 解析：湿疮患者，症见发病较缓，皮损潮红，有丘疹，瘙痒，抓后糜烂渗出，可见鳞屑，伴纳少，腹胀便溏，易疲乏，舌淡胖，苔白腻，脉濡缓，中医辨为脾虚湿蕴证，治法为健脾利湿止痒，方选除湿胃苓汤或参苓白术散加减。

90.答案：B 解析：体癣又名圆癣，亦称铜钱癣。好发于面部、颈部、躯干及四肢近端。初起为丘疹或水疱，逐渐形成边界清楚的钱币形红斑，其上覆盖细薄鳞屑。病灶中央皮疹消退，呈自愈倾向，但向四周蔓延，有丘疹、水疱、脓疱、结痂等损害。为环形、多环形，边界清楚，中心消退，外围扩张的斑块。

91.答案：A 解析：患者全身风团，考虑为瘾疹，症见红斑、风团面积较大，伴脘腹疼痛，恶心呕吐，神疲纳呆，大便秘结，舌质红，苔黄腻，脉弦滑数，中医辨为胃肠湿热证，治法为疏风解表，通腑泄热，方选防风通圣散加减。

92.答案：C 解析：患者出现药毒，症见大片脱屑，伴低热，神疲乏力，气短，口干欲饮，舌红，少苔，脉细数，中医辨为气阴两虚证，治法为益气养阴清热，方选增液汤合益胃汤加减。

93.答案：C 解析：油风的特点是突然发生斑片状脱发，脱发区皮肤变薄，多无自

觉症状。可发生于任何年龄，多见于青年，男女均可发病。

94.答案：C 解析：结合患者肛门刺痛明显，便时便后尤甚，肛门紧缩，裂口色紫暗，诊断为肛裂。舌紫暗，脉涩，辨证为气滞血瘀证，治以理气活血，润肠通便，方用六磨汤加减。

95.答案：A 解析：尿道结石主要表现为排尿困难、排尿费力，呈点滴状，或出现尿流中断及急性尿潴留。排尿时疼痛明显，可放射至阴茎头部，后尿道结石可伴有会阴和阴囊部疼痛。

96.答案：B 解析：患者突发腹痛，并逐渐转移至右下，进行性加剧、麦氏点压痛、反跳痛阳性、及至全腹压痛、反跳痛、腹皮挛急，考虑为肠痈，症见壮热，纳呆，恶心呕吐，便秘或腹泻，舌红苔黄腻，脉弦数或滑数，中医辨证为湿热证，治法为通腑泄热，解毒利湿透脓，方选复方大柴胡汤加减。

97.答案：A 解析：患者近3个月月经提前，约20日一行，考虑为月经先期，症见量或多或少，经色深红，质稠，经行不畅，少腹胀痛，乳房胀痛，烦躁易怒，口苦咽干，舌红，苔薄黄，脉弦数，中医辨为肝郁血热证，治法为疏肝清热，凉血调经，方选丹栀逍遥散。

98.答案：A 解析：患者经行感冒，发热恶寒，无汗，鼻塞流涕，咽喉痒痛，咳嗽痰稀，头痛身痛，舌淡红，苔薄白，脉浮紧，辨为风寒证，方选荆穗四物汤。

99.答案：A 解析：患者经间期出血，量少，色淡，质稀，神疲体倦，气短懒言，食少腹胀，为脾气虚表现，方选归脾汤。

100.答案：C 解析：患者18岁，月经尚未初潮，考虑为原发性闭经，症见体质虚弱，腰酸腿软，头晕目眩，倦怠乏力，夜尿频多，舌淡暗，苔薄白，脉沉细，中医辨为肾气亏损证，治法为补肾益气，调理冲任，

方选加减苁蓉菟丝子丸加减。

101.答案：A 解析：患者近半年月经停闭不行，考虑为闭经，症见五心烦热，颧红唇干，盗汗，骨蒸劳热，干咳，舌红，苔少，脉细数，中医辨为阴虚血燥证，治法为养阴清热调经，方选加减一阴煎加减。

102.答案：A 解析：患者月经量少，症见腰膝酸软，头晕耳鸣，足跟痛，为肾虚证的典型表现，治当补肾益精，养血调经，方选归肾丸。

103.答案：E 解析：患者经期鼻衄，月经周期正常，月经量少、色红、质稠，伴手足心热，潮热颧红，考虑为经行吐衄肺肾阴虚证，治法为滋阴养肺，方选顺经汤。

104.答案：C 解析：患者带下全无，诊断为带下过少。面色无华，头晕眼花，肌肤甲错，舌暗，边有瘀点瘀斑，脉细涩，皆为血虚血瘀之象，辨为血枯瘀阻证，方选小营煎。

105.答案：B 解析：患者胎漏、胎动不安，心悸气短，神疲乏力，舌淡，脉细弱滑，辨为气血虚弱证，治当补气养血，固肾安胎，方选胎元饮。

106.答案：C 解析：妊娠6个月，小便频数而急，艰涩不利，诊为妊娠小便淋痛（子淋）。小腹坠胀，胸闷纳少，带下量多黄稠，舌红，苔黄腻，脉弦滑数，辨证为湿热下注，治法为清热利湿，润燥通淋。

107.答案：A 解析：患者产后缺乳，乳汁稀薄，乳房柔软无胀感，面色少华，倦怠乏力，辨为气血虚弱型，方选通乳丹。

108.答案：A 解析：患者下腹部包块，考虑为癥瘕，症见热痛起伏，触之痛剧，痛连腰骶，经行量多，经期延长，带下量多，色黄如脓，兼见身热口渴，心烦不宁，大便秘结，小便黄赤，舌暗红，有瘀斑，苔黄，脉弦滑数，中医辨为湿热瘀阻证，治法为清热利湿，化瘀消癥，方选大黄牡丹汤。

109.答案：A 解析：患者婚久不孕，

症见月经周期正常，经来腹痛，呈进行性加剧，经量多少不一，经色紫暗，有血块，块下痛减，肛门坠胀不适，性交痛，舌紫暗，边有瘀点，苔薄白，脉弦细涩，中医辨为瘀滞胞宫证，治法为逐瘀荡胞，调经助孕，方选少腹逐瘀汤。

110.答案：D 解析：患者子宫下垂，中医诊断为阴挺，症见头晕耳鸣，腰膝酸软冷痛，小腹下坠，小便频数，入夜尤甚，带下清稀，舌淡红，脉沉弱，中医辨为肾虚证，治法为补肾固脱，益气升提，方选大补元煎加减。

111.答案：E 解析：患儿于28天面目皮肤仍发黄，考虑病理性黄疸，其色泽鲜明如橘，口渴唇干，大便秘结，小便深黄，舌质红，苔黄腻，故属湿热郁蒸证。治疗当清热利湿退黄。治疗胎黄湿热郁蒸证首选茵陈蒿汤。

112.答案：C 解析：考虑为暑邪感冒证，证候：发热，无汗或汗出热不解，头晕、头痛、鼻塞，身重困倦，胸闷泛恶，口渴心烦，食欲不振，或有呕吐、泄泻，小便短黄，舌质红，苔黄腻，脉数。方用新加香薷饮。

113.答案：C 解析：考虑为乳蛾热毒炽盛证，应用牛蒡甘桔汤清热解毒，利咽消肿。

114.答案：A 解析：考虑为哮喘肺脾气虚证，证候：反复喘促，喉间痰鸣，气短自汗，咳嗽无力，形体消瘦，神疲懒言，面白少华或萎黄，纳差，便溏，舌质淡胖，苔薄白，脉细软。治法：补肺固表，健脾益气。代表方：玉屏风散合人参五味子汤。

115.答案：C 解析：考虑为厌食脾胃阴虚证，证候：不思进食，食少饮多，皮肤失润，大便偏干，小便短黄，甚或烦躁少寐，手足心热，舌红少津，苔少或花剥，脉细数。治法：滋脾养胃，佐以助运。代表方：养胃增液汤。

116. 答案：D　解析：考虑为水肿邪陷心肝证，证候：头痛眩晕，视物模糊，烦躁，甚至抽搐、昏迷，舌红，苔黄燥，脉弦。治法：平肝息风，泻火利水。代表方：龙胆泻肝汤合羚角钩藤汤。

117. 答案：D　解析：夜间遗尿，神疲乏力，食欲不振，大便溏薄，舌质淡红，苔薄白，脉沉无力，考虑为遗尿肺脾气虚证，选方为补中益气汤合缩泉丸。

118. 答案：B　解析：发热1天出疹，皮疹初起细小淡红，现转为鲜红，疹点稠密，耳后及枕部淋巴结肿大，考虑为风疹。壮热口渴，烦躁哭闹，舌质红赤，苔黄糙，脉洪数，考虑为风疹邪入气营证，选方为透疹凉解汤。

119. 答案：C　解析：发热，皮疹呈向心性分布，躯干部多，斑、丘、疱疹和结痂同时存在，考虑为水痘。壮热烦躁，疹色紫暗，疱浆混浊，苔黄糙而干，脉数有力，考虑为水痘邪炽气营证，选方为清胃解毒汤。

120. 答案：B　解析：发热，手、足、口部及四肢、臀部疱疹，考虑为手足口病。烦躁口渴，小便黄赤，大便秘结，疱疹色泽紫暗，疱液混浊，舌质红绛，苔黄厚腻，脉滑数，考虑为湿热蒸盛证，选方为清瘟败毒饮。

121. 答案：D　解析：患儿常感脐腹部疼痛，腹部可扪及条索状物，时聚时散，嗜食异物，便下蛔虫，为蛔虫病，不思饮食，面色黄滞，面部可见白斑，白睛蓝斑，唇内栗状白点，夜寐龂齿，形体消瘦，肚腹胀大，青筋显露，舌苔花剥，舌尖红赤，脉弦滑，考虑肠虫证。治疗蛔虫病肠虫证首选使君子散。

122. 答案：C　解析：患儿发热，皮肤突然出现瘀点瘀斑，压之不褪色，考虑紫癜。瘀点瘀斑色泽鲜红，伴鼻衄，血色鲜红，心烦，口渴，便秘，伴腹痛，舌红，苔黄燥，脉数有力，属血热妄行证。治疗紫癜血热妄行证首选犀角地黄汤。

123. 答案：D　解析：头颅方大，肋串珠，鸡胸，X形腿，出牙、坐立、行走均迟缓，面白虚烦，多汗肢软，舌淡苔少，脉细无力，考虑为维生素D缺乏性佝偻病肾精亏损证，选方为补肾地黄丸。

124. 答案：E　解析：胃脘灼热隐痛，似饥而不欲食，口燥咽干，大便干结，舌红少津，脉细数者为胃阴不足，除主穴中脘、足三里、内关，还应选配穴胃俞、三阴交、内庭，故E项为最佳答案。

125. 答案：C　解析：失眠，夜寐多梦，易惊善恐，舌淡，苔薄，脉弦细者为心胆气虚之不寐，配穴当选心俞、胆俞。

126. 答案：B　解析：患者双下肢关节游走性疼痛，时有寒热，舌淡苔薄白，脉浮，考虑为行痹，配穴当选膈俞、血海。

127. 答案：D　解析：患者每因情志不畅而呕吐，伴有嗳气吞酸，胸胁胀满，平时多烦善怒，舌苔薄白，脉弦，考虑为呕吐肝气犯胃证，配穴当选期门、太冲。

128. 答案：A　解析：经前或经期小腹胀痛拒按，经血量少，行而不畅，血色紫暗有块，块下痛缓，伴有乳房胀痛，舌质紫暗或有瘀点，脉弦者，为气滞血瘀证。痛经实证主穴为中极、次髎、地机、三阴交、十七椎，气滞血瘀证配太冲、血海，故A项最佳。

129～131. 答案：A、C、B　解析：患者不寐多梦，甚则彻夜不眠，急躁易怒，伴头晕头胀，目赤耳鸣，口干而苦，不思饮食，便秘溲赤，舌红苔黄，脉弦而数，考虑为不寐肝火扰心证；代表方：龙胆泻肝汤；若患者出现头晕目眩，头痛欲裂，不寐躁怒，大便秘结者，可用当归龙荟丸。

132～134. 答案：D、E、A　解析：患者脓肿破溃，脓液稀薄，夹有败絮样物质，疮口凹陷，形成瘘管，反复发作，经久不愈，虚热不退，面色无华，腰膝酸软，舌淡，苔白，脉沉细无力，尿常规检查提示有红、白细胞及脓细胞，红细胞沉降率增高，脓液培养有结核杆菌生长，故考虑为子痰后期溃脓期，属气血两亏证；治疗方药为十全大补汤，兼服小金丹；子痰是发于肾子的疮痨性疾病，相当于西医的附睾结核，本病由结核杆菌感染而引起，因此在辨证论治的同时，还需应用西药抗结核治疗6个月以上。

135～137.答案：C、B、A　解析：患者带下过多，症见绵绵不断，清稀如水，腰酸如折，畏寒肢冷，舌淡，苔白润，脉沉迟，辨为肾阳虚证；治当温肾培元，固涩止带；方选内补丸。

138～140.答案：C、C、A　解析：患儿高热，右侧耳下腮部肿胀疼痛，考虑痄腮，张口咀嚼困难，烦躁不安，口渴欲饮，头痛，咽红肿痛，颌下肿块胀痛，大便秘结，尿少而黄，舌红苔黄，脉象滑数，属热毒蕴结证；治疗当清热解毒，软坚散结；治疗痄腮热毒蕴结证，首选普济消毒饮。

141～142.答案：E、A　解析：痫病以突然昏仆，不省人事，口吐白沫，两目上视，四肢抽搐为主要表现；痿证是指肢体筋脉弛缓，软弱无力，不能随意运动，或伴有肌肉萎缩的一种病证。

143～144.答案：B、A　解析：痈的初起阶段为火毒凝结证，症见局部突然肿胀，光软无头，迅速结块，皮肤焮红，灼热疼痛，日后逐渐扩大，变成高肿发硬，重者可有恶寒发热，头痛，泛恶，口渴，舌苔黄腻，脉弦滑或洪数；成脓期为热胜肉腐证，

症见红热明显，肿势高突，疼痛剧烈，痛如鸡啄，溃后脓出则肿痛消退，舌红，苔黄，脉数。

145～146.答案：A、B　解析：月经后期肾虚证，症见周期延后，量少，色暗淡，质清稀，或带下清稀，腰膝酸软，头晕耳鸣，面色晦暗，或面部暗斑，舌淡，苔薄白，脉沉细，治法为补肾养血调经，方选当归地黄饮；月经后期血虚证，症见周期延后，量少，色淡红，质清稀，或小腹绵绵作痛，或头晕眼花，心悸少寐，面色苍白或萎黄，舌质淡红，脉细弱，治法为补血益气调经，方选大补元煎。

147～148.答案：B、A　解析：足月儿出生时头围为33～34cm，出生后前3个月和后9个月各增长6cm，1周岁时约46cm，2周岁时约48cm，5周岁时约50cm，15岁时接近成人，为54～58cm；新生儿胸围约32cm，1岁时44cm，接近头围，2岁后胸围渐大于头围，其差数（cm）约等于其岁数减1。

149～150.答案：B、D　解析：针灸的治疗作用包括疏通经络、调和阴阳、扶正祛邪。临床上常用的刺募穴治疗六腑病，刺背俞穴治疗五脏病，便是"从阴引阳，从阳引阴"刺法的典型应用，核心是调和阴阳；疏通经络是针灸最基本和最直接的治疗作用，目的是使瘀阻的经络通畅，气血运行正常，从而达到治疗疾病的效果，操作时可选择相应的腧穴，采用毫针刺、三棱针点刺出血、皮肤针叩刺、拔罐等。

中医执业助理医师资格考试最后成功四套胜卷（三）答案

第一单元

1.E	2.D	3.A	4.A	5.C	6.C	7.C	8.A	9.A	10.B
11.C	12.A	13.B	14.B	15.A	16.A	17.E	18.D	19.A	20.B
21.C	22.B	23.C	24.C	25.D	26.D	27.D	28.A	29.D	30.C
31.C	32.E	33.B	34.E	35.A	36.C	37.A	38.A	39.A	40.B
41.E	42.D	43.B	44.A	45.E	46.E	47.D	48.D	49.C	50.A
51.A	52.D	53.C	54.D	55.C	56.C	57.A	58.A	59.E	60.A
61.C	62.A	63.A	64.D	65.B	66.B	67.E	68.E	69.E	70.B
71.D	72.C	73.D	74.E	75.D	76.D	77.D	78.A	79.B	80.E
81.D	82.A	83.B	84.A	85.C	86.D	87.E	88.D	89.B	90.B
91.C	92.A	93.C	94.C	95.C	96.C	97.A	98.B	99.D	100.E
101.B	102.A	103.B	104.B	105.B	106.B	107.B	108.D	109.C	110.A
111.E	112.A	113.C	114.C	115.C	116.B	117.D	118.A	119.B	120.C
121.C	122.C	123.C	124.C	125.C	126.D	127.D	128.D	129.D	130.D
131.A	132.B	133.E	134.D	135.E	136.D	137.D	138.B	139.B	140.D
141.E	142.D	143.A	144.D	145.B	146.D	147.C	148.E	149.D	150.C

第二单元

1.E	2.A	3.D	4.A	5.B	6.B	7.C	8.E	9.A	10.C
11.E	12.B	13.E	14.E	15.E	16.C	17.A	18.A	19.A	20.D
21.E	22.C	23.C	24.B	25.C	26.B	27.E	28.C	29.B	30.A
31.C	32.C	33.C	34.C	35.D	36.B	37.D	38.E	39.A	40.A
41.C	42.C	43.E	44.D	45.D	46.E	47.E	48.C	49.C	50.E
51.C	52.B	53.C	54.C	55.B	56.C	57.A	58.C	59.C	60.B
61.D	62.C	63.D	64.E	65.C	66.A	67.E	68.D	69.E	70.A
71.D	72.B	73.A	74.C	75.C	76.C	77.C	78.B	79.B	80.D
81.C	82.A	83.B	84.C	85.E	86.D	87.C	88.C	89.C	90.B
91.C	92.C	93.E	94.D	95.B	96.C	97.B	98.C	99.E	100.E
101.B	102.C	103.A	104.B	105.B	106.A	107.A	108.D	109.C	110.D
111.B	112.D	113.B	114.C	115.B	116.C	117.D	118.B	119.B	120.B
121.B	122.E	123.A	124.E	125.A	126.C	127.E	128.C	129.D	130.C
131.B	132.C	133.C	134.C	135.C	136.C	137.D	138.C	139.C	140.E
141.E	142.A	143.B	144.E	145.A	146.B	147.D	148.B	149.C	150.A

中医执业助理医师资格考试最后成功四套胜卷（三）解析

第一单元

1. 答案：E　解析：肝心脾肺肾——魂神意魄志。

2. 答案：D　解析：雄激素为治疗非重型再障的首选药物，常用药物有司坦唑醇、丙酸睾酮等。

3. 答案：A　解析：病毒性脑炎均可引起颅压增高而发生呕吐。多不伴有恶心，但有剧烈头痛，呕吐与饮食无关，亦可伴有不同程度的意识障碍。故本题选A。

4. 答案：A　解析：喜则气缓，过度喜乐，致使心气涣散。

5. 答案：C　解析：流脑的病原体为脑膜炎奈瑟菌，属奈瑟菌属，为革兰阴性双球菌。

6. 答案：C　解析：悲胜怒，恐胜喜，怒胜思，喜胜忧，思胜恐。

7. 答案：C　解析：神经、精神症状，即肝性脑病，是重型肝炎的特征性表现之一，此时肝浊音界进行性缩小，有明显出血现象。重型肝炎常有"酶胆分离"，故转氨酶明显升高并非其特征性表现，其升高幅度反而不如急性肝炎明显。肝区疼痛及黄疸也并非其特征性表现。

8. 答案：A　解析：呼气性呼吸困难，病变在小支气管。表现为呼气困难，呼气相对延长，伴哮鸣音。见于支气管哮喘及其他慢性阻塞性肺病。答案选A。

9. 答案：A　解析：声音嘶哑的咳嗽多见于声带炎、喉炎、喉癌，以及喉返神经受压迫。

10. 答案：B　解析：五种药物除虎杖外均具有凉血止血之功，其中虎杖散瘀止痛，擅长治疗水火烫伤，痈肿疮毒、毒蛇咬伤；槐花凉血止血，清肝泻火，擅长治疗血热便血、痔血及肝热目赤头痛；大蓟、小蓟凉血止血，散瘀解毒消痈，常用于血热出血证、热毒痈肿；地榆凉血止血，解毒敛疮，擅长治疗水火烫伤。故选择B。

11. 答案：C　解析：防风通圣散的功用为疏风解表，泻热通便。主治风热壅盛，表里俱实证。

12. 答案：A　解析：心肾阳虚证是指心、肾二脏阳气虚衰，失于温煦，以心悸、水肿等为主要表现的虚寒证候。心悸可出现于一系列心系虚损证候中，需有典型阳虚特别是肾阳虚证候，方能准确辨证为心肾阳虚证，显然A项最为确切。

13. 答案：B　解析：清气化痰丸主治痰热咳嗽，症见咳嗽气喘，咯痰黄稠，胸膈痞闷，甚则气急呕恶，烦躁不宁，舌质红，苔黄腻，脉滑数。

14. 答案：B　解析：痴呆症表现为小颅同时伴有智力障碍。先天性梅毒表现为方颅。脑积水表现为巨颅。C、E的头颅几乎为正常。故本题选B。

15. 答案：A　解析：人参为贵重药材，为了更好地煎出有效成分，还应单独另煎，即另炖2～3小时。煎液可以另服，也可与其他煎液混合服用。故选择A。

16. 答案：A　解析：燥邪犯肺者，出现干咳无痰或痰少而黏，不易咯出；风热犯肺者，出现咳嗽，痰少而黄，故二证均可见咳嗽痰少。

17. 答案：E 解析：甲状腺功能亢进症属于内分泌与代谢障碍，属于非感染性发热的疾病。故本题选 E。

18. 答案：D 解析：根据诱因不同，心脉痹阻证可分为瘀阻心脉证、痰阻心脉证、寒凝心脉证、气滞心脉证，其临床表现也与其病因特征密切相关。如瘀阻心脉证多表现为心胸刺痛，痰阻心脉证多表现为心胸闷痛，寒凝心脉证多表现为心胸剧痛，遇寒加重，得温痛减，气滞心脉证则表现为心胸胀痛，与情志变化有关。需特别注意四证的临床特点。

19. 答案：A 解析：天王补心丹中重用甘寒之生地黄，入心养血，入肾滋阴，壮水以制虚火，为君药。

20. 答案：B 解析：参苓白术散中砂仁芳香醒脾，行气导滞，化湿和胃，使全方补而不滞。

21. 答案：C 解析：嗳气为胃中气体上出咽喉所发出的一种声长而缓的症状，古称"噫"，属胃气上逆。A 项太息指情志抑郁，胸闷不畅时发出的长吁或短叹声，属肝气郁结。B 项呃逆指从咽喉发出的一种不由自主的冲击声，声短而频，呃呃作响，亦属胃气上逆。三者常常混淆，注意临床表现及病机的鉴别。

22. 答案：B 解析：突发事件应急工作，应当遵循预防为主、常备不懈的方针，贯彻统一领导、分级负责、反应及时、措施果断、依靠科学、加强合作的原则。

23. 答案：C 解析：因体位不同而出现浊音区变动的现象称为移动性浊音阳性，见于肝硬化门静脉高压症、右心衰竭、肾病综合征、严重营养不良以及渗出性腹膜炎（如结核性或自发性）等引起的腹水。故本题选 C。

24. 答案：C 解析：骨髓象是确诊白血病的主要依据。多数病例骨髓增生明显活跃或极度活跃，外周血中有原始细胞，骨髓细胞形态学及细胞化学染色显示其某一系列原始细胞 ≥ 30% 即可诊断。

25. 答案：D 解析：生我者为母，我生者为子。克我者，为所不胜，我克者为所胜。金克木，金为木之所不胜。

26. 答案：D 解析：外周血白细胞总数正常或减少主要见于部分革兰阴性杆菌感染（如布鲁菌病、结核病、伤寒与副伤寒）、多数病毒感染（如流行性感冒、高致病性禽流感、病毒感染等）以及原虫感染，故选 D。A、B、C、E 项均表现为外周血白细胞总数增高。

27. 答案：D 解析：临床将控制 LDL-C 水平达标作为防控动脉粥样硬化性心血管疾病（ASCVD）危险的首要干预靶点，非 HDL-C 作为次要干预靶点。调脂药物首选他汀类。

28. 答案：A 解析：小蓟饮子的功效为凉血止血，利水通淋；八正散的功效为清热泻火，利水通淋。二者的相同功效为利水通淋。

29. 答案：D 解析：针对本题所述症状，应选用兼具清热、解暑功效的药物。A 茯苓利水渗湿，健脾宁心；B 猪苓利水渗湿；C 金钱草利湿退黄，利尿通淋，解毒消肿；D 滑石利尿通淋，清热解暑，外用祛湿敛疮；E 泽泻利水，渗湿，泄热。故选择 D。

30. 答案：C 解析：根据体质特征注意针药宜忌。一般来说，体质偏阳者宜甘寒、酸寒、咸寒、清润，忌辛热温散；体质偏阴者宜温补益火，忌苦寒泻火；素体气虚者宜补气培元，忌耗散克伐；阴阳平和质者宜视病情权衡寒热补泻，忌妄攻蛮补；痰湿质者宜健脾芳香化湿，忌阴柔滋补；湿热质者宜清热利湿，忌滋补厚味；瘀血质者，宜疏利气血，忌固涩收敛等。

31. 答案：C 解析：狂犬病典型病例临床表现分为三期，前驱期、兴奋期、麻痹期。恐水，怕风，以及自主神经功能亢进等表现均出现于兴奋期。而麻痹期则常表现为弛缓性瘫痪，以肢体软瘫为多见。

32.答案：E　解析：细脉属虚脉类，表现为脉细如线，应指明显，多见于气血俱虚、湿邪为病。

33.答案：B　解析：语颤减弱或消失主要见于以下几种情况①肺泡内含气量增多：如阻塞性肺疾病及支气管哮喘发作时。②支气管阻塞：如阻塞性肺不张，气管内分泌物增多。③胸壁距肺组织距离加大：如胸腔积液、气胸、胸膜高度增厚及粘连、胸壁水肿或高度肥厚、胸壁皮下气肿。④体质衰弱：因发音较弱而语颤减弱。大量胸腔积液、严重气胸时，语颤可消失。

34.答案：E　解析：少数HIV急性感染（感染后平均2～4周）者有临床症状，持续约1～2周消失。无症状感染期持续时间一般为6～8年或更久。

35.答案：A　解析：阿托品影响可使双侧瞳孔散大。B、C、D、E双侧瞳孔缩小。故本题选A。

36.答案：C　解析：论治，是在通过辨证思维得出证的诊断的基础上，确立相应的治疗原则和方法，选择适当的治疗手段和措施来处理疾病的思维和实践过程。论治过程一般分为因证立法、随法选方、据方施治三个步骤。

37.答案：A　解析：腮腺导管开口在与上颌第二磨牙牙冠相对的颊黏膜上。

38.答案：A　解析：病人神志清楚而语言时有错乱，语后自知言错，称为错语。虚证多因心气虚弱、神气不足所致，多见于久病体虚或年老脏气衰微者。实证多为痰湿、瘀血、气滞阻碍心窍所致。注意错语和独语皆可因心气虚弱、神气不足所致，病因有诸多相似之处。

39.答案：A　解析：生化汤的组成为全当归、川芎、桃仁、炮干姜、炙甘草、黄酒、童便。

40.答案：B　解析：《赫尔辛基宣言》涉及人类受试者医学研究的伦理准则。

41.答案：E　解析：目内眦及外眦的血络属心，称为"血轮"。黑珠属肝，称为"风轮"。白睛属肺，称为"气轮"。瞳仁属肾，称为"水轮"。眼胞属脾，称为"肉轮"。

42.答案：D　解析：麦门冬汤的组成包括麦门冬、半夏、人参、甘草、粳米、大枣。

43.答案：B　解析：急性菌痢反复发作或迁延不愈达2个月以上者为慢性菌痢。

44.答案：A　解析：十二经脉的气血循环流注次序可简便记忆为，肺大胃脾心小肠，膀肾包焦胆肝藏。手太阳小肠经流注于足太阳膀胱经。

45.答案：E　解析：流行性出血热低血压休克期治疗，主要是抗休克，力争稳定血压，预防重要脏器衰竭。促进利尿是少尿期的治疗原则，而非血容量本就不足的低血压休克期的治疗原则。

46.答案：E　解析：二尖瓣器质性收缩期杂音的特点为杂音呈吹风样，高调，性质较粗糙，强度常在3/6级以上，持续时间长，占据整个收缩期，可遮盖第一心音，常向左腋下传导，吸气时减弱，呼气时加强，左侧卧位时更明显。故本题选E。

47.答案：D　解析：小建中汤中的芍药可以养营阴，缓肝急，止腹痛。

48.答案：D　解析：气的固摄作用是指气对血液、津液和精液等液态物质具有固护统摄，防止其无故流失的作用。其表现形式有：统摄血液、固摄津液、固摄精液，防止其妄泄。气不摄津引起自汗、多尿等，气不固精引起遗精、滑精、早泄。

49.答案：C　解析：鼠类为流行性出血热主要的传染源，在我国是黑线姬鼠（野鼠型）、褐家鼠（家鼠型）等，人不是主要的传染源。A、D、E 项的传染源均为人，而 B 项乙脑则以猪为主要传染源。

50. 答案：A　解析：寒湿痹病，初为关节冷痛、重着、麻木，病程日久，或过服温燥药物，演变成患处红肿灼痛，属疾病的寒热性质发生相反的转变，为寒证化热。

51. 答案：A　解析：原发癌肿引起的表现，以咳嗽为常见的早期症状，多呈刺激性干咳，或有少量黏液痰。因癌组织血管丰富，痰内常间断或持续带血，如侵及大血管可导致大咯血。如肿瘤引起支气管部分阻塞，可引起局限性喘鸣，并有胸闷、气急等。全身症状有体重下降，发热。B、C、D、E 均常见于肺外胸内扩散及远处转移等引起的临床表现。

52. 答案：D　解析：人禽流感的传染源主要为病禽、带毒的禽。主要经呼吸道传播，也可通过密切接触感染的禽类及其分泌物、排泄物、受污染的水及直接接触病毒株被感染。目前尚无人与人之间直接传播的确切证据。

53. 答案：C　解析：食指络脉浅淡而纤细者，多属虚证。因气血不足，脉络不充所致。

54. 答案：D　解析：支气管结核患者可闻及局限性哮鸣音，于呼气或咳嗽末较为明显，故 D 项有误。

55. 答案：C　解析：A 附子回阳救逆，补火助阳，散寒止痛；B 肉桂补火助阳，散寒止痛，温通经脉，引火归原；C 干姜善于温中散寒，回阳通脉，温肺化饮；D 细辛解表散寒，祛风止痛，通窍，温肺化饮；E 高良姜温中止呕，散寒止痛。本题所述病证为脾胃虚寒，寒饮咳喘，用干姜温中散寒，兼能温肺化饮最合适。故选择 C。

56. 答案：C　解析：实证发热常表现为蒸蒸壮热，而虚证发热则表现为五心烦热，午后微热。A、B、D、E 项都是虚证的临床表现。

57. 答案：A　解析："咽喉红肿疼痛"治宜利咽，"肺热咳嗽痰多"治宜清肺热消痰。射干清热解毒，消痰，利咽，故 A 为正确选项。鱼腥草清热解毒，消痈排脓，利尿通淋。马勃清热解毒，利咽，止血。板蓝根清热解毒，凉血，利咽。山豆根清热解毒，利咽消肿。

58. 答案：A　解析：患者"痰壅气逆，咳喘痰多，胸闷食少"，是因气滞痰食阻滞，治宜降气化痰消食，方用三子养亲汤。故选择 A。

59. 答案：E　解析：病人自觉口中有酸味，或泛酸，多因肝胃郁热或饮食停滞所致。

60. 答案：A　解析：超过有效期的药品，属于劣药。生产、销售劣药的，没收违法生产、销售的药品和违法所得，并处违法生产、销售的药品货值金额十倍以上二十倍以下的罚款。

61. 答案：C　解析：越鞠丸中香附行气解郁为君药。

62. 答案：A　解析：《素问·宣明五气》云，"久卧伤气，久坐伤肉。"

63. 答案：A　解析：细菌培养阳性及流脑特异性血清免疫检测阳性为确诊流脑的主要依据。

64. 答案：D　解析：《尚书·洪范》所说的"水曰润下，火曰炎上，木曰曲直，金曰从革，土爰稼穑"是对五行特性的经典性概括。

65. 答案：B　解析：隐性感染又称亚临床感染，指病原体只引起特异性免疫应答，不引起或只引起轻微的组织损伤，无临床症状，只能通过免疫学检查发现，临床最多见。

66. 答案：B　解析：伤寒是由伤寒杆菌经消化道传播引起的急性肠道传染病。伤寒杆菌，属于沙门菌属 D 组，革兰染色阴性。

67. 答案：E　解析：麻子仁丸的组成

包括麻子仁、芍药、杏仁、枳实、厚朴、大黄、蜂蜜。

68.答案：E 解析：玉竹养阴润燥，生津止渴。龙眼肉补益心脾，养血安神。人参大补元气，复脉固脱，补脾益肺，生津养血，安神益智。莲子补脾止泻，止带，益肾固精，养心安神。百合养阴润肺，清心安神。故选择E。

69.答案：E 解析：脾喜燥恶湿，胃喜润恶燥，二者燥湿相济。

70.答案：B 解析：防风祛风解表，胜湿止痛，止痉。白芷解表散寒，祛风止痛，宣通鼻窍，燥湿止带，消肿排脓。羌活解表散寒，祛风胜湿，止痛。苍耳子散风寒，通鼻窍，祛风湿。藁本祛风散寒，除湿止痛。故选择B。

71.答案：D 解析：丁香能够温中降逆，散寒止痛，温肾助阳。常用于治疗胃寒呕吐，呃逆，脘腹冷痛，阳痿，宫冷。故选择D。

72.答案：C 解析：苔白如积粉，扪之不燥（积粉苔）常见于瘟疫或内痈等病，系秽浊时邪与热毒相结而成，为特征性舌苔表现。

73.答案：D 解析：无伤原则是指从患者的利益出发，为患者提供最佳的诊治、护理，努力避免对患者造成不应有的伤害。不做过度检查，不做过度治疗。

74.答案：E 解析：相乘是指五行中一行对其所胜的过度制约或克制。相乘的次序：木→土→水→火→金→木，故脾（土）病及肾（水）属于相乘传变。

75.答案：D 解析：肝功能减退时对雌激素、醛固酮和抗利尿激素的灭能作用减弱，上述激素在体内蓄积，出现肝掌、蜘蛛痣等表现，为慢性肝炎、肝硬化的重要标志之一。

76.答案：E 解析：沉香行气止痛，温中止呕，纳气平喘。磁石镇惊安神，平肝潜阳，聪耳明目，纳气平喘。蛤蚧补肺益肾，纳气定喘，助阳益精。益智暖肾固精缩尿，温脾止泻摄唾。紫河车温肾补精，养血益气。故选择E。

77.答案：B 解析：二妙散的功用为清热燥湿，主治湿热下注证。

78.答案：A 解析：阴阳转化，是指事物的总体属性，在一定的条件下，可以向其相反的方向转化。阴阳双方的消长运动发展到一定阶段，事物内部阴与阳的比例出现了颠倒，则该事物的属性即发生转化，所以说转化是消长的结果。阴阳相互转化，一般都产生于事物发展变化的"物极"阶段，即所谓"物极必反"。

79.答案：B 解析：音调高亢响亮，称肠鸣音亢进，如肠鸣音高亢呈叮当金属声，见于机械性肠梗阻。故本题选B。

80.答案：E 解析：腹痛、血便、腹部肿块是肠套叠的典型症状。

81.答案：D 解析：因时制宜是根据时令特点，考虑治疗用药的一个原则。如用寒远寒、用凉远凉、用温远温、用热远热。

82.答案：A 解析：志贺菌可分为四群。A群（痢疾志贺菌）、B群（福氏志贺菌）、C群（鲍氏志贺菌）和D群（宋内志贺菌）。其中，痢疾志贺菌感染病情较重，福氏志贺菌感染易转为慢性，宋内志贺菌感染病情轻，多不典型。

83.答案：B 解析：完带汤的组成包括炒白术、山药、人参、苍术、车前子、白芍、柴胡、黑芥穗、陈皮、甘草。

84.答案：A 解析：补阳还五汤中地龙通经活络，力专善走。

85.答案：C 解析：人参大补元气，复脉固脱，补脾益肺，生津养血，安神益智，为拯危救脱的要药。适用于因大汗、大泻、大失血或大病、久病所致元气虚极欲脱，脉微欲绝的危重证候。故选择C。

86.答案：D 解析：六味地黄丸功可填

精滋阴补肾，主治肾阴精不足证，症见腰膝酸软，头晕目眩，耳鸣耳聋，视物昏花，盗汗，遗精，消渴，骨蒸潮热，手足心热，口燥咽干，牙齿动摇，足跟作痛，小便淋沥以及小儿囟门不合，舌红少苔，脉沉细数。

87. 答案：E 解析：左心衰竭时，因肺淤血常出现阵发性呼吸困难，多在夜间入睡后发生。

88. 答案：D 解析：伤寒患者进行粪便培养，整个病程中均可阳性，第3～4周阳性率最高。阳性表示大便排菌，有传染性，除外慢性胆囊带菌者，对伤寒有诊断意义。

89. 答案：E 解析：中药"七情"配伍理论有单行、相须、相使、相畏、相杀、相恶、相反。A相使，指主药配合辅药，互相增强作用；B相畏，指一种药物的毒性可以被另一种药物减轻或消除；C相杀，指一种药物能减轻或消除另一种药物的毒性；D相反，指两药合用，产生毒性反应或副作用；E相恶，一种药物破坏另一种药物的功效。莱菔子能削弱人参的补气作用。故选择E。

90. 答案：B 解析：麻黄汤中用麻黄三两、桂枝二两，比例为3∶2，二者相须为用，是辛温发表的常用组合。

91. 答案：C 解析：脾主升清，指脾气的升动转输作用，将胃肠道吸收的水谷精微和水液上输于心、肺等脏，通过心、肺的作用化生气血，以营养濡润全身。

92. 答案：A 解析：流行性感冒主要以全身中毒症状为主，发热通常持续3～4日，体温可达39～40℃，呼吸道症状轻微或不明显。

93. 答案：C 解析：苏子降气汤中肉桂温补下元，纳气平喘，以治下虚；当归治咳逆上气，养血补肝，还可制诸药之燥，同肉桂并用增强温补下虚之效。

94. 答案：C 解析：阴盛格阳是指阴气偏盛至极，壅闭于里，寒盛于内，逼迫阳气浮越于外的一种病理变化。寒盛于内是疾病的本质，由于排斥阳气于外，可在原有面色苍白、四肢逆冷、精神萎靡、畏寒蜷卧、脉微欲绝等寒盛于内表现的基础上，又出现面红、烦热、口渴、脉大无根等假热之象，故称为真寒假热证。阳盛格阴是指阳气偏盛至极，深伏于里，热盛于内，格阴于外的一种病理变化。热盛于内是疾病的本质，但由于格阴于外，可在原有壮热、面红、气粗、烦躁、舌红、脉数大有力等热盛于内表现的基础上，又现四肢厥冷、脉象沉伏等假寒之象，故称为真热假寒证。

95. 答案：B 解析：揩舌可用消毒纱布卷在食指上，蘸少许清洁水在舌面上揩抹数次。可用于鉴别舌苔有根无根，以及是否属于染苔。

96. 答案：B 解析：不同途径传播的传染病，常有针对性地选择不同的措施进行消毒和隔离。呼吸道传染病流行期间，应特别注意室内通风换气。

97. 答案：A 解析：瘦舌，又称为瘦薄舌，多主气血阴液不足。其中，舌体瘦薄色淡多属气血两虚；舌体瘦薄而色红绛干燥多见于阴虚火旺，津液耗伤。B项舌红绛肿胀者，多见于心脾热盛，热毒上壅。D项点刺舌主脏腑热极，或血分热盛，而舌中生点刺多为胃肠热盛。E项舌淡胖大润而有齿痕，多属寒湿壅盛，或阳虚水湿内停。

98. 答案：B 解析：自然哲学医学模式是以古代朴素的唯物论和辩证法为指导，根据经验、直觉或思辨推理进行医疗活动的医学模式。

99. 答案：D 解析：气血两虚证是指气虚证和血虚证同时存在所表现的证候，显然D项最为确切。A项多属血瘀证，B项多属气滞证，C项多属气虚血瘀证，E项多属气虚证而不见血虚表现。

100. 答案：E 解析：甲亢患者常表现为心动过速，多为窦性，休息和睡眠时心率仍快，故E项心动过缓有误。

101. 答案：B　解析：嗜睡常因痰湿内盛或阳虚阴盛导致。若困倦嗜睡，伴头目昏沉，胸闷脘痞，肢体困重者，乃痰湿困脾，清阳不升所致。

102. 答案：A　解析：卫生行政法规是国务院根据宪法和法律制订行政法规，由总理签署国务院令发布。如《医疗机构管理条例》《麻醉药品和精神药品管理条例》等。卫生行政法规的法律效力低于法律而高于地方性法规。

103. 答案：B　解析：胆红素尿为尿内含有大量结合胆红素所致，呈深黄色，见于肝细胞性黄疸及阻塞性黄疸。因此在溶血性黄疸中，尿中结合胆红素多阴性。故选 B，其他选项皆不符。

104. 答案：B　解析：麻黄根固表止汗；浮小麦固表止汗，益气，除热；麻黄发汗散寒，宣肺平喘，利水消肿；五味子收敛固涩，益气生津，补肾宁心；山茱萸补益肝肾，收敛固脱。故选择 B。

105. 答案：B　解析：乌梅丸主治蛔厥证，症见脘腹阵痛，烦闷呕吐，时发时止，得食则吐，甚则吐蛔，手足厥冷或久泻久痢。

106. 答案：B　解析：一日分阴阳。上午为阳中之阳，下午为阳中之阴，前半夜为阴中之阴，后半夜为阴中之阳。

107. 答案：B　解析：左心室增大见心脏浊音界向左下扩大，使心界呈靴形，见于主动脉瓣关闭不全、高血压性心脏病。

108. 答案：D　解析：针对本题所述症状，应选择兼具清热泻火、生津止渴、除烦止呕功效的药物。A 石膏生用清热泻火，除烦止渴；B 知母清热泻火，滋阴润燥；C 天花粉清热泻火，生津止渴，消肿排脓；D 芦根清热泻火，生津止渴，除烦止呕，利尿；E 栀子泻火除烦，清热利湿，凉血解毒，外用消肿止痛，焦栀子凉血止血。故选择 D。

109. 答案：C　解析：患者为年轻女性，出现膀胱刺激征，腰痛，无明显全身感染症状，肾区无叩击痛，尿中白细胞（++），尿菌培养为尿路感染最常见的致病菌大肠埃希菌，故诊断为急性膀胱炎。

110. 答案：A　解析：高血压脑病以舒张压增高为主，舒张压常超过 120mmHg，出现头痛、烦躁不安、恶心、呕吐、视物模糊、精神错乱，严重者可出现神志恍惚、谵妄甚至昏迷或出现暂时性偏瘫、失语等脑功能缺失的表现，伴有局灶或全身性抽搐等。治疗时静脉使用短效降压药物，硝普钠为首选。

111. 答案：E　解析：患者"两目模糊，视物不清，伴有头痛，眩晕"，是因肝阳上亢，上扰头目。治宜平抑肝阳，清肝明目。而选项 E 菊花疏散风热，平抑肝阳，清肝明目，清热解毒。常用于：①风热感冒，温病初起；②肝阳上亢，头痛眩晕；③目赤昏花；④疮痈肿毒。故选择 E。

112. 答案：A　解析：消化性溃疡常有慢性、周期性、节律性中上腹隐痛或灼痛。故本题选 A。

113. 答案：C　解析：麻黄杏仁甘草石膏汤功可辛凉疏表，清肺平喘，主治外感风邪，邪热蕴肺证。症见身热不解，咳逆气急，甚则鼻扇，口渴，有汗或无汗，苔薄白或黄，脉浮而数。

114. 答案：C　解析：寒滞肝脉证是指寒邪侵袭，凝滞肝经，以少腹、前阴、颠顶等肝经经脉循行部位冷痛为主要表现的实寒证候。

115. 答案：C　解析：患者"素体肥胖，胸闷憋气，时感胸痛，甚则胸痛彻背"，可诊断为胸痹，其主要的病机是痰浊阻滞胸部气机。故治宜通阳散结，行气导滞。C 为治疗胸痹的要药。

116. 答案：B　解析：当腹腔内大量积液时，在仰卧位时腹部外形呈宽而扁状，称为蛙腹。常见于肝硬化门脉高压症、右心衰竭、缩窄性心包炎、肾病综合征、结核性腹膜炎、腹膜转移癌等。故本题选 B。

117.答案：D　解析：消化性溃疡上腹痛呈节律性，与进食相关，十二指肠溃疡饥饿时疼痛，多在餐后 2～4 小时出现，进食后缓解，常并发幽门梗阻。呕吐是幽门梗阻的主要症状，吐后症状减轻，呕吐物含有发酵宿食，查体有胃型、胃蠕动波及振水音。

118.答案：A　解析：患者为青年女性，有广泛出血累及皮肤、黏膜，有月经过多的表现，骨髓巨核细胞数增多，血小板计数减少，急性型发作期血小板计数常 $< 20 \times 10^9$/L，慢性型常在（$30 \sim 80$）$\times 10^9$/L，白细胞计数正常，血红蛋白正常，无贫血表现，可诊断为原发免疫性血小板减少症。

119.答案：B　解析：膀胱湿热证是指湿热侵袭，蕴结膀胱，以小便频急、灼涩疼痛及湿热症状为主要表现的证候。题干舌脉属典型湿热为患，结合小便异常，不难辨证。

120.答案：C　解析：真虚假实是指病机的本质为"虚"，但表现出"实"的临床假象。一般是由于正气虚弱，脏腑经络之气不足，推动、激发功能减退所致。真虚假实证又称为"至虚有盛候"。如脾气虚衰的腹胀，气血亏损的经闭。

121.答案：C　解析：肺心病急性加重期的治疗以控制感染为关键措施。慢性肺心病并发的感染多为混合性感染，故应联合用药，一般可首选青霉素类、氨基糖苷类、氟喹诺酮类及头孢菌素类等。

122.答案：C　解析：A 麻黄发汗散寒，宣肺平喘，利水消肿；B 桂枝发汗解肌，温经通脉，助阳化气，平冲降气；C 香薷发汗解表，化湿和中，利水消肿；D 防风祛风解表，胜湿止痛，止痉；E 细辛解表散寒，祛风止痛，通窍，温肺化饮。本题所述病证中有"吐泻，苔白腻"，提示脾胃失调湿阻，选取有化湿和中功效的香薷较好，故选

123.答案：C　解析：患者有心悸、头晕、胸闷等表现，心脏听诊第一心音强度不一致，心律绝对不规则，脉搏短绌，应首先考虑为房颤。

124.答案：D　解析：患者有冠心病病史，突然出现急性加重表现，咳吐粉红色泡沫状痰，考虑为急性左心衰竭，以急性肺水肿的表现为主。

125.答案：C　解析：双侧瞳孔大小不等，常见于脑外伤、脑肿瘤、脑疝及中枢神经梅毒等颅内病变。

126.答案：B　解析：本题五个选项均为消食药，A 山楂消食健胃，行气散瘀，化浊降脂；B 莱菔子消食除胀，降气化痰；C 神曲消食和胃；D 鸡内金消食健胃，固精止遗，通淋化石；E 麦芽行气消食，健脾开胃，回乳消胀。本题所述症状中有痰壅气逆，痰多胸闷，可用莱菔子降气化痰，故选择 B。

127～129.答案：D、D、D　解析：铁锈色痰为肺炎链球菌肺炎的特征性临床表现之一，患者常有受凉、淋雨、劳累、病毒感染等诱因，突起寒战，继之发热，多有病侧针刺样胸痛，部分患者有鼻翼扇动、口唇单纯疱疹等。典型患者有肺实变体征，包括患侧呼吸运动减弱、触觉语颤增强、叩诊呈浊音、听诊呼吸音减低或消失，并可出现支气管呼吸音。根据典型症状与体征，结合胸部X线检查，可做出初步诊断，确诊有赖于病原菌检测。抗菌药物首选青霉素G，用药途径及剂量视病情轻重及有无并发症而定。对青霉素过敏者，可用红霉素或阿奇霉素、林可霉素等。

130～132.答案：D、A、B　解析：TIA 的病因主要为动脉粥样硬化，其他有动脉狭窄、器质性心脏病、血液成分异常等。因绝大多数 TIA 患者就诊时发作已缓解，因此诊断主要依据病史，中老年患者突然出现一过性局限性神经功能缺失的症状和体征，

持续时间短暂，24 小时内症状和体征消失，急诊 CT 或 MRI 检查未发现与症状相关的病灶，即可诊断 TIA。TIA 患者发病 2～7 天是发生卒中的高风险期，对确诊的 TIA 患者，应进行伴发病的详细问诊，明确基础疾病，并进行相关实验室及其他检查，如发现并存血脂异常、高血压、血糖升高、颈动脉粥样硬化斑块等，提示患者具有进一步发生卒中等器质性心脑血管缺血性疾病的高风险，应进行正规甚至强化治疗，消除危险因素，避免进展为卒中。

133～134. 答案：E、D 解析：E 流行性和地方性斑疹伤寒为丙类传染病，D 霍乱为甲类传染病，A 项艾滋病，B 项肺结核、C 项百日咳为乙类传染病。

135～136. 答案：E、D 解析：肝藏血，肾藏精，精血互生，故肝肾之间关系极为密切，有"肝肾同源""乙癸同源"之说。心肾两脏不仅要在生理功能上相互联系，而且要从阴阳水火升降方面保持平衡：心火必须下降于肾，肾水必须上济于心，即达到"心肾相交""水火既济"的状态。

137～138. 答案：D、B 解析：透明管型偶见于健康人；少量出现见于剧烈运动、高热等；明显增多提示肾实质病变，如肾病综合征、慢性肾炎等。红细胞管型：见于急性肾炎、慢性肾炎急性发作、狼疮性肾炎、肾移植术后急性排斥反应等。白细胞管型：提示肾实质感染性疾病，见于肾盂肾炎、间质性肾炎。肾小管上皮细胞管型：提示肾小管病变，见于急性肾小管坏死、慢性肾炎晚期、肾病综合征等。蜡样管型：提示肾小管病变严重，预后不良。见于慢性肾炎晚期、慢性肾衰竭、肾淀粉样变性。

139～140. 答案：B、D 解析：假神是指久病、重病患者，精气本已极度衰竭，而突然出现某些神气暂时"好转"的虚假表现，是脏腑精气极度衰竭的表现，显然题干符合假神的临床表现。焦虑不安，心悸气促，不敢独处则是神乱中焦虑恐惧中的典型表现，多由心胆气虚，心神失养所致，常见于脏躁等病人。

141～142. 答案：E、D 解析：中毒型菌痢休克型治疗需迅速扩充血容量及纠正酸中毒，予抗胆碱药物改善微循环，短期使用糖皮质激素，保护心、脑、肾等重要脏器功能，有早期 DIC 者可予肝素抗凝治疗。中毒型菌痢脑型以减轻脑水肿，防止呼吸衰竭为主，常应用 20% 甘露醇，注意保持呼吸道通畅，及时吸痰、吸氧。

143～144. 答案：A、D 解析：川芎可活血行气，祛风止痛，上行头目，为治头痛要药，无论风寒、风热、风湿、血虚、血瘀头痛均可随证配伍用之，故选择川芎。牛膝逐瘀通经，补肝肾，强筋骨，利水通淋，引火（血）下行，症见腰膝酸软，遇劳则甚，为肾虚所致筋骨无力，故选择牛膝。

145～146. 答案：B、D 解析：对门诊初诊患者，要通过全面沟通，对患者病情做出准确的判断，制定治疗方案；对复诊患者要重点沟通治疗效果，掌握病情变化，及时调整治疗方案；对住院患者要在系统检查中深入沟通；患者出院，要以叮嘱的方式沟通；回访患者，要以关切的问候方式沟通；对重症患者更要细致沟通，及时对患者家属讲清危险，研究、协商救治方案；对急症患者要快沟通，忙而不乱，快速把握疾病的症状和性质。

147～148. 答案：C、E 解析：川芎茶调散主治外感风邪头痛，症见偏正头痛，或颠顶作痛，目眩鼻塞，或恶风发热，舌苔薄白，脉浮；半夏白术天麻汤主治风痰上扰证，症见眩晕，头痛，胸膈痞闷，恶心呕吐，舌苔白腻，脉弦滑。

149～150. 答案：D、C 解析：患者持续尿糖阳性，但空腹及餐后血糖均正常，乃因肾糖阈降低所致的肾性糖尿。患者有"三多一少"的临床症状，空腹血糖 ≥ 7mmol/L，糖耐量亦出现异常，可诊断为糖尿病。

第二单元

1. 答案：E 解析：痰肿肿势软如棉，或硬如馒，大小不一，形态各异，无处不生，不红不热，皮色不变，见于瘰疬、脂瘤等。

2. 答案：A 解析：纹色淡红，多为内有虚寒。

3. 答案：D 解析：经筋的作用主要是约束骨骼，利于关节屈伸活动，以保持人体正常的运动功能。

4. 答案：A 解析：新生儿上腭中线和齿龈部位有散在黄白色、碎米大小隆起颗粒，称为"马牙"，会于数周或数月自行消失，不需挑刮。

5. 答案：B 解析：出现早（在生后 24 小时内即出现黄疸）、发展快（血清总胆红素每日上升幅度 > 85.5μmol/L 或每小时上升幅度 > 8.5μmol/L）、程度重（足月儿血清总胆红素 > 221μmol/L，早产儿 > 257μmol/L）、消退迟（黄疸持续时间：足月儿 > 2 周，早产儿 > 4 周）或黄疸消退后复现，伴随各种临床症状。而生理性胎黄大多在生后 2 ~ 3 天出现，4 ~ 6 天达高峰，足月儿在生后 2 周消退，因此，考虑 B 属于生理性黄疸。

6. 答案：B 解析：十二经脉的气血循环流注次序可简便记忆为，肺大胃脾心小肠，膀肾包焦胆肝藏。手太阳小肠经上接手少阴心经，二经在手小指端交接。

7. 答案：C 解析：丹毒总由血热火毒为患，素体血分有热，或在肌肤破损处有湿热火毒之邪乘隙侵入，郁阻肌肤而发。

8. 答案：E 解析：疳证主要病变脏腑在脾胃，脾胃受损、气血津液耗伤为其基本病理改变。

9. 答案：A 解析：注意力缺陷多动障碍病位主要在心、肝、脾、肾。病机关键为脏腑功能失常，阴阳平衡失调。

10. 答案：C 解析：乳核是发生在乳房部最常见的良性肿瘤，相当于西医的乳腺纤维腺瘤。特点是好发于 20 ~ 25 岁青年妇女，乳中结核，形如丸卵，边界清楚，表面光滑，推之移动。

11. 答案：E 解析：股骨大转子至腘横纹（平髌尖）的骨度折量寸为 19 寸。

12. 答案：B 解析：呕吐是指胃失和降，气逆于上，迫使胃中之物从口中吐出的一种病证，其主要病位在胃，与肝、脾有密切关系，故选 B。

13. 答案：E 解析：泄泻日久，耗伤正气，多属虚证，脾虚者宜健脾，排除 A；肾虚者应补肾，排除 B；中气下陷者应升提，排除 C；久泻不止宜固涩，排除 D；久泻不止不可分利太过，以防劫其阴液，故选 E。

14. 答案：E 解析：内痔风伤肠络证，症见大便带血、滴血或喷射状出血，血色鲜红，或有肛门瘙痒等，舌质红，苔薄白或薄黄，脉浮数。治法为清热凉血祛风，方选凉血地黄汤加减。

15. 答案：E 解析：十二经脉的气血循环流注次序可简便记忆为，肺大胃脾心小肠，膀肾包焦胆肝藏。足厥阴肝经下接手太阴肺经于肺中。

16. 答案：C 解析：太阳头痛选用羌活、蔓荆子、川芎；阳明头痛选用葛根、白芷、知母；少阳头痛选用柴胡、黄芩、川芎；厥阴头痛选用吴茱萸、藁本等。故选择 C。

17. 答案：A 解析：切开法应选择脓腔最低点或最薄弱处进刀。一般疮疡宜循经直切；乳房部应以乳头为中心，放射状切开；面部脓肿应尽量沿皮肤自然纹理切开；手指脓肿，应从侧方切开；关节区附近的脓肿，切口尽量避免越过关节；关节区脓肿，一般施行横切口、弧形切口或"S"形切口；肛旁低位脓肿，应以肛管为中心做放射状切开。

18.答案：A　解析：足三阴经在足内踝上 8 寸以下为厥阴在前、太阴在中、少阴在后，至内踝上 8 寸以上，太阴交出于厥阴之前。

19.答案：A　解析：水肿的病位在肺、脾、肾，关键在肾。基本病机为肺失通调，脾失转输，肾失开阖，三焦气化不利，水液泛滥肌肤。故选 A。

20.答案：D　解析：尿血与血淋的鉴别，主要在于"有无尿痛"，不痛者为血尿，痛者为血淋，故选 D。

21.答案：E　解析：滋水清肝饮由六味地黄丸合丹栀逍遥散加减而成，滋养阴精，补益肝肾的作用更强，适用于郁证日久，热盛伤阴，故选 E。

22.答案：C　解析：破伤风的肌肉强直性痉挛首先从头面部开始，进而延展至躯干四肢。其顺序为咀嚼肌、面肌、颈项肌、背腹肌、四肢肌群、膈肌和肋间肌。

23.答案：C　解析：月经先后不定期肾虚型，症见经行或先或后，量少，色淡暗，质清，或腰骶酸痛，或头晕耳鸣；舌淡，苔白，脉细弱。治法为补肾调经，方选固阴煎。

24.答案：B　解析：虚喘责之肺、肾，因阳气不足，阴精亏耗，而致肺肾出纳失常，且尤以气虚为主。故选 B。

25.答案：C　解析：蝼蛄疖宜作十字形切开。

26.答案：B　解析：肾虚腰痛，偏阳虚者用右归丸，偏阴虚者用左归丸，无阴阳偏盛者用青娥丸。故选 B。

27.答案：E　解析：膀胱经井穴至阴善治胎位不正、滞产、胞衣不下等胎产病证。

28.答案：C　解析：经间期出血肾阴虚证，症见两次月经中间阴道少量出血或稍

多，色鲜红，质稍稠，头晕腰酸，夜寐不宁，五心烦热，便艰尿黄，舌体偏小质红，脉细数，中医治法为滋肾养阴，固冲止血，方选两地汤合二至丸或加减一阴煎。

29.答案：B　解析：经行头痛肝火证，症见经行头痛，甚或颠顶掣痛，头晕目眩，月经量稍多，色鲜红，烦躁易怒，口苦咽干，舌质红，苔薄黄，脉弦细数。治法为清热平肝息风，方选羚角钩藤汤。

30.答案：A　解析：喘证有虚实之分，实喘者呼吸深长有余，呼出为快，气粗声高，伴有痰鸣咳嗽，脉数有力，病势多急；虚喘呼吸短促难续，深吸为快，气怯声低，少有痰鸣咳嗽，脉象微弱或浮大中空，病势徐缓，时轻时重，遇劳则甚。故选择 A。

31.答案：C　解析：根据十二经脉的分布规律，上肢内侧为手三阴经，太阴在前、厥阴在中、少阴在后，故循行于上肢内侧中线的经脉是手厥阴心包经。

32.答案：C　解析：小儿体重低于正常均值的 85% 者为营养不良。

33.答案：C　解析：呃逆基本病机是胃失和降，膈间气机不利，胃气上逆动膈。故理气和胃，降逆止呃为其基本治法。

34.答案：C　解析：带下病的主要病机是湿邪伤及任带二脉，使任脉不固，带脉失约。湿邪是导致本病的主要原因。脾肝肾三脏功能失调是产生内湿之因，外湿多因久居湿地，或涉水淋雨，或摄生不洁，或不洁性交等，以致感受湿热毒虫邪。

35.答案：D　解析：督脉督领六阳经，调节全身阳经经气，故称"阳脉之海"。

36.答案：B　解析：妊娠期凡峻下、滑利、祛瘀、破血、耗气、散气及一切有毒药品，都应慎用或禁用，但如果病情确实有需要，亦可适当选用，但需严格掌握剂量和用药时间，"衰其大半而止"，以免动胎伤胎。

37.答案：D　解析：胆经穴足临泣为八脉交会穴之一，通带脉，与外关穴合用，可

治疗目锐眦、耳后、颊、颈、肩部疾病。

38.答案：E　解析：妊娠恶阻的主要病机是冲脉之气上逆，胃失和降。临床常见的病因为脾胃虚弱、肝胃不和，并可继发气阴两虚的恶阻重症。

39.答案：A　解析：A项血海属足太阴脾经；B项少海属手少阴心经；C项小海属手太阳小肠经；D项照海属足少阴肾经；E项气海属任脉。

40.答案：A　解析：心经输（原）穴神门在腕前区，腕掌侧远端横纹尺侧端，尺侧腕屈肌腱的桡侧缘。

41.答案：C　解析：胆经悬钟在小腿外侧，外踝尖上3寸，腓骨前缘。

42.答案：C　解析：小儿发病容易，突出表现在肺、脾、肾系疾病及外感时行疾病方面。肺系疾病是儿科发病率最高的一类疾病，脾系疾病发病率在儿科仅次于肺系疾病而居第二位。

43.答案：E　解析：产后三病是指病痉、病郁冒、病大便难。

44.答案：D　解析：回旋灸指施灸时，艾卷点燃的一端与施灸部位的皮肤虽然保持一定的距离，但不固定，而是向左右方向移动或反复回旋施灸，属于艾条灸中的悬起灸。

45.答案：D　解析：临床上常把先病经脉的原穴和后病的相表里经脉的络穴相配合，称为"原络配穴法"，是表里经配穴法的典型用法。大肠先病，先取其原穴合谷，肺经后病，后取该经络穴列缺，显然D项符合原络配穴法。注意不是在同一条经脉上选其原、络穴，而是分别取相表里经脉的原穴和络穴，方能称为原络配穴法。

46.答案：E　解析：肾经原穴太溪在踝区，内踝尖与跟腱之间的凹陷中。D项与太溪穴相对的腧穴则是膀胱经的经穴昆仑。

47.答案：E　解析：行针的基本手法主要有提插法和捻转法两种。

48.答案：C　解析：人工流产的常见并发症包括人工流产综合征、子宫穿孔、人流不全、宫腔或颈管内口粘连及术后感染。

49.答案：C　解析：冲、任、督三脉同起于胞中，一源三岐。

50.答案：E　解析：非经期、妊娠期子宫表现为"藏精气而不泻"似脏；行经期、分娩时子宫表现为"传化物而不藏"似腑，故属于"奇恒之腑"。

51.答案：C　解析：小肠经井穴少泽常用于治疗乳痈、乳少、产后缺乳等乳房病证，是通乳之经验穴，亦为治疗缺乳的主穴之一。

52.答案：B　解析：舌上溃破，色红疼痛，考虑为口疮。心烦不安，口干欲饮，小便短赤，舌尖红，苔薄黄，指纹紫，考虑为心火上炎证，选方为泻心导赤散。

53.答案：C　解析：突然昏仆，不省人事，牙关紧闭，口噤不开，两手握固，肢体强痉，大小便闭者，为中风中脏腑之闭证，取督脉、手厥阴和十二井穴为主。

54.答案：B　解析：肺气肿病史10年，现胸部膨满，胸中憋闷如塞，考虑为肺胀。烦躁，咳逆喘促，咳痰不爽，舌边尖红，苔黄腻，脉滑数都是痰热之象，考虑为肺胀痰热郁肺证，用越婢加半夏汤或桑白皮汤，故选B。

55.答案：B　解析：突然昏仆，不省人事，目合口开，四肢瘫软，手撒肢冷，汗多，二便自遗，脉微细欲绝者为中风中脏腑之脱证，主穴取关元、神阙。

56.答案：B　解析：持续壮热5天，起伏如潮，皮疹布发，舌质红赤，舌苔黄腻，脉数有力，考虑为麻疹邪入肺胃证（出疹期），选方为清解透表汤。

57.答案：A　解析：心悸而痛，胸闷气短，动则更甚，自汗，面色㿠白，神倦怯寒，四肢欠温，舌质淡胖，边有齿痕，苔白腻，脉沉细迟。考虑为胸痹心肾阳虚证，治宜温补阳气，振奋心阳，用参附汤合右归饮。选A。

58.答案：A 解析：晨起喷嚏，流涕，继而发热，疹色淡红，耳后及枕部臖核肿大触痛，考虑为风痧。舌质偏红，苔薄白，脉浮数，考虑为邪犯肺卫证，选方为银翘散。

59.答案：C 解析：患者患乳岩，症见乳房肿块扩大，溃后愈坚，渗流血水，不痛或剧痛，精神萎靡，面色晦暗或苍白，饮食少进，心悸失眠，舌紫或有瘀斑，苔黄，脉弱无力，中医辨为正虚毒盛证，治法为调补气血，清热解毒，方选八珍汤加减。

60.答案：B 解析：气瘿患者颈部弥漫性肿大，边缘不清，随喜怒消长，皮色如常，质软无压痛，肿块随吞咽动作上下移动，伴急躁易怒，善太息，舌质淡红，苔薄，脉沉弦，中医辨为肝郁气滞证，治法为疏肝解郁，化痰软坚，方选四海舒郁丸加减。

61.答案：D 解析：感冒风寒束表证表湿较重，肢体酸痛，头重头胀，身热不扬，方用羌活胜湿汤。选D。

62.答案：C 解析：蛇串疮是一种皮肤上出现成簇水疱，呈带状分布，痛如火燎的急性疱疹性皮肤病，相当于西医的带状疱疹。其特点为皮肤上出现红斑、水疱或丘疱疹，累累如串珠，排列成带状，沿一侧周围神经分布区出现，局部刺痛，或伴臖核肿大。

63.答案：D 解析：突然腹部绞痛，弯腰曲背，辗转不宁，肢冷汗出，呕吐蛔虫，考虑为蛔厥证，选方为乌梅丸。

64.答案：E 解析：吞咽梗阻，胸膈痞满，情志舒畅时可稍减轻，口干咽燥，舌红苔薄腻，脉弦滑，考虑为噎膈痰气交阻证，治法为开郁化痰，润燥降气，治疗首选启膈散，选E。若泛吐痰涎甚多，可含化玉枢丹。

65.答案：C 解析：牛皮癣的特点为

皮损多呈圆形或多角形的扁平丘疹，融合成片，剧烈瘙痒，搔抓后皮损肥厚，皮沟加深，皮嵴隆起，极易形成苔藓样变。

66.答案：A 解析：呃逆频作，冲逆而出，声音洪亮有力，口臭烦渴，多喜冷饮，大便秘结，舌苔黄燥，脉滑数，为呃逆胃火上逆证，治宜清胃泄热，降逆止呃，方用竹叶石膏汤，故选A。

67.答案：E 解析：鹅掌风水疱型可选用1号癣药水、2号癣药水、复方土槿皮酊外搽；二矾汤熏洗；鹅掌风浸泡方或藿黄浸剂浸泡。

68.答案：D 解析：自汗，汗出遍身而抚之不温，畏寒恶风，考虑为汗证营卫失调证，选方为黄芪桂枝五物汤。

69.答案：E 解析：瘰疬性溃疡，疮口多呈凹陷形或潜行空洞或漏管，疮面肉色不鲜，脓水清稀，并夹有败絮状物，疮口愈合缓慢或反复溃破，经久难愈。

70.答案：A 解析：咳嗽喉痒，痰中带血，考虑为咳血。口干鼻燥，身热，舌红少津，苔薄黄，脉数，考虑为咳血燥热伤肺证，治宜清热润肺，宁络止血，用桑杏汤。故选A。

71.答案：D 解析：白疕发病较久，皮疹多呈斑片状，颜色淡红，鳞屑减少，干燥皲裂，自觉瘙痒，伴口干，舌质淡红，苔少，脉沉细，中医辨证为血虚风燥证，治法为养血滋阴，润肤息风，方选当归饮子加减。

72.答案：B 解析：急性淋病，症见尿道口红肿，尿液混浊如脂，尿道口溢脓，尿急、尿频、尿痛，尿道灼热，舌红，苔黄腻，脉滑数，中医辨为湿热毒蕴证，治法为清热利湿，解毒化浊，方选龙胆泻肝汤加减。

73.答案：A 解析：痢下稀薄白冻，考虑为痢疾。食少神疲，四肢不温，舌淡苔薄白，脉沉细，考虑为虚寒痢，治宜温补脾肾，收涩固脱，用桃花汤合真人养脏汤，选A。

74. 答案：D 解析：大便干结，腹胀腹痛，口干口臭，小便短赤，舌红，苔黄燥，脉滑数者为热秘，配穴当选曲池、内庭。

75. 答案：C 解析：大便秘结，嗳气频作，胸胁痞满，腹中胀痛，脉弦，考虑为气秘，治宜顺气导滞，方用六磨汤。四磨汤行气降逆，宽胸散结，主治肝郁气逆证，通便导滞力不专。五磨饮子中无大黄，通便导滞不如六磨汤。柴胡疏肝散用于气郁，但本证还有有形实邪在胃肠中，故不宜。选C。

76. 答案：D 解析：纵切横缝法适用于陈旧性肛裂伴有肛管狭窄者。

77. 答案：E 解析：急性子痈，症见睾丸或附睾肿大疼痛，阴囊皮肤红肿，焮热疼痛，少腹抽痛，局部触痛明显，脓肿形成时，按之应指，伴恶寒发热，苔黄腻，脉滑数，中医辨证为湿热下注证，治法为清热利湿，解毒消肿，方选枸橘汤或龙胆泻肝汤加减。

78. 答案：B 解析：平素眩晕，耳鸣，突然发生口舌歪斜，舌强语謇，半身不遂，但其神志清楚，舌红，苔腻，脉弦细数，证属中风阴虚风动，治宜滋阴潜阳，息风通络，用镇肝熄风汤，选B。

79. 答案：B 解析：因皮肤疮痍破溃而引发水肿，肿势自颜面渐及全身，小便不利，恶风发热，舌红苔薄黄，脉滑数，考虑为水肿湿毒浸淫证，治宜宣肺解毒，利湿消肿，用麻黄连翘赤小豆汤合五味消毒饮。选B。

80. 答案：D 解析：腹痛拘急，得温则舒，遇寒痛甚，痛处喜暖，舌淡，苔白滑，脉沉弦紧，考虑为腹痛腹部中寒证，选方为养脏汤。

81. 答案：C 解析：泌尿系结石症见腰痛或小腹痛，或尿流突然中断，尿频，尿急，尿痛，小便浑赤，舌红，苔黄腻，脉弦数，中医辨证为湿热蕴结证，治法为清热利湿，通淋排石，方选三金排石汤加减。

82. 答案：A 解析：小便点滴不通，考虑为癃闭；短赤灼热，小腹胀满，口苦口黏，舌质红，苔黄腻，脉数都是湿热之征，考虑为膀胱湿热证。治宜清利湿热，通利小便，用八正散。故选A。

83. 答案：B 解析：肠痈患者，症见恶心纳差，轻度发热，苔白腻，脉弦滑或弦紧，中医辨证为瘀滞证，治法为行气活血，通腑泄热，方选大黄牡丹汤合红藤煎剂加减。

84. 答案：C 解析：便血脾胃虚寒证，中气不足，脾失统摄，血溢肠中，故便血紫暗，甚则黑色；脾胃阳虚，故腹部隐痛，喜热饮，面色不华，神倦懒言，便溏，舌质淡，脉细。治宜健脾温中，养血止血，用黄土汤，选C。

85. 答案：E 解析：大便干结，面白无华，唇甲色淡，心悸目眩，考虑为血虚便秘，选方润肠丸。

86. 答案：D 解析：体倦乏力，气短声低，面色不华，为脾不统血证，治宜补中健脾，益气摄血，用归脾汤最宜。

87. 答案：C 解析：月经先期，量少，色红，质稠，手足心热，咽干口燥，舌质红，苔少，脉细数，中医辨为阴虚血热证，治法为养阴清热调经，方选两地汤。

88. 答案：C 解析：患者肾阴亏损，统摄无权，故尿频量多，混浊如脂膏；阴精亏虚故形体消瘦，口干唇燥，舌红苔少，脉细数。有消渴病史，证属消渴下消肾阴亏虚证，治宜滋阴固肾，用六味地黄丸，选C。

89. 答案：C 解析：患者月经周期33天，在21～35天范围之内，经期持续8～10日，超过正常经期7天的时限，但尚不构成14天以上的漏下诊断，故考虑为经期延长。

90. 答案：B 解析：肢体关节疼痛剧

烈，痛处固定，得热痛减，遇寒痛增，舌苔薄白，脉弦紧，考虑为痹证中的痛痹，主要为寒邪侵袭，治宜散寒通络，祛风除湿，用乌头汤。故选 B。

91. 答案：C　解析：梦中遗尿，寐不安宁，烦躁叫扰，白天多动少静，苔薄少津，脉沉细而数，考虑为遗尿心肾失交证，选方为交泰丸合导赤散。

92. 答案：C　解析：暴病耳聋，或耳中觉胀，耳鸣如潮，鸣声隆隆不断，按之不减，属于耳鸣耳聋之实证，取局部腧穴及手足少阳经穴为主，概因手足少阳经脉均绕行于耳之前后并入耳中。

93. 答案：E　解析：患者无胸痛，且反复咳血，颧红，潮热盗汗，舌质红苔少，脉细数，考虑为咳血阴虚肺热证，选方为百合固金汤。

94. 答案：D　解析：崩漏肾气虚证，多见青春期少女或经断前后妇女出现经乱无期，出血量多势急如崩，或淋沥日久不净，或由崩而漏，由漏而崩反复发作，色淡红或淡暗，质清稀，面色晦暗，眼眶暗，小腹空坠，腰脊酸软，舌淡暗，苔白润，脉沉弱，治法为补肾益气，固冲止血，方选加减苁蓉菟丝子丸加减。

95. 答案：B　解析：小便频数日久，淋沥不尽，尿液不清，考虑为尿频。神倦乏力，面色萎黄，食欲不振，畏寒怕冷，舌淡苔薄腻，脉细弱，考虑为脾肾气虚证，选方为缩泉丸。

96. 答案：E　解析：休息痢日久，脾阳虚极，肠中寒积不化，遇寒即发，症见下痢白冻，倦怠少食，舌淡苔白，脉沉者，用温脾汤加减。

97. 答案：B　解析：喘促气短，考虑为喘证。咳声低弱，咳痰稀白，自汗畏风，舌淡红苔薄白，脉弱无力，考虑为肺气虚耗证，治宜补肺益气养阴，用生脉散合补肺汤。选 B。

98. 答案：C　解析：患儿面色㿠白，唇舌爪甲苍白，精神萎靡，舌淡苔白淡，血红蛋白 60g/L，考虑为贫血。经常泄泻，精神萎靡，手足欠温，舌淡苔白，指纹淡，考虑为脾肾阳虚，选方为右归丸。

99. 答案：E　解析：胃痛暴作，恶寒喜暖，脘腹得温则痛减，脉弦紧，考虑为胃痛寒邪客胃证，治疗宜用香苏散合良附丸。选 E。

100. 答案：E　解析：微恶风寒，发热重，流浊涕，痰稠或黄，咽喉肿痛，苔薄黄，脉浮数者为风热感冒，配穴当选曲池、尺泽。

101. 答案：B　解析：经行鼻衄，症见经前或经期吐血、衄血，量较多，色鲜红，月经可提前、量少甚或不行，心烦易怒，或两胁胀痛，口苦咽干，头晕耳鸣，尿黄便结，舌红，苔黄，脉弦数，中医辨为肝经郁火证，治法为清肝调经，方选清肝引经汤。

102. 答案：C　解析：脘腹痞塞不舒，考虑为胃痞。头晕目眩，身重困倦，呕恶纳呆，口淡不渴，舌苔白厚腻，脉沉滑，考虑为痰湿中阻证，治法除湿化痰，理气和中，用二陈平胃汤。选 C。

103. 答案：A　解析：痢下赤白，白多赤少，舌淡苔白腻，脉濡缓，考虑为寒湿痢，选方为不换金正气散。

104. 答案：B　解析：大便秘结，排出困难，考虑为便秘。面色无华，头晕目眩，心悸，舌淡，脉细，考虑为血虚。故选 B。

105. 答案：B　解析：蛇串疮其皮损鲜红，疱壁紧张，灼热刺痛，兼口苦，烦躁易怒，苔黄，脉弦滑数者为肝胆火盛证，配穴当选行间、侠溪。

106. 答案：A　解析：因于外伤出现瘀血，刺痛，痛有定处，夜痛甚，舌质紫暗，脉沉涩，考虑为胁痛瘀血阻络证，故治宜祛瘀通络，用血府逐瘀汤或复元活血汤。故选 A。

107.答案：A　解析：患者喘逆上气，考虑为喘证；见恶寒身热，无汗、痰质稠、色黄，属于表寒肺热证，故选 A 解表清里，化痰平喘。

108.答案：D　解析：头晕目眩，面白或萎黄，神倦乏力，舌淡，苔薄白，脉弱者为气血两虚之眩晕，配穴当选气海、脾俞、胃俞。

109.答案：C　解析：突发身目发黄，黄色鲜明，右胁胀闷疼痛，牵引肩背，寒热往来，口苦咽干，考虑为胆腑郁热，选方为大柴胡汤。故选 C。

110.答案：D　解析：异位妊娠多有停经史及早孕反应，已破损型可有腹痛、阴道不规则出血、晕厥与休克等表现，当输卵管破裂时患者突感下腹一侧撕裂样剧痛，可波及下腹或全腹，有的还引起肩胛部放射性疼痛。

111.答案：B　解析：头痛昏蒙，胸脘满闷，呕吐痰涎，舌苔白腻，脉弦滑，考虑为痰浊头痛，治宜健脾燥湿，化痰降逆，选方为半夏白术天麻汤。选 B。

112.答案：D　解析：痄腮，腮部肿胀渐消退，右侧睾丸肿胀疼痛，舌红苔黄，脉数，考虑为痄腮变证，毒窜睾腹证，选方为龙胆泻肝汤。

113.答案：B　解析：风寒外袭，故恶风畏寒，阻遏太阳经气，故头痛连及项背。口不渴，舌苔薄白，脉浮紧，都是外感风寒的表现。治宜疏散风寒止痛，用川芎茶调散。选 B。

114.答案：C　解析：患者妊娠 6 个月，肢体肿胀，考虑为子肿。症见肿胀始于两足，渐延于腿，皮色不变，随按随起，胸闷胁胀，头晕胀痛，苔薄腻，脉弦滑，中医辨为气滞证，治法为理气行滞，除湿消肿，方选天仙藤散或正气天香散。

115.答案：B　解析：性情急躁易怒，胸胁胀满，口苦而干，苔黄，脉弦数，考虑

为郁证气郁化火证，应用丹栀逍遥散，故选择 B。

116.答案：C　解析：患者怀孕 3 个月，近 3 天尿频、尿急、尿道灼热刺痛，考虑为妊娠小便淋痛。症见小便频数，淋沥涩痛，量少色淡黄，午后潮热，手足心热，大便干结，颧赤唇红，舌红少苔，脉细滑而数，中医辨为阴虚津亏证，治法为滋阴清热，润燥通淋，方选知柏地黄丸加减。

117.答案：D　解析：锁喉痈是发于颈前正中结喉处的急性化脓性疾病，因其红肿绕喉故名，中软应指成脓后应及早切开。

118.答案：B　解析：始见时时振寒，发热，继而壮热汗出，咳吐腥臭浊痰，胸满作痛，可诊为肺痈，此为成痈期表现，治法为清肺解毒，化瘀消痈，应用千金苇茎汤合如金解毒散。故选 B。

119.答案：B　解析：多食易饥 3 个月，消瘦 5 公斤，考虑为消渴。多食易饥，口干渴，大便干燥，舌苔黄，脉滑实有力，考虑为中消胃热炽盛。故选 B。

120.答案：B　解析：臀部及下肢紫癜，发热，舌红，苔薄黄，脉浮数，考虑为风热伤络证，选方为银翘散。

121.答案：B　解析：呕吐清水痰涎，脘痞纳呆，头眩心悸，苔白腻，脉滑者为痰饮内停之呕吐，配穴当选丰隆、公孙。

122.答案：E　解析：患者产后恶露 1 个月未止，考虑为产后恶露不绝。量多，色淡，无臭气，面色㿠白，神疲懒言，四肢无力，小腹空坠，舌淡苔薄白，脉细弱，中医辨为气虚证，治法为补气摄血固冲，方选补中益气汤加减。

123.答案：A　解析：感冒病史，后出现心悸，少气懒言，神疲倦怠，头晕目眩，考虑为病毒性心肌炎。少气懒言，神疲倦怠，舌光红少苔，脉细数，考虑为气阴亏虚证，选方为炙甘草汤合生脉散。

124.答案：E　解析：牙痛剧烈，齿龈

红肿或出脓血，口臭，口渴，便秘，舌红，苔黄燥，脉洪数者为胃火牙痛，配穴当选内庭、二间。

125.答案：A 解析：患者产后半月余，全身关节疼痛，肢体酸楚麻木，考虑为产后身痛。症见酸楚麻木，头晕心悸，舌淡苔薄，脉细弱，中医辨为血虚证，治法为养血益气，温经通络，方选黄芪桂枝五物汤加减。

126.答案：C 解析：患者有明显的感受风寒史，晨起后颈项疼痛重着，活动受限，头向患侧倾斜，颈肩部压痛明显，伴恶风畏寒为风寒袭络之落枕，配穴当选风池、合谷。

127.答案：E 解析：患者婚后4年未孕，考虑为不孕症。症见月经3～5月一行，带下量多，色白质黏无臭，头晕心悸，胸闷泛恶，面目虚浮㿠白，舌淡胖，苔白腻，脉滑，中医辨为痰湿内阻证，治法为燥湿化痰，理气调经，方选苍附导痰丸。

128.答案：C 解析：治疗月经先期的主穴为关元、三阴交、血海。

129～131.答案：D、C、B 解析：口腔满布白屑，考虑为鹅口疮。面赤，唇红，伴发热，大便干结，小便黄赤，考虑为鹅口疮心脾积热证，治法为清心泻脾，首选清热泻脾散。

132～134.答案：B、A、D 解析：女性患者下腹积块，固定不移，考虑为癥瘕，症见平素月经先后不定，经血量多有块，经行难净，经色暗，精神抑郁，胸闷不舒，面色晦暗，肌肤甲错，舌质紫暗，有瘀斑，脉沉弦涩，中医辨为气滞血瘀证，治法为行气活血，化瘀消癥，方选香棱丸或大黄䗪虫丸。

135～137.答案：C、B、D 解析：青年患者，无高血压、糖尿病病史，患趾酸胀疼痛，趺阳脉搏动消失，中医考虑为脱疽，西医考虑为血栓闭塞性脉管炎。症见患趾酸

胀疼痛加重，夜难入寐，步履艰难，患趾皮色暗红，下垂更甚，皮肤发凉干燥，肌肉萎缩，趺阳脉搏动消失，舌暗红有瘀斑，苔薄白，脉弦涩，中医辨证为血脉瘀阻证，治法为活血化瘀，通络止痛，方选桃红四物汤加减。

138～140.答案：D、C、E 解析：水肿的病位在肺、脾、肾，关键在肾。基本病机为肺失通调，脾失转输，肾失开合，三焦气化不利，水液泛滥肌肤。患者眼睑浮肿，继则四肢及全身皆肿，来势迅速，多有恶寒发热，肢节酸楚，小便不利，咳喘，舌苔薄白，脉浮紧，其症状主要为阳水＋表证，故考虑为水肿风水相搏证。代表方为越婢加术汤加减。

141～142.答案：E、A 解析：噎膈的病位在食道，属胃所主，与肝、脾、肾密切相关，基本病机为气、痰、瘀交结，阻隔于食道胃脘而致。呃逆之病位在膈，病变的关键脏腑在胃，还与肝、脾、肺、肾诸脏腑有关，基本病机是胃失和降，膈间气机不利，胃气上逆动膈。

143～144.答案：B、E 解析：月经过少血瘀型，症见经行涩少，色紫暗，有血块，小腹胀痛，血块排出后胀痛减轻，舌紫暗，或有瘀斑、瘀点，脉沉弦或沉涩，治法为活血化瘀调经，方选桃红四物汤。月经过多血瘀型，症见经行量多，色紫暗，有血块，经行腹痛，或平时小腹胀痛，舌紫暗或有瘀点，脉涩，治法为活血化瘀止血，方选失笑散加减。

145～146.答案：A、B 解析：白秃疮、肥疮可采用拔发疗法；鼠乳用消毒针头挑破患处，挤尽白色乳酪样物，再用碘酒或浓石炭酸溶液点患处，若损害较多，应分批治疗，注意保护周围皮肤。

147～148.答案：D、B 解析：八脉交会穴是指与奇经八脉相通的十二经脉在四肢部的八个腧穴。八脉交会穴可以单独应

用，治疗各自相通的奇经病证，如督脉病变出现的腰脊强痛，可选通督脉的后溪治疗，又常把公孙和内关、后溪和申脉、足临泣和外关、列缺和照海相配，治疗两条奇经相合部位的疾病，如公孙配内关治疗胃、心、胸部病证和疟疾。十二络脉具有加强表里两经联系的作用，络穴能沟通表里二经，有"一络通二经"之说，故络穴除可治疗本经脉的病证、本络脉的虚实病证外，还能治疗其相表里之经的病证。

149～150.答案：C、A　解析：8个月会爬；10个月可站立扶走；12个月后能独走；18个月可跑步和倒退行走。

中医执业助理医师资格考试最后成功
四套胜卷（四）答案

第一单元

1.C	2.A	3.C	4.D	5.A	6.B	7.E	8.A	9.B	10.E
11.E	12.D	13.E	14.E	15.D	16.A	17.A	18.B	19.C	20.E
21.D	22.B	23.C	24.E	25.D	26.C	27.B	28.C	29.C	30.E
31.D	32.B	33.C	34.C	35.B	36.C	37.C	38.C	39.D	40.E
41.D	42.E	43.C	44.C	45.C	46.B	47.C	48.E	49.C	50.E
51.D	52.C	53.D	54.C	55.B	56.B	57.C	58.D	59.D	60.A
61.E	62.C	63.D	64.C	65.A	66.E	67.C	68.E	69.B	70.B
71.A	72.E	73.D	74.E	75.B	76.D	77.E	78.E	79.B	80.C
81.D	82.B	83.E	84.E	85.C	86.E	87.B	88.C	89.C	90.B
91.E	92.B	93.E	94.E	95.B	96.D	97.A	98.D	99.B	100.D
101.B	102.B	103.A	104.E	105.B	106.B	107.B	108.C	109.C	110.C
111.D	112.A	113.C	114.B	115.D	116.D	117.E	118.E	119.C	120.A
121.A	122.B	123.B	124.C	125.D	126.D	127.C	128.A	129.D	130.D
131.E	132.D	133.D	134.C	135.B	136.E	137.C	138.B	139.C	140.D
141.B	142.E	143.A	144.D	145.D	146.E	147.C	148.A	149.B	150.D

第二单元

1.B	2.E	3.E	4.C	5.C	6.C	7.B	8.E	9.E	10.B
11.A	12.D	13.D	14.B	15.E	16.B	17.A	18.E	19.E	20.E
21.A	22.B	23.D	24.D	25.D	26.A	27.D	28.A	29.C	30.A
31.C	32.E	33.C	34.A	35.A	36.A	37.C	38.B	39.D	40.D
41.E	42.B	43.C	44.C	45.E	46.A	47.B	48.C	49.D	50.B
51.B	52.E	53.B	54.D	55.E	56.B	57.C	58.A	59.B	60.C
61.B	62.B	63.B	64.A	65.C	66.C	67.A	68.E	69.B	70.B
71.B	72.A	73.D	74.D	75.D	76.E	77.E	78.A	79.B	80.C
81.E	82.D	83.B	84.C	85.C	86.A	87.B	88.E	89.B	90.D
91.B	92.A	93.E	94.C	95.C	96.B	97.C	98.A	99.D	100.A
101.C	102.D	103.B	104.D	105.A	106.C	107.C	108.D	109.A	110.C
111.C	112.A	113.E	114.D	115.B	116.D	117.A	118.C	119.B	120.C
121.C	122.B	123.D	124.B	125.A	126.A	127.E	128.C	129.D	130.C
131.B	132.E	133.D	134.A	135.C	136.B	137.D	138.A	139.D	140.C
141.A	142.A	143.E	144.C	145.A	146.B	147.E	148.C	149.C	150.A

中医执业助理医师资格考试最后成功四套胜卷（四）解析

第一单元

1.答案：C 解析：《素问·阴阳应象大论》云，"天地者，万物之上下也；阴阳者，气血之男女也；左右者，阴阳之道路也；水火者，阴阳之征兆也；阴阳者，万物之能始也。"故水火为阴阳之征兆，正确选项为C。

2.答案：A 解析：心血虚与心阴虚均可见心悸、失眠、多梦等症，但血虚以色白为特征而无热象，阴虚以色赤为特征而有明显热象。

3.答案：C 解析：大黄主治积滞便秘；血热吐衄，目赤咽肿，牙龈肿痛；热毒疮疡，肠痈，烧烫伤；瘀血诸证；湿热痢疾、黄疸、淋证。

4.答案：D 解析：卫健委单独或者与国务院有关部门联合制定发布的规范性文件，称为卫生规章。规章不得与《宪法》、法律、行政法规相抵触。

5.答案：A 解析：桃核承气汤的功用为逐瘀泻热，主治下焦蓄血证，症见少腹急结，小便自利，甚则烦躁谵语，神志如狂，至夜发热；以及血瘀经闭，痛经，脉沉实而涩者。

6.答案：B 解析：根据NYHA心功能分级，心脏病患者的体力活动受到轻度的限制，休息时无自觉症状，但平时一般活动可出现疲乏、心悸、呼吸困难或心绞痛，属于心功能Ⅱ级。

7.答案：E 解析：邪去正虚指在疾病过程中，正气抗御邪气，邪气退却而正气大伤的病理变化。

8.答案：A 解析：选项中只有小蓟和大蓟的味甘、苦，性凉。功效：凉血止血，散瘀解毒消痈。临床上用于治疗血热出血证和热毒痈肿。

9.答案：B 解析：奇恒之腑乃脑、髓、骨、脉、胆、女子胞。五体指肢体的筋、脉、肉、皮、骨。

10.答案：E 解析：荆芥解表散风，透疹消疮，止血；无论风寒、风热或寒热不明显者，均可用。防风祛风解表，胜湿止痛，止痉；无论外感风寒、风湿、风热表证均可用。

11.答案：E 解析：慢性肾炎患者尿蛋白<1g/d时，血压应控制在<130/80mmHg；尿蛋白≥1g/d者，血压应控制在<125/75mmHg。

12.答案：D 解析：肝脏为多种凝血因子合成的场所，如果肝实质广泛而严重损伤时，凝血因子缺乏，PT明显延长，PTA下降，则有明显出血现象，常见于重型肝炎。

13.答案：E 解析：正虚邪实，正气过于虚弱，若兼以攻邪，则反而更伤正气者，应采用先扶正后祛邪的方法。

14.答案：E 解析：手足心汗可因阴经郁热熏蒸、阳明燥热内结、阴虚阳亢、中焦湿热郁蒸、阳气内郁所致。阴汗多因下焦湿热郁蒸所致。

15.答案：D 解析：桃仁活血祛瘀，润肠通便，止咳平喘。主治：瘀血阻滞诸证；肺痈、肠痈，肠燥便秘；咳嗽气喘。

16.答案：A 解析：肥达反应常在病程第1周末出现阳性，其效价随病程的演变而递增，第 4～5 周达高峰。至恢复期应有 4 倍以上升高。

17. 答案：A 解析：药物炮制转变其升降浮沉的性能，如酒制则升，姜炒则散，醋炒则收敛，盐炒下行。

18. 答案：B 解析：阴偏衰导致的虚热证，采用阳病治阴——壮水之主，以制阳光。

19. 答案：C 解析：心包积液 300mL 以下者，X 线难以发现。中等量积液时，后前位可见心脏形态呈烧瓶形，上腔静脉增宽，心缘搏动减弱或消失等。

20. 答案：E 解析：病理性蛋白尿见于①肾小球性蛋白尿：见于肾小球肾炎、肾病综合征等。②肾小管性蛋白尿：见于肾盂肾炎、间质性肾炎等。③混合性蛋白尿：见于肾小球肾炎或肾盂肾炎后期、糖尿病、系统性红斑狼疮等。④溢出性蛋白尿：见于多发性骨髓瘤、巨球蛋白血症、严重骨骼肌创伤、急性血管内溶血等。⑤组织性蛋白尿：肾组织破坏或肾小管分泌蛋白增多所致的蛋白尿，多为低分子量蛋白尿。肾脏炎症、中毒时排出量增多。

21. 答案：D 解析：HBV DNA 是 HBV 存在和复制最可靠的直接证据。抗 –HBc 为感染 HBV 后最早出现的抗体，是 HBV 感染的标志，可能为现症感染或既往感染。

22. 答案：B 解析：短缩舌多属危重证候表现。舌短缩，色淡白或青紫而湿润，多属寒凝筋脉。舌短缩，色淡白而胖嫩，多属气血俱虚。舌短缩，体胖而苔滑腻，多属痰浊内蕴。舌短缩，色红绛而干，多属热盛伤津。

23. 答案：C 解析：亡阴证以汗热味咸而黏，如珠如油，身灼肢温，虚烦躁扰，恶热，口渴饮冷，皮肤皱瘪，小便极少，面赤颧红，呼吸急促，唇舌干燥，脉细数疾而无力为证候特点。

24. 答案：E 解析：菌痢的主要病变部位是乙状结肠和直肠，严重者可以波及整个结肠甚至回肠末端。

25. 答案：D 解析：补骨脂：补肾助阳，纳气平喘，温脾止泻，外用消风祛斑。

26. 答案：C 解析：葛根主治表证发热，善治颈项强痛；麻疹不透；热病口渴，阴虚消渴；热泻热痢，脾虚泄泻。

27. 答案：B 解析：粪便中查到巨噬细胞见于细菌性痢疾和溃疡性结肠炎。

28. 答案：C 解析：十二经别的循行分布可用"离（多为肘膝以上部位别出）、入（走入体腔脏腑深部，呈向心性循行）、出（浅出颈项而上头面）、合（阴经的经别合入相为表里的阳经的经别后分别注入六阳经脉）"来加以概括。

29. 答案：C 解析：心包摩擦音听诊在心前区或胸骨左缘 3、4 肋间较易听到。

30. 答案：E 解析：抑制尿酸生成的药物包括别嘌醇以及非布司他。苯溴马隆属于促尿酸排泄药；碳酸氢钠可以碱化尿液；秋水仙碱和糖皮质激素可有效抗炎镇痛。

31. 答案：D 解析：慢性阻塞性肺疾病是导致慢性呼吸衰竭的最常见病因，以 Ⅱ 型呼吸衰竭为主，应采取控制性氧疗，氧疗原则为低浓度持续给氧，吸入氧浓度低于 35%。

32. 答案：B 解析：血沉病理性增快①各种炎症：细菌性急性炎症、结核病和风湿热活动期。②组织损伤及坏死：较大的组织损伤或手术创伤时血沉增快，急性心肌梗死血沉增快，而心绞痛时血沉则正常。③恶性肿瘤：恶性肿瘤血沉增快，良性肿瘤血沉多正常。④各种原因导致的高球蛋白血症：如慢性肾炎、多发性骨髓瘤、肝硬化、感染性心内膜炎、系统性红斑狼疮等。⑤贫血和高胆固醇血症时血沉可增快。

33. 答案：C 解析：牛蒡子疏散风热，宣肺祛痰，利咽透疹，解毒散肿，可治疗痈肿疮毒、丹毒、痄腮、喉痹。本品性寒，滑肠通便，脾虚便溏者慎用。

34. 答案：C 解析：依据五行相生规律制定的治法，常用的有滋水涵木法、益火补土法、培土生金法和金水相生法四种。依据五行相克规律制定的治法，常用的有抑木扶土法、培土制水法、佐金平木法和泻南补北法四种。

35. 答案：B 解析：苏子降气汤的功效为降气平喘，祛痰止咳，主治上实下虚之喘咳证，证由痰涎壅盛在肺，肾阳不足所致。

36. 答案：C 解析：同病异治是指同一种病（感冒），由于发病的时间、地域不同，或疾病所处的阶段或类型不同，或病人的体质有异，反映出的证候也不同，因而治疗也就有异（辛温解表或辛凉解表），即"证异则治异"。

37. 答案：C 解析：丸剂吸收缓慢，药力持久，节省药材，便于服用与携带，适用于慢性、虚弱性疾病；也有因药性峻猛、不宜作汤剂煎服而为丸药者。

38. 答案：C 解析：估计出血量，成人每天消化道出血量达 5～10mL，粪便隐血试验阳性；每天出血量＞50mL，出现黑便；胃内积血量达 250～300mL，可引起呕血；一次性出血量＞400mL，可引起全身症状如烦躁、心悸、头晕、出汗等；数小时内出血量＞1000mL（循环血容量的 20%），可出现周围循环衰竭表现；数小时内出血量＞1500mL（循环血容量的 30%），可发生失代偿性休克。

39. 答案：D 解析：石决明与决明子共同点为清肝明目，治目赤肿痛、翳障等偏于肝热者。不同点为石决明咸寒质重，凉肝镇肝，滋养肝阴，无论实证、虚证之目疾均可用，多用于血虚肝热之羞明、目暗、雀盲，还可平肝潜阳，治肝阳上亢证。决明子苦寒，偏清泻肝火而明目，治肝经实火目赤肿痛，还可润肠治肠燥便秘。

40. 答案：E 解析：半夏与天南星内服均能燥湿化痰，均可治疗湿痰、寒痰证。半夏兼有降逆止呕、消痞散结之功，故可治疗呕吐、心下痞、胸痹、梅核气。天南星兼有息风解痉之功，故可治疗中风、癫痫、破伤风。

41. 答案：D 解析：杏苏散的功用为轻宣凉燥，理肺化痰，主治外感凉燥证。

42. 答案：E 解析：心脏骤停表现①突然意识丧失；②心音或大动脉（颈动脉、股动脉）搏动消失；③心电图呈现：心室颤动、室性自主心律（即心肌电－机械分离）或心室停搏（心电完全消失而呈一条直线或偶有 P 波）。伴随症状：①双侧瞳孔散大、固定、对光反射消失；②自主呼吸完全消失，或先呈叹息或点头状呼吸，随后自主呼吸消失；③口唇、甲床等末梢部位出现发绀。

43. 答案：C 解析：血具有濡养作用和化神作用。

44. 答案：C 解析：内寒形成主要与心脾肾阳气虚衰，尤其是肾阳虚衰有关。

45. 答案：C 解析：龙胆泻肝汤中泽泻、木通、车前子导湿热从水道而去。

46. 答案：B 解析：引起抽搐的内源性中毒有尿毒症、肝性脑病等。

47. 答案：E 解析：流感的传染源为患者和隐性感染者，经呼吸道－空气飞沫传播，也可通过直接接触或病毒污染物品间接接触传播，一般散发，多发于冬春季。潜伏期即有传染性，发病 3 日内传染性最强，病毒各型及亚型之间无交叉免疫。

48. 答案：E 解析：儿童忌用阿司匹林制剂，以免诱发致命的瑞氏（Reye）综合征。

49. 答案：C 解析：抗链球菌溶血素"O"（ASO）参考值：乳胶凝集法（LAT）＜500U。

50. 答案：E 解析：口渴多饮指口干，欲饮水，饮水则舒的症状。燥邪伤津、外感温热病初期、里实热证、消渴病、阴虚证等均可出现口渴多饮。E项湿热证，因体内津液本不亏，乃津液输布失常，故表现为渴不多饮。

51. 答案：D 解析：肝主疏泄及藏血，脾主运化及统血。肝主藏血指肝脏具有贮藏血液、调节血量及防止出血的功能。脾统血是指脾能统摄、控制血液正常地循行于脉内，而不溢出于脉外的功能。

52. 答案：C 解析：白头翁汤功用为清热解毒，凉血止痢。

53. 答案：D 解析：蛋白代谢是肝脏代偿能力的重要表现，是肝脏慢性疾病损害后的反映。肝炎、肝硬化、肝癌等慢性肝病常出现白蛋白减少、球蛋白增加、血清总蛋白和白蛋白/球蛋白（A/G）比值减低或倒置。

54. 答案：D 解析：痰结核分枝杆菌检查是确诊肺结核最特异性的方法。

55. 答案：E 解析：细辛解表散寒，祛风止痛，通窍，温肺化饮。主治：风寒感冒，阳虚外感；头痛，牙痛，风湿痹痛；鼻渊；肺寒痰饮咳喘。

56. 答案：B 解析：苓桂术甘汤的功效为温阳化饮，健脾利水，主治中阳不足之痰饮，体现"病痰饮者，当以温药和之"之法。

57. 答案：B 解析：九味羌活汤中羌活偏治太阳经头痛，白芷偏治阳明经头痛，细辛偏治少阴经头痛。

58. 答案：D 解析：尿路感染最常见的致病菌是革兰阴性杆菌，其中大肠杆菌占80%～90%。

59. 答案：D 解析：传染病患者的隔离期限是根据传染病的最长传染期而确定的，同时尚应根据临床表现和微生物检验结果来决定是否可以解除隔离。

60. 答案：A 解析：传染病流行过程的基本条件，即三环节，为传染源、传播途径和易感人群。

61. 答案：E 解析：审慎指医务人员在医疗行为之前的周密思考和医疗过程中的谨慎认真。医务人员在医疗实践的各个环节，自觉地做到认真负责、谨慎小心、一丝不苟；不断提高业务水平，在技术上做到精益求精。

62. 答案：C 解析：原发性支气管肺癌（肺癌）周围型X线表现为密度增高，轮廓模糊的结节状或球形病灶，逐渐发展可形成分叶状肿块；发生于肺尖的癌称为肺沟癌。HRCT有利于显示结节或肿块的形态、边缘、周围状况以及内部结构等，可见分叶征、毛刺征、胸膜凹陷征、空泡征或支气管充气征（直径小于3cm以下的癌，肿块内见到的小圆形或管状低密度影），同时发现肺门或纵隔淋巴结肿大更有助于肺癌的诊断。增强CT能更早发现肺门、纵隔淋巴结转移。

63. 答案：D 解析：乌梢蛇功效为祛风，通络，止痉。主治：风湿顽痹，中风半身不遂；小儿惊风，破伤风；麻风，疥癣。此外，又可治瘰疬、恶疮。

64. 答案：C 解析：藿香正气散的功用为解表化湿，理气和中，主治外感风寒，内伤湿滞证。

65. 答案：A 解析：小儿发结如穗，枯黄无泽，伴见面黄肌瘦，多为疳积病。

66. 答案：E 解析：人感染高致病性禽流感，急性起病，早期表现类似流感，主要为发热，体温大多持续在39℃以上，可伴有眼结膜炎、流涕、鼻塞、咳嗽、咽痛、头痛和全身不适。部分患者可有恶心、腹痛、腹泻、稀水样便等消化道症状。重症患者病情发展迅速，可出现肺炎、ARDS、肺出血、胸腔积液，全血细胞减少、肾衰竭、休克及Reye综合征等多种并发症。

67. 答案：C 解析：布鲁菌病几乎全部病例都有乏力症状。

68. 答案：E 解析：寒证化热示阳气旺

盛，热证转寒示阳气衰惫。

69. 答案：B　解析：淡白舌黄腻苔者，其舌淡白多主虚寒，而苔黄腻主湿热，故脾胃虚寒而感受湿热之邪可见上述舌象，表明本虚标实，寒热夹杂的病变特征。

70. 答案：B　解析：肝开窍于目，肝贮藏充足的血液，可濡养肝脏及其形体官窍，使其发挥正常的生理机能。

71. 答案：A　解析：金属音调咳嗽可由于纵隔肿瘤或支气管肺癌等直接压迫气管所致。

72. 答案：E　解析：艾滋病的传播途径为性接触传播、血源传播（通过输血、器官移植、药瘾者共用针具等方式传播）、母婴传播等。

73. 答案：D　解析：既往史包括患者的既往健康状况、外伤手术、预防接种、过敏史。个人史包括：①社会经历；②职业和工作条件；③习惯与嗜好；④冶游史。

74. 答案：E　解析：二陈汤的组成药物有半夏、橘红、茯苓、炙甘草、生姜、乌梅。

75. 答案：B　解析：瓜蒌薤白白酒汤功可通阳散结，行气祛痰，主治胸痹，胸阳不振，痰气互结证。

76. 答案：D　解析：保和丸中连翘可清热散结。

77. 答案：B　解析：剑突下钻顶样痛是胆道蛔虫梗阻的特征。

78. 答案：E　解析：患者进入艾滋病期可出现持续性全身性淋巴结肿大。

79. 答案：B　解析：咳声如犬吠，伴声音嘶哑，吸气困难，是肺肾阴虚，疫毒攻喉所致，多见于白喉。咳声短促，呈阵发性、痉挛性，连续不断，咳后有鸡鸣样回声，并反复发作者，称为顿咳（百日咳），多因风邪与痰热搏结所致，常见于小儿。注意白喉与百日咳的鉴别。

80. 答案：C　解析：滑脉属实脉类，表现为往来流利，应指圆滑，单独出现并无脉率快的特征。而数、疾、促、动均属数脉类，脉率都在一息五至以上。

81. 答案：D　解析：饥不欲食指病人虽然有饥饿感，但不想进食或进食不多。饥不欲食，兼脘痞，胃中有嘈杂、灼热感，舌红少苔，脉细数者，是因胃阴不足，虚火内扰所致。

82. 答案：B　解析：左锁骨上窝淋巴结肿大，多为腹腔脏器癌肿（胃癌、肝癌、结肠癌等）转移；右锁骨上窝淋巴结肿大，多为胸腔脏器癌肿（肺癌等）转移。鼻咽癌易转移到颈部淋巴结；乳腺癌最早经胸大肌外侧缘淋巴管侵入同侧腋下淋巴结。

83. 答案：E　解析：大便时干时稀的症状，称为溏结不调，多因肝脾不调所致。大便先干后溏为脾虚所致。

84. 答案：E　解析："重阴必阳"是指阴气积累到一定程度必然转化为阳，"重阳必阴"是指阳气积累到一定程度必然转化为阴。说明了阴阳的相互转化。

85. 答案：C　解析：感邪后，并不立即发病，病邪在体内潜伏一段时间，或在诱因作用下，过时而发病，称为伏而后发。温病是感受温邪引起的以发热为主症的疾病，温病之因有"新感""伏邪"。《黄帝内经》之"冬伤于寒，春必温病"乃伏邪为病也。

86. 答案：E　解析：人体器官移植的伦理原则包括知情同意原则、尊重原则、效用原则、禁止商业化原则、保密原则、伦理审查原则。

87. 答案：B　解析：室性过早搏动的心电图表现①提前出现宽大畸形的 QRS 波群，其前无相关的 P 波或 P′波。②QRS 波群时限常 ≥ 0.12 秒。③T 波方向与 QRS 波群主波方向相反。④常有完全性代偿间歇。

88. 答案：C　解析：乌头反贝母、瓜蒌、半夏、白蔹、白及；甘草反甘遂、大戟、海藻、芫花；藜芦反人参、西洋参、党参、沙参、丹参、玄参、细辛、芍药。

89. 答案：C 解析：宗气的生成，一是脾胃运化的水谷之精所化生的水谷之气；二是肺从自然界中吸入的清气，二者相结合生成宗气。

90. 答案：B 解析：风为阳邪，轻扬开泄，易袭阳位；风性善行而数变；风性主动；风为百病之长。

91. 答案：E 解析：肺的宣发肃降是肺气运动的基本形式，肺的其他各种生理功能也有赖于肺的宣发肃降，通过宣发肃降布散水谷精微和津液。

92. 答案：B 解析：桂枝汤中炙甘草益气和中，合桂枝辛甘化阳以助卫，合芍药酸甘化阴以益营，兼调和诸药为使。

93. 答案：E 解析：厚朴燥湿消痰，下气除满，为消除胀满的要药。

94. 答案：E 解析：日晡潮热的特点是热势较高，日晡热甚，兼见腹胀便秘等。见于阳明腑实证。日晡指下午 3 ～ 5 时。

95. 答案：B 解析：皮肤突然鲜红成片，色如涂丹，边缘清楚，灼热肿胀者，称为丹毒。发于头面者，为抱头火丹；发于小腿足部者，名流火；发于全身，游走不定者名赤游丹。

96. 答案：D 解析：乙脑极期的临床表现包括①高热；②意识障碍；③惊厥或抽搐；④呼吸衰竭；⑤颅内高压及脑膜刺激征；⑥其他神经系统症状和体征：昏迷者可有肢体强直性瘫痪、偏瘫或全瘫，伴肌张力增高。

97. 答案：A 解析：触痛并有波动感见于肛门、直肠周围脓肿。

98. 答案：D 解析：腹中结块，按之起伏聚散，往来不定，或按之形如条索状，久按转移不定，或按之手下如蚯蚓蠕动者，多为虫积。

99. 答案：B 解析：严重影响患者医疗安全、有措施可以控制的常见医院感染主要

包括四种：中心导管相关血流感染；呼吸机相关肺炎；导尿管相关尿路感染；手术部位感染。

100. 答案：D 解析：有下列情形之一的，为劣药：①药品成分的含量不符合国家药品标准；②被污染的药品；③未标明或者更改有效期的药品；④未注明或者更改产品批号的药品；⑤超过有效期的药品；⑥擅自添加防腐剂、辅料的药品；⑦其他不符合药品标准的药品。D 为假药。

101. 答案：B 解析：山药补脾养胃，生津益肺，补肾涩精。

102. 答案：B 解析：慢性肾衰患者肾脏分泌促红素（EPO）减少，为贫血的主要原因。

103. 答案：A 解析：左心室增大时，心尖搏动向左向下移位，心尖区抬举性搏动。

104. 答案：E 解析：BUN 增高肾后性因素，见于尿路结石、前列腺增生、泌尿系肿瘤等引起的尿路梗阻。

105. 答案：B 解析：艾滋病无症状感染期，有流行病学史，HIV 抗体阳性即可诊断，或仅实验室检查 HIV 抗体阳性即可诊断。

106. 答案：B 解析：社会标准指医疗行为是否有利于人类生存环境的保护和改善。

107. 答案：B 解析：犀角地黄汤中用苦微寒之赤芍与辛苦微寒之丹皮共为佐药，清热凉血，活血散瘀，可收化斑之功。

108. 答案：C 解析：麻子仁丸主治脾约证。"大便秘结，小便频数"为其辨证要点。

109. 答案：C 解析：四逆散中柴胡与枳实相配，一升一降，疏畅气机，升清降浊。

110. 答案：C 解析：对可能导致甲类传染病传播以及国务院卫生健康主管部门规

定的菌种、毒种和传染病检测样本，确需采集、保藏、携带、运输和使用的，须经省级以上人民政府卫生健康主管部门批准。

111. 答案：D　解析：甘有补益、和中、调和药性和缓急止痛的作用。

112. 答案：A　解析：山茱萸补益肝肾，收敛固涩，为平补阴阳、固精止遗、防元气虚脱的要药。

113. 答案：C　解析：移动性浊音当腹腔内有 1000mL 以上游离液体时，患者仰卧位叩诊，腹中部呈鼓音，腹部两侧呈浊音；侧卧位时，叩诊上侧腹部转为鼓音，下侧腹部呈浊音。这种因体位不同而出现浊音区变动的现象称为移动性浊音阳性，见于肝硬化门静脉高压症、右心衰竭、肾病综合征、严重营养不良以及渗出性腹膜炎（如结核性或自发性）等引起的腹水。

114. 答案：B　解析：人禽流感确诊病例是指临床诊断病例呼吸道分泌物标本中分离出特定病毒或采用 RT-PCR 检测到禽流感病毒基因，且发病初期和恢复期双份血清抗禽流感病毒抗体滴度 4 倍或以上升高。A 项为医学观察病例，C 项为疑似病例，D 项为临床诊断病例。

115. 答案：D　解析：房性过早搏动心电图诊断①提前出现的 P′ 波与窦性 P 波形态各异；② P′ R 间期 ≥ 0.12 秒；③提前出现的 QRS 波群形态通常正常；④代偿间歇常不完全。

116. 答案：B　解析：抗甲状腺药物用于孕妇、高龄或不适宜手术者。手术治疗的禁忌证包括妊娠初 3 个月和第 6 个月以后。131 碘放射治疗同样不宜用于妊娠及哺乳期妇女。

117. 答案：E　解析：瘀阻脑络证的临床表现为头痛，头晕，伴瘀血证（刺痛，固定不移，面色晦暗，舌质紫暗或有斑点，脉细涩）。

118. 答案：E　解析：口服铁剂是治疗缺铁性贫血的首选方法，常用硫酸亚铁片，一般 2 个月可恢复正常，贫血纠正后仍需继续用药 3 ～ 6 个月以补充体内应有的贮存铁。

119. 答案：C　解析：该患者仅有总胆固醇增高，治疗高胆固醇血症，他汀类是首选药物。可配合生活方式干预，如控制饮食、有氧运动、控制体重、戒烟酒等。

120 答案：A　解析：气虚血瘀证以面色淡白无华或面色紫暗，倦怠乏力，少气懒言，局部疼痛如刺，痛处固定不移，拒按，舌淡紫，或有斑点，脉涩等为辨证依据。

121. 答案：A　解析：怒则气上，指郁怒、暴怒可致肝气上逆或肝阳上亢，出现头痛头晕、面红目赤甚至呕血等症。

122. 答案：B　解析：牡蛎散主治自汗、盗汗证，症见常自汗出，夜卧尤甚，心悸惊惕，短气烦倦，舌淡红，脉细弱。

123. 答案：B　解析：1 份痰标本直接涂片抗酸杆菌镜检阳性加肺部影像学检查符合活动性肺结核影像学表现，即可确诊为涂阳肺结核病例。

124. 答案：E　解析：患者热渴汗出脉洪大，为白虎汤证，当用石膏、知母。

125. 答案：C　解析：酸枣仁汤主治肝血不足，虚热内扰之虚烦不眠证，症见虚烦失眠，心悸盗汗，头目眩晕，咽干口燥，脉弦细。

126. 答案：D　解析：肝脾不调证是指肝失疏泄，脾失健运，以胁胀作痛、情志抑郁、腹胀、便溏等为主要表现的证候，又称肝郁脾虚证。注意与 E 项重点鉴别，肝胃不和证除肝郁气滞表现之外，还会出现嗳气、吞酸等胃失和降的表现。

127 ～ 129. 答案：E、A、D　解析：急性上消化道出血，当数小时内出血量 > 1500mL（循环血容量的 30%），发生失代偿性休克。除心源性休克外，补充血容量是提高心输出量和改善组织灌注的根本措施，输液强调及时和尽早。临床上出现下列情况应考虑继续出血：①反复呕血，或黑便次数增多，甚至呕血转为鲜红色，黑便转为暗红色，伴肠鸣音亢进；②虽经补液、输血，周围循环衰竭的表现未见明显改善，或暂时好转后又恶化；③血红蛋白浓度、红细胞计数与血细胞比容继续下降，网织红细胞计数持续升高；④在体液与尿量足够的情况下，血尿素氮持续或再次增高。D项网织红细胞计数持续下降有误，溶血性贫血和急性失血性贫血时网织红细胞应明显增多。

130～132.答案：D、E、D 解析：V_1～V_6导联 ECG 特征性改变见于急性广泛前壁心肌梗死。心梗急性期治疗包括监护和常规治疗，如休息、吸氧、监测、护理、建立静脉通道；解除疼痛，可用哌替啶或吗啡，硝酸甘油或硝酸异山梨酯；再灌注治疗，如介入治疗、溶栓治疗、紧急主动脉－冠状动脉旁路移植术；消除心律失常；控制休克；治疗心力衰竭；恢复期以及并发症的处理等。梗死后24小时内宜尽量避免使用洋地黄制剂，避免导致或加重心衰。肌酸激酶同工酶（CK–MB）起病后4小时内增高，16～24小时达高峰，3～4天恢复正常，增高的程度能较准确地反映梗死的范围，高峰出现时间是否提前有助于判断溶栓治疗是否成功。

133～134.答案：D、C 解析：此题考察特殊类型溃疡的临床特点。发生于幽门孔2cm以内的溃疡称为幽门管溃疡，男性多见，一般呈高胃酸分泌，常缺乏典型的周期性和节律性疼痛而表现为餐后立即出现的中上腹剧烈疼痛，应用抗酸药可部分缓解，易并发幽门痉挛、幽门狭窄及出血，内科治疗效果较差。球后溃疡发生于十二指肠球部以下，多位于十二指肠乳头近端，夜间痛及背部放射痛常见，易并发出血，内科治疗效果差，X线及胃镜检查易漏诊。

135～136.答案：B、E 解析：正常

脉象的特点包括胃、神、根三个方面。脉有胃气的特点是从容、和缓、流利的感觉。脉之有根关系到肾，主要表现为尺脉有力，沉取不绝。A项则是脉象有神的表现，即有力柔和，节律整齐。

137～138.答案：C、B 解析：参苓白术散中桔梗开宣肺气，通调水道，又载药上行，与补脾诸药合用，收"培土生金"之效；补中益气汤为补气升阳，甘温除热的代表方。

139～140.答案：C、D 解析：附子回阳救逆，补火助阳，散寒止痛；干姜温中散寒，回阳通脉，温肺化饮。故附子、干姜都具有的功效是既能散寒，又能回阳。肉桂补火助阳，散寒止痛，温通经脉，引火归原；丁香温中降逆，散寒止痛，温肾助阳。故肉桂、丁香都具有的功效是既能散寒，又能助阳。

141～142.答案：B、E 解析：县级以上人民政府应当加强对医疗纠纷预防和处理工作的领导、协调，将其纳入社会治安综合治理体系，建立部门分工协作机制，督促部门依法履行职责。司法行政部门负责指导医疗纠纷人民调解工作。

143～144.答案：A、D 解析：心电图对应心梗部位如下，V_1、V_2、V_3——前间壁；V_3、V_4、V_5——前壁；V_1～V_6——广泛前壁；Ⅱ、Ⅲ、aVF——下壁；V_3～V_7——右室。

145～146.答案：D、E 解析：典型霍乱一般无发热和腹痛，而 O_{139} 型霍乱的特征为发热、腹痛较常见，且可并发菌血症等肠道外感染。O_1 群霍乱弧菌为霍乱的主要致病菌，依其生物学性状可分为古典生物型和埃尔托生物型，前者引起症状较重，后者则多为轻症或无症状者。

147～148.答案：C、A 解析：对门诊初诊患者，要通过全面沟通，对患者病情做出准确的判断、制定治疗方案；对复诊患者要重点沟通治疗效果，掌握病情变化，及

时调整治疗方案；对住院患者要在系统检查中深入沟通；患者出院，要以叮嘱的方式沟通；回访患者，要以关切的问候方式沟通；对重症患者更要细致沟通，及时对患者家属讲清危险、研究、协商救治方案；对急症患者要快速沟通，忙而不乱，快速把握疾病的症状和性质。

149～150.答案：B、D 解析：气的温煦作用是指气能温暖全身，是人体热量的来源。气的温煦作用是通过阳气的作用体现出来的。气的运动而产生的各种变化称为气化。诸如体内精微物质的化生及输布，精微物质之间、精微物质与能量之间的互相转化，以及废物的排泄等等都属气化。在中医学中，气化实际上是指由人体之气的运动而引起的精气血津液等物质与能量的新陈代谢过程，是生命最基本的特征之一。

第二单元

1.答案：B 解析：足厥阴肝经上入阴毛中，环绕阴器，其井穴大敦主治疝气，少腹痛，遗尿、癃闭、淋证等泌尿系病证，月经不调、经闭、崩漏、阴挺等妇科病证以及癫痫。

2.答案：E 解析：起病急，牙痛甚而龈肿，伴形寒身热，脉浮数者为风火牙痛，配穴当选外关、风池，以疏风降火。

3.答案：E 解析：阿是穴又称天应穴、不定穴等，是以压痛点或其他反应点作为刺灸的部位，既不是经穴，又不是奇穴，而是按压痛点取穴。这类穴既无具体名称，又无固定位置，多位于病变附近，也可在与病变距离较远处。阿是穴无一定数目。

4.答案：C 解析：火邪致病，多为阳证，发病迅速，来势猛急，患部焮红灼热，肿势皮薄光泽，疼痛剧烈，易化脓腐烂，或有皮下瘀斑，常伴口渴喜饮、小便短赤、大便干结等症状。

5.答案：C 解析：痄腮发病的循行经络在足少阳胆经。

6.答案：C 解析：浊痰凝结见于子痰初起硬结期，症见肾子处酸胀隐痛，附睾硬结，子系呈条索状肿硬；无明显全身症状；苔薄，脉滑。方用阳和汤，配服小金丹。

7.答案：B 解析：面痛，其痛处有灼热感，舌红，苔薄黄，脉浮数者为外感风热证，配穴应选曲池、外关。

8.答案：E 解析：胆经风池穴既能治疗中风、头痛、眩晕、不寐、癫痫等内风所致病证，也能治疗恶寒发热、口眼㖞斜等外风所致证。

9.答案：E 解析：病理切片检查可作为确诊乳岩的依据。

10.答案：B 解析：筋瘤是以筋脉色紫、盘曲突起，状如蚯蚓，形成团块为主要表现的浅表静脉病变。相当于西医的下肢静脉曲张。

11.答案：A 解析：面呈白色，多为寒证、虚证；面呈红色，多为热证，有实热证和虚热证之分。面呈黄色，多为脾虚证或有湿浊。面呈青色，多为寒证、痛证、血瘀证、惊痫。面呈黑色，多为寒证、痛证、血瘀证、水饮证。

12.答案：D 解析：落枕治疗取局部阿是穴和手太阳、足少阳经穴为主。基本刺灸方法为毫针泻法。先刺远端外劳宫、后溪、悬钟，持续捻转，嘱患者慢慢活动颈部，一般颈项疼痛立即缓解，再针刺局部腧穴。风寒袭络者可局部配合艾灸，气滞血瘀者可局部配合三棱针点刺放血。

13.答案：D 解析：淋证的病位在膀胱与肾。

14.答案：B 解析：妊娠病的范围包括妊娠恶阻、妊娠腹痛（胞阻）、异位妊娠、胎漏、胎动不安、堕胎、小产、滑胎、胎萎不长、胎死不下、子满、子肿、子晕、子痛、子嗽、妊娠小便淋痛、妊娠小便不通（转胞）、妊娠瘙痒症、妊娠贫血、难产等。子痰为外科疾病，相当于西医的附睾结核。

15. 答案：E　解析：正常月经的初潮年龄一般为13～15岁，周期为28～30天，正常经期为3～7天，一般每月经量以20～60mL为适中，经色暗红，经质不稠不稀，不凝固，无血块，无特殊臭气。

16. 答案：B　解析：脏会章门，腑会中脘，气会膻中，血会膈俞，筋会阳陵泉，脉会太渊，骨会大杼，髓会绝骨，此为八会穴。

17. 答案：A　解析：产后三冲指产后败血冲心、冲胃、冲肺。

18. 答案：E　解析：肺经合穴尺泽主治咳嗽、气喘、咯血、咽喉肿痛等肺系病证，以及小儿惊风、急性腹痛、吐泻等急症。

19. 答案：E　解析：切开疗法适用于低位单纯性肛瘘和低位复杂性肛瘘，对高位肛瘘切开时，必须配合挂线疗法，以免造成肛门失禁。

20. 答案：E　解析：痫病基本病机是脏腑失调，痰浊阻滞，气机逆乱，风痰内动，蒙蔽清窍。

21. 答案：A　解析：咳嗽的辨证首先辨外感、内伤。

22. 答案：B　解析：夹持进针法又称骈指进针法，即用押手拇、食二指持捏无菌干棉球，夹住针身下端，将针尖固定在所刺腧穴的皮肤表面位置，刺手捻动针柄，将针刺入腧穴，此法适用于长针的进针。

23. 答案：D　解析：乳蛾病位在肺胃，病机为热毒壅结咽喉。

24. 答案：D　解析：三棱针的针刺方法一般分为点刺法、散刺法、刺络法、挑刺法四种。

25. 答案：D　解析：刺血拔罐法，又称刺络拔罐法，多用于热证、实证、瘀血证及某些皮肤病，如神经性皮炎、痤疮、丹毒、扭伤、乳痈等。

26. 答案：A　解析：精浊气滞血瘀证，方用前列腺汤加减。

27. 答案：D　解析：头大颌缩，前囟宽大，头缝开解，目睛下垂，见于解颅。

28. 答案：A　解析：经行泄泻的发生主要责之于脾肾虚弱。

29. 答案：C　解析：瘢痕灸又名化脓灸。施灸时先将所灸腧穴部位涂以少量大蒜汁，然后将大小适宜的艾炷置于腧穴上，用火点燃艾炷施灸。每壮艾炷必须燃尽，除去灰烬后，方可继续易炷再灸，待规定壮数灸完为止。施灸时由于艾火烧灼皮肤可产生剧痛，此时可用手在施灸腧穴四周轻轻拍打以减轻疼痛。灸毕，在施灸穴位上贴敷消炎药膏，大约1周可化脓形成灸疮，灸疮5～6周愈合，留有瘢痕。常用于治疗哮喘、肺痨、瘰疬等慢性顽疾。

30. 答案：A　解析：1～3周岁为幼儿期。

31. 答案：C　解析：瘾疹取神阙穴，选用大号玻璃罐，先留罐5分钟，起罐后再拔5分钟，如此反复拔3次。也可用闪罐法拔至穴位局部充血。

32. 答案：E　解析：中脏腑闭证属实，因邪气内闭清窍所致。症见突然昏仆，不省人事，牙关紧闭，口噤不开，两手握固，大小便闭，肢体偏瘫、拘急、抽搐。E属于脱证。

33. 答案：C　解析：发是病变范围较痈大的急性化脓性疾病，相当于西医的蜂窝组织炎。其特点有：初起无头，红肿蔓延成片；中央明显，四周较淡，边界不清；灼热疼痛，有的3～5日后中央色褐腐溃，周围湿烂；全身症状明显。

34. 答案：A　解析：肘横纹至腕横纹12寸，脐中至耻骨联合上缘（曲骨）5寸，股骨大转子至腘横纹19寸，臀沟至腘横纹14寸，腘横纹至外踝尖16寸。

35. 答案：A 解析：子宫从正常位置沿阴道下降，宫颈外口达坐骨棘水平以下，为子宫脱垂，但未超出阴道口，诊断为Ⅰ度子宫脱垂。

36. 答案：A 解析：丰隆是足阳明胃经之络穴，为治痰要穴，可用于咳嗽、哮喘、痰多等肺系病证。

37. 答案：C 解析：直肠指检是诊断直肠癌最重要且简易的方法。

38. 答案：B 解析：肾绞痛治以清利湿热，通淋止痛，主穴取肾俞、膀胱俞、中极、三阴交、阴陵泉。

39. 答案：D 解析：蛇毒属神经毒者有银环蛇、金环蛇、海蛇。

40. 答案：D 解析：隔盐灸有回阳、救逆、固脱的作用，多用于治疗伤寒阴证或吐泻并作、中风脱证等病证。

41. 答案：E 解析：十二经脉循行走向的规律为，手三阴经从胸走手，手三阳经从手走头，足三阳经从头走足，足三阴经从足走腹胸。

42. 答案：B 解析：胃痛胃阴亏耗证主症可见胃脘隐隐灼痛，似饥而不欲食，口燥咽干，五心烦热，消瘦乏力，口渴思饮，大便干结，舌红少津，脉细数。

43. 答案：C 解析：十五络脉是由十二经脉和任、督二脉的别络及脾之大络组成的。

44. 答案：C 解析：尖锐湿疣湿热毒蕴证，代表方为黄连解毒汤。

45. 答案：E 解析：迎香主治鼻塞、鼻衄、鼻渊等鼻病，口㖞、面痒等口面部病证以及胆道蛔虫症。

46. 答案：A 解析：白秃疮可见头皮有圆形或不规则的覆盖灰白鳞屑的斑片，病损区毛发干枯无泽，常在距头皮0.3～0.8cm处折断而呈参差不齐，头发易于拔落且不疼痛，病发根部包绕有白色鳞屑形成的菌鞘，自觉瘙痒，发病部位以头顶、枕部居多，但发缘处一般不被累及。

47. 答案：B 解析：针下得气后，先浅后深，重插轻提，提插幅度小，频率慢，操作时间短者为提插补法。

48. 答案：C 解析：过敏性紫癜发病前可有上呼吸道感染或服食某些致敏食物、药物等诱因。紫癜多见于下肢伸侧及臀部、关节周围，为高出皮肤的鲜红色至深红色丘疹、红斑或荨麻疹，大小不一，多呈对称性，分批出现，压之不退色。可伴有腹痛、呕吐、血便等消化道症状，游走性大关节肿痛及血尿、蛋白尿等。血小板计数、出凝血时间、血块收缩时间均正常。应注意定期检查尿常规，可有镜下血尿、蛋白尿。

49. 答案：D 解析：阴证疮疡一般隐痛、不痛，脓质稀薄，根脚散漫，肿胀平塌下陷，坚硬如石或柔软如棉。

50. 答案：B 解析：手阳明大肠经"其支者，从缺盆上颈，贯颊，入下齿中"。

51. 答案：B 解析：患者晕针时应立即停止针刺，将针全部起出。让患者仰卧，注意保暖，饮温开水或糖水，轻者即可恢复。重者在上述处理基础上，针刺水沟、素髎、内关、足三里，灸百会、关元、气海等穴，即可恢复。仍不省人事，呼吸细微，脉细弱者，应及时采用西医急救措施。B项不利于脑部血液循环，不利于眩晕的缓解，故说法有误。

52. 答案：E 解析：呕吐治以和胃理气，降逆止呕，主穴取中脘、足三里、内关。

53. 答案：B 解析：现代预产期推算的公式是从末次月经的第1天算起，月数加9（或减3），日数加7（阴历则加14）。

54. 答案：D 解析：督脉与足三阳经交于大椎，主治恶寒发热、疟疾等外感病证，咳嗽、气喘等肺气失于宣降证，癫狂痫、小儿惊风等神志病证，风疹、痤疮等皮肤疾病，项强、脊痛等脊柱病证以及热病、骨蒸潮热等。

55.答案：E　解析：环口苍白圈见于猩红热，即烂喉丹痧。

56.答案：B　解析：根据肢体坏死的范围，将坏疽分为3级：1级坏疽局限于足趾或手指部位，2级坏疽局限于足跖部位，3级坏疽发展至足背、足跟、踝关节及其上方。

57.答案：C　解析：腰部疼痛，重着而热，暑湿阴雨天气症状加重，活动后减轻，身体困重，小便短赤，苔黄腻，脉弦数，考虑为湿热腰痛，选方为四妙丸。

58.答案：A　解析：痢下赤白脓血，黏稠如胶冻，腥臭，肛门灼热，小便短赤，舌苔黄腻，脉滑数，考虑为湿热痢，选方为芍药汤。

59.答案：D　解析：午后潮热，不欲近衣，手足心热，烦躁，少寐多梦，盗汗，口干咽燥，舌质红，有裂纹，苔少，脉细数，考虑为内伤发热阴虚发热证，选方为清骨散。

60.答案：C　解析：头摇肢颤，面色淡白，表情淡漠，神疲乏力，动则气短，心悸健忘，眩晕，纳呆，舌体胖大，舌质淡红，舌苔薄白滑，脉沉濡无力，考虑为颤证气血亏虚证，选方为人参养荣汤。

61.答案：B　解析：脘腹痞闷而胀，考虑为胃痞。嗳腐吞酸，恶食呕吐，味臭如败卵，舌苔厚腻，脉滑，考虑为饮食内停证，选方为保和丸。

62.答案：B　解析：患者经来无期，量少淋沥不尽，考虑为崩漏，症见血色鲜红，面颊潮红，烦热少寐，咽干口燥，便结，舌红，少苔，脉细数，考虑为虚热证，治法为养阴清热，固冲止血，方选上下相资汤。

63.答案：B　解析：患者头痛而胀，发热，恶风，舌尖红，苔薄黄，脉浮数，考虑为风热头痛，应首选芎芷石膏汤加减。

64.答案：A　解析：表情呆滞，沉默寡言，记忆减退，失认失算，口齿含糊，词不达意，伴腰膝酸软，肌肉萎缩，食少纳呆，腹痛喜按，鸡鸣泄泻，舌质淡白，舌体胖大，苔白，脉沉细弱，双尺尤甚，考虑为痴呆脾肾两虚证，选方为还少丹。

65.答案：C　解析：咳嗽夹血，血色淡红，午后潮热，面白颧红，近期曾有与肺痨病人的接触史，考虑为肺痨。咳嗽无力，气短声低，畏风、怕冷，自汗盗汗并见，舌质光淡，边有齿印，苔薄，脉细弱而数，考虑为气阴耗伤证，选方为保真汤。

66.答案：C　解析：多食易饥，口渴，尿多，形体消瘦，大便干燥，苔黄，脉滑实有力，考虑为消渴中消胃热炽盛证，选方为玉女煎。

67.答案：A　解析：黄疸消退后，胁下结块，隐痛、刺痛不适，胸胁胀闷，面颈部见有赤丝红纹，舌有紫斑，脉涩，考虑为黄疸消退后的气滞血瘀证，选方为逍遥散合鳖甲煎丸。

68.答案：E　解析：患者婚久不孕，症见月经先后不定，经量多少不一，经来腹痛，经前烦躁易怒，胸胁乳房胀痛，精神抑郁，善太息，舌暗红有瘀斑，脉弦细，中医辨为肝气郁结证，治法为疏肝解郁，理血调经，方选开郁种玉汤。

69.答案：B　解析：考虑为风热咳嗽证。证候：咳嗽不爽，痰黄黏稠，不易咯出，口渴咽痛，鼻流浊涕，伴有发热恶风，头痛，微汗出，舌质红，苔薄黄，脉浮数或指纹浮紫。治法：疏风解热，宣肺止咳。代表方：桑菊饮。

70.答案：B　解析：久患肺病，胸部膨满，呼吸浅短难续，考虑为肺胀。声低气怯，张口抬肩，倚息不能平卧，咳嗽，腰膝酸软，小便清长，舌淡，脉沉细数无力，考虑为肺肾气虚证，选方为平喘固本汤合补肺汤。

71.答案：B　解析：人流综合征的诊断

要点包括头晕，恶心，呕吐，面色苍白，出冷汗甚至晕厥，心率减慢，低于 60 次 / 分，心律不齐，血压下降。

72. 答案：A 解析：患者大便干结，排解困难数月，伴身热心烦，口干，小便短赤，苔黄燥，脉滑数，考虑为热秘。方用麻子仁丸。

73. 答案：D 解析：患者妊娠 50 天，近两日阴道少量下血，伴腰酸，考虑为胎动不安。症见色鲜红质稠，口苦咽干，心烦少寐，溺黄便结，舌质红，苔黄，脉滑数，中医辨为血热证，治法为清热凉血，养血安胎，方选保阴煎加减。

74. 答案：C 解析：喘促气涌，胸部胀痛，考虑为喘证。咳嗽痰多，质黏色黄，身热，有汗，口渴而喜冷饮，舌苔黄腻，脉滑数，考虑为痰热郁肺证，选方为桑白皮汤。

75. 答案：D 解析：关节游走性疼痛，局部灼热红肿，痛不可触，得冷则舒，舌苔黄腻，脉滑数，考虑为痹证风湿热痹，选方为白虎加桂枝汤。

76. 答案：E 解析：吐血色红，口苦胁痛，心烦易怒，寐少梦多，舌质红绛，脉弦数，考虑为吐血肝火犯胃证，选方为龙胆泻肝汤。

77. 答案：E 解析：身目发黄，黄色鲜明，上腹、右胁胀闷疼痛，牵引肩背，苔黄舌红，脉弦滑数，考虑为胆腑郁热证，选方为大柴胡汤。

78. 答案：A 解析：大便干，排出困难，小便清长，面色㿠白，四肢不温，腹中冷痛，腰膝酸冷，舌淡苔白，脉沉迟，考虑为阳虚秘，选方为济川煎。

79. 答案：B 解析：补法适用于溃疡后期，用补养药物助其新生，使疮口早日愈合。

80. 答案：C 解析：患者恶寒较甚，发热，无汗，头痛身楚，咳嗽，痰白，咳痰无力，平素神疲体弱，气短懒言，反复易感，

舌淡苔白，脉浮而无力，考虑为气虚感冒，应首选参苏饮。

81. 答案：E 解析：呃声沉缓有力，胸膈及胃脘不舒，得热则减，遇寒更甚，进食减少，喜食热饮，口淡不渴，舌苔白润，脉迟缓，考虑为呃逆胃寒气逆证，选方为丁香散。

82. 答案：D 解析：外感后，突发呕吐，恶寒头痛，考虑为呕吐外邪犯胃证。代表方：藿香正气散加减。

83. 答案：B 解析：情绪不宁 6 个月，伴急躁易怒，胸胁胀满，口苦而干，头痛目赤，耳鸣，嘈杂吞酸，大便秘结，舌质红，苔黄，脉弦数，考虑为郁证气郁化火证，选方为丹栀逍遥散。

84. 答案：D 解析：尿频反复发作，低热，盗汗，颧红，五心烦热，咽干口渴，舌苔少，脉细数，考虑为尿频阴虚内热证，治疗首选知柏地黄丸。

85. 答案：C 解析：考虑为水痘邪伤肺卫证。证候：发热轻微，或无热，鼻塞流涕，喷嚏，咳嗽，起病后 1 ～ 2 天出疹，疹色红润，疱浆清亮，根盘红晕，皮疹瘙痒，分布稀疏，此起彼伏，以躯干为多，舌苔薄白，脉浮数。治法：疏风清热，利湿解毒。代表方：银翘散。

86. 答案：A 解析：心胸满闷，隐痛阵发，考虑为胸痹。遇情志不遂时容易诱发，兼有胃脘胀闷，得嗳气、矢气则舒，苔薄腻，脉细弦，考虑为气滞心胸证，选方为柴胡疏肝散。

87. 答案：B 解析：遍体浮肿，皮肤绷急光亮，舌红，苔黄腻，脉濡数，考虑为水肿湿热壅盛证，选方为疏凿饮子。

88. 答案：E 解析：发稀枕秃，囟门增大，伴有轻度骨骼改变，形体虚胖，肌肉松软，食欲不振，舌淡苔薄白，考虑为维生素 D 缺乏性佝偻病肺脾气虚证，选方为人参五味子汤。

89. 答案：B 解析：患者尿妊娠试验阳性，下腹一侧隐痛，可触及一侧附件有软性包块，考虑异位妊娠，情况稳定，气短声低，少气懒言，脉弦滑，可判断为为未破损期，治法为活血化瘀，消癥杀胚，方用宫外孕Ⅱ号方。

90. 答案：D 解析：夜间遗尿，小便量少色黄，性情急躁，苔黄腻，脉滑数，考虑为遗尿肝经湿热证，选方为龙胆泻肝汤。

91. 答案：B 解析：患者月经约50日一行，考虑为月经后期，量正常，色暗红，小腹胀痛，精神抑郁，胸胁乳房胀痛，舌质正常，苔薄白，脉弦，中医辨为气滞证，治法为理气行滞调经，方选乌药汤。

92. 答案：A 解析：患者经行乳房胀痛，症见乳房按之柔软无块，月经量少，色淡，两目干涩，咽干口燥，五心烦热，舌淡，少苔，脉细数，中医辨为肝肾亏虚证，治法为滋肾养肝，和胃通络，方选一贯煎加减。

93. 答案：E 解析：患者除蛇串疮表现外，兼见皮肤色暗，心烦不寐，舌紫暗，考虑为蛇串疮瘀血阻络证。治疗主穴取阿是穴、夹脊穴，瘀血阻络证配穴为血海、三阴交，心烦可配神门。

94. 答案：C 解析：小腹坠胀，时欲小便而不得出，量少而不畅，考虑为癃闭。神疲乏力，食欲不振，气短而语声低微，舌淡，苔薄，脉细，考虑为脾气不升证，选方为补中益气汤合春泽汤。

95. 答案：C 解析：患者大便时溏时泻，水谷不化，稍进油腻之物，则排便次数增多，脘腹胀闷，考虑为泄泻脾胃虚弱证。代表方：参苓白术散加减。

96. 答案：B 解析：患者因骤感风寒而猝然心痛如绞，心痛彻背，考虑为胸痹。因骤感风寒而猝然心痛如绞，心痛彻背，喘不得卧，伴形寒，手足不温，冷汗自出，胸闷气短，心悸，面色苍白，苔薄白，脉沉紧，考虑为寒凝心脉证，选方为枳实薤白桂枝汤合当归四逆汤。

97. 答案：C 解析：患者产后1个月，腰膝足跟疼痛，考虑为产后身痛，症见腰膝足跟疼痛，艰于俯仰，头晕耳鸣，夜尿多，舌淡暗，脉沉细弦，中医辨为肾虚证，治法为补肾养血，强腰壮骨，方选养荣壮肾汤加减。

98. 答案：A 解析：患者末次月经持续10天未净，考虑为经期延长，量或多或少，经色紫暗，有块，经行小腹疼痛，拒按，舌紫暗有瘀点，脉弦涩，中医辨为血瘀证，治法为活血祛瘀止血，方选桃红四物汤合失笑散加味。

99. 答案：D 解析：患者头痛且空，眩晕耳鸣，腰膝酸软，考虑为肾虚头痛。代表方：大补元煎。

100. 答案：A 解析：考虑为热性哮喘证。证候：气喘，声高息涌，喉间哮鸣，咳嗽痰壅，痰黏色黄难咳，胸闷，呼吸困难，鼻塞，流涕黄稠，身热，面红唇干，夜卧不安，烦躁不宁，口渴，小便黄赤，大便干，咽红，舌质红，苔薄黄或黄腻，脉滑数。治法：清肺涤痰，止咳平喘。方药：麻杏石甘汤合苏葶丸。

101. 答案：C 解析：患者崩漏，经血色红，气味臭秽，口干喜饮，考虑为崩漏血热证。崩漏实证主穴为关元、三阴交、隐白，血热证配穴取中极、血海，故C项最佳。

102. 答案：D 解析：肛痈患者，症见肛周肿痛，皮色暗红，成脓时间长，溃后脓出稀薄，疮口难敛，伴有午后潮热，心烦口干，盗汗，舌红苔少，脉细数，中医辨为阴虚毒恋证，治法为养阴清热，祛湿解毒，方选青蒿鳖甲汤合三妙丸加减。

103. 答案：B 解析：患者一侧腰部出现成簇水疱，呈带状分布，考虑为蛇串疮，症见皮损鲜红，灼热刺痛，疱壁紧张，口苦咽干，心烦易怒，大便干燥，小便黄，舌质红，苔薄黄，脉弦滑数，中医辨为肝经湿热证，治法为清泻肝火，解毒止痛，方选龙胆泻肝汤加减。

104.答案：D　解析：患者带下过多，症见赤白相兼，质稠，有气味，阴部灼热感，阴部瘙痒，腰酸腿软，头晕耳鸣，五心烦热，咽干口燥，烘热汗出，失眠多梦，舌质红，苔黄腻，脉细数，中医辨为阴虚夹湿证，治法为滋肾益阴，清热利湿，方选知柏地黄汤。

105.答案：A　解析：身目俱黄，黄色不鲜明，头重身困，胸脘痞满，食欲减退，恶心呕吐，腹胀，大便溏垢，舌苔厚腻微黄，脉濡数，考虑为黄疸阳黄湿重于热证，选方为茵陈五苓散合甘露消毒丹。

106.答案：A　解析：胸胁胀满，咳呛时作，咳吐少量黏痰，胸胁闷痛，考虑为悬饮。口干咽燥，午后潮热，颧红，心烦，手足心热，盗汗，形体消瘦，舌质偏红，少苔，脉细数，考虑为悬饮阴虚内热证，选方为沙参麦冬汤合泻白散。

107.答案：C　解析：发于指腹部，整个患指红肿疼痛，呈圆柱状，关节轻度屈曲，不能伸展，诊断为蛇肚疔，宜在手指侧面作纵形切口，切口长度不得超过上下指关节面。

108.答案：D　解析：患者喉中哮鸣有声，胸膈烦闷，呼吸急促，喘咳气逆，咯痰不爽，痰黏色黄，烦躁，发热，恶寒，无汗，身痛，口干欲饮，大便偏干，舌苔白腻，舌尖边红，脉弦紧。考虑为哮病寒包热哮证，治宜解表散寒，清化痰热。代表方：小青龙加石膏汤或厚朴麻黄汤加减。

109.答案：A　解析：每逢生气时即咳逆阵作，口苦咽干，胸胁胀痛，考虑为咳嗽肝火犯肺证。代表方：黛蛤散合黄芩泻白散加减。

110.答案：C　解析：考虑为痄腮邪犯少阳证。证候：轻微发热恶寒，两侧耳下腮部漫肿疼痛，咀嚼不便，伴有头痛，咽红，纳少，舌质红，舌苔薄白或薄黄，脉浮数。治法：疏风清热，散结消肿。代表方：柴胡葛根汤。

111.答案：C　解析：白疕皮损初起为针头大小的丘疹，逐渐扩大为绿豆、黄豆大小的淡红色或鲜红色丘疹或斑丘疹，可融合成形态不同的斑块，边界清楚，表面覆盖多层干燥银白色鳞屑，刮除鳞屑则露出发亮的半透明的薄膜，为薄膜现象。刮除薄膜，可出现多个筛状出血点，为点状出血现象。

112.答案：A　解析：患儿全身浮肿，以腰腹、下肢为甚，按之深陷难起，畏寒肢冷，面白无华，神倦乏力，小便量少，大便溏，舌淡胖，苔白滑，脉沉细，考虑水肿脾肾阳虚证。治疗首选真武汤。

113.答案：E　解析：发稀枕秃，囟门宽大，夜啼不宁，易惊多惕，偶有抽搐，纳呆食少，舌淡苔薄，考虑为维生素D缺乏性佝偻病脾虚肝旺证，选方为益脾镇惊散。

114.答案：D　解析：考虑为时邪感冒证。证候：起病急骤，全身症状重，高热恶寒，汗出热不解，头痛，心烦，目赤咽红，肌肉酸痛，腹痛，或有恶心、呕吐，舌质红，苔黄，脉数。

115.答案：B　解析：月经停闭半年，尿妊娠试验阴性，考虑为闭经。症见形体渐胖，胸闷呕恶，倦怠乏力，纳少，痰多，带下量多色白，苔腻，脉滑，中医辨为痰湿阻滞证，治法为健脾燥湿化痰，活血调经，方选苍附导痰丸。

116.答案：D　解析：经行小腹绵绵作痛，考虑为痛经。症见经期或经后1～2天内小腹隐隐作痛，伴腰骶酸痛，经色暗淡，量少，质稀薄，头晕耳鸣，面色晦暗，健忘失眠，舌质淡红，苔薄，脉沉细，中医辨为肾气亏损证，治法为补肾填精，养血止痛，方选益肾调经汤或调肝汤。

117. 答案：A 解析：辨证为乳痈热毒炽盛证，方用透脓散加减。

118. 答案：C 解析：眩晕耳鸣，每因烦劳或恼怒而增剧，脉弦数，考虑为眩晕肝阳上亢证。代表方：天麻钩藤饮加减。

119. 答案：B 解析：胃痛肝气犯胃证主症可见胃脘胀痛，痛连两胁，遇烦恼则痛作或痛甚，嗳气、矢气则痛舒，胸闷嗳气，喜长叹息，大便不畅，舌苔薄白，脉弦。方用柴胡疏肝散。

120. 答案：C 解析：该患者为绝经前后诸证，宜滋补肝肾，调理冲任，治疗取任脉、足太阴经穴及相应背俞穴为主。

121. 答案：C 解析：患者少腹部刺痛半年，遇劳加重，考虑为慢性盆腔炎，症见经量多有血块，瘀块排出则痛减，带下量多，婚久不孕，经行情志抑郁，乳房胀痛，舌体紫暗，有瘀斑、瘀点，苔薄，脉弦涩，中医辨为气滞血瘀证，治法为活血化瘀，理气止痛，方选膈下逐瘀汤。

122. 答案：B 解析：考虑为厌食的脾胃阴虚证，不思进食，食少饮多，皮肤失润，大便偏干，小便短黄。舌红少津，苔花剥，脉细数。选方为养胃增液汤。

123. 答案：D 解析：不寐多梦，易惊，胆怯心悸，考虑为不寐心胆气虚证。治法：益气镇惊，安神定志。选方为安神定志丸合酸枣仁汤。

124. 答案：B 解析：肉瘤是发于皮里膜外，由脂肪组织过度增生而形成的良性肿瘤，相当于西医的脂肪瘤。其特点有：软似棉，肿似馒，皮色不变，不紧不宽，如肉之隆起。

125. 答案：A 解析：心悸时发时止，受惊易作，胸闷烦躁，失眠多梦，口干苦，大便秘结，小便短赤，舌红，苔黄腻，脉弦滑，考虑为心悸痰火扰心证，选方为黄连温胆汤。

126. 答案：A 解析：紫癜反复出现，瘀斑颜色淡紫，面色苍黄，神疲乏力，食欲不振，头晕心慌，舌淡苔薄，脉细无力，考虑为紫癜气不摄血证，选方为归脾汤。

127. 答案：E 解析：患者屡孕屡堕，为滑胎，症见腰酸膝软，足跟痛，头晕耳鸣，手足心热，两颧潮红，大便秘结，舌红，少苔，脉细数，中医辨为肾精亏虚证，治法为补肾填精，固冲安胎，方选育阴汤。

128. 答案：C 解析：考虑为丹痧疹后阴伤证。证候：丹痧布齐后1～2天身热渐退，咽部糜烂疼痛亦渐减轻，或见低热，唇干口燥，或伴有干咳，食欲不振，舌红少津，苔剥脱，脉细数。约2周后可见皮肤脱屑、脱皮。治法：养阴生津，清热润喉。代表方：沙参麦冬汤。

129～131. 答案：D、C、B 解析：患儿Hb 70g/L，长期纳食不振，神疲乏力，唇淡甲白，考虑贫血，形体消瘦，面色苍黄，大便不调，舌淡苔白，指纹淡红为贫血脾胃虚弱证。治疗当健运脾胃，益气养血。治疗贫血脾胃虚弱证首选六君子汤。

132～134. 答案：E、C、A 解析：患者背部、臀部散发红肿，肿势范围3×3cm，考虑为疖，症见发热，口渴，溲赤，便秘。苔黄，脉数，中医辨证为热毒蕴结证，治法为清热解毒，方选五味消毒饮、黄连解毒汤加减。

135～137. 答案：C、B、D 解析：患者干咳，连声作呛，喉痒，咽喉干痛，唇鼻干燥，痰少，不易咯出，口干，初起伴鼻塞、头痛、微寒、身热等表证，舌质红干而少津，苔薄白，脉浮数，考虑为咳嗽风燥伤肺证。治法：疏风清肺，润燥止咳。代表方为桑杏汤。

138～140. 答案：A、D、C 解析：患者阴道出血持续20天不止，考虑为崩漏。量多，血色淡红，面色㿠白，神疲倦怠，小腹空坠，四肢不温，纳少便溏，中医辨为脾虚型，治法为补气摄血，固冲止崩，方选固本止崩汤。

141～142.答案：A、A　解析：经期延长的发病机理多由气虚冲任失约，或热扰冲任，血海不宁，或瘀阻冲任，血不循经所致，临床常见有气虚、血热、血瘀等。月经过多的主要病机是气虚，血失统摄；血热，热扰冲任；血瘀，瘀阻冲任。血不归经，冲任不固，经血失于制约。常见病因有气虚、血热、血瘀。

143～144.答案：E、C　解析：针灸的治疗原则包括补虚泻实、清热温寒、治病求本以及三因制宜。其中，清热温寒又可分为热则疾之、寒则留之两个具体治则。"热则疾之"即热性病证的治疗原则是浅刺疾出或点刺出血，手法宜轻而快，可以不留针或短暂留针，以清泻热毒，如有咽喉肿痛者，可用三棱针在少商穴点刺出血，以加强泄热、消肿、止痛的作用。"三因制宜"是指因时、因地、因人制宜，即根据季节（包括时辰）、地理环境和治疗对象等具体情况，制订适宜的治疗方法。人体气血流注呈现出与时辰变化相应的规律，针灸治疗注重取穴与时辰的关系，强调择时选穴，即根据不同的时辰选取不同的腧穴进行治疗，这就是时间针法，乃因时制宜原则的具体体现。

145～146.答案：A、B　解析：鹅口疮是以口腔、舌上蔓生白屑为主要临床特征的一种口腔疾病。小儿口疮，以齿龈、舌体、两颊、上颚等处出现黄白色溃疡，疼痛流涎，或伴发热为特征。

147～148.答案：E、C　解析：痢疾病位在肠，与脾、胃、肾相关。郁证的发病与肝的关系最为密切，其次涉及心、脾。

149～150.答案：C、A　解析：患者红肿绕喉，坚硬疼痛，肿势散漫，壮热口渴，大便燥结，舌红绛，苔黄腻，脉洪数，诊断为锁喉痈痰热蕴结证，治法为散风清热，化痰解毒；患者颈旁结块，形如鸡卵，伴有恶寒，发热，头痛，项强，咽痛，口干，苔黄腻，脉洪数，诊断为颈痈风热痰毒证，治法为散风清热，化痰消肿。

执 业 助 理 医 师 资 格 考 试 答 题 卡

请勿折皱

姓名

_____

考区（省、自治区、直辖市）

_____

考点（地、市/盟、州）

_____

学校、单位

_____

注意事项

1. 考生务必用铅笔或圆珠笔认真填写左列各项内容，按照试卷封面上的内容填写报考类别。

2. 考生务必认真阅读填涂说明，用2B铅笔仔细填涂下列准考证号、考试单元和答题信息点。

3. 监考人员必须填涂缺考或作弊者的准考证号、考试单元和右下角的考场记录。

准　考　证　号
[0] [0] [0] [0] [0] [0] [0] [0] [0] [0] [0] [0] [0] [0]
[1] [1] [1] [1] [1] [1] [1] [1] [1] [1] [1] [1] [1] [1]
[2] [2] [2] [2] [2] [2] [2] [2] [2] [2] [2] [2] [2] [2]
[3] [3] [3] [3] [3] [3] [3] [3] [3] [3] [3] [3] [3] [3]
[4] [4] [4] [4] [4] [4] [4] [4] [4] [4] [4] [4] [4] [4]
[5] [5] [5] [5] [5] [5] [5] [5] [5] [5] [5] [5] [5] [5]
[6] [6] [6] [6] [6] [6] [6] [6] [6] [6] [6] [6] [6] [6]
[7] [7] [7] [7] [7] [7] [7] [7] [7] [7] [7] [7] [7] [7]
[8] [8] [8] [8] [8] [8] [8] [8] [8] [8] [8] [8] [8] [8]
[9] [9] [9] [9] [9] [9] [9] [9] [9] [9] [9] [9] [9] [9]

考试单元

第一单元 □

第二单元 □

填 涂 说 明

请用2B铅笔填涂，修改时请用橡皮擦干净。

正确填涂：■

错误填涂：⊘ ⊗ ⊘ ▢

请考生认真填涂并核查以上信息，凡错误填涂者均不予阅卡评分。

1 [A] [B] [C] [D] [E]	36 [A] [B] [C] [D] [E]	71 [A] [B] [C] [D] [E]	106 [A] [B] [C] [D] [E]	141 [A] [B] [C] [D] [E]
2 [A] [B] [C] [D] [E]	37 [A] [B] [C] [D] [E]	72 [A] [B] [C] [D] [E]	107 [A] [B] [C] [D] [E]	142 [A] [B] [C] [D] [E]
3 [A] [B] [C] [D] [E]	38 [A] [B] [C] [D] [E]	73 [A] [B] [C] [D] [E]	108 [A] [B] [C] [D] [E]	143 [A] [B] [C] [D] [E]
4 [A] [B] [C] [D] [E]	39 [A] [B] [C] [D] [E]	74 [A] [B] [C] [D] [E]	109 [A] [B] [C] [D] [E]	144 [A] [B] [C] [D] [E]
5 [A] [B] [C] [D] [E]	40 [A] [B] [C] [D] [E]	75 [A] [B] [C] [D] [E]	110 [A] [B] [C] [D] [E]	145 [A] [B] [C] [D] [E]
6 [A] [B] [C] [D] [E]	41 [A] [B] [C] [D] [E]	76 [A] [B] [C] [D] [E]	111 [A] [B] [C] [D] [E]	146 [A] [B] [C] [D] [E]
7 [A] [B] [C] [D] [E]	42 [A] [B] [C] [D] [E]	77 [A] [B] [C] [D] [E]	112 [A] [B] [C] [D] [E]	147 [A] [B] [C] [D] [E]
8 [A] [B] [C] [D] [E]	43 [A] [B] [C] [D] [E]	78 [A] [B] [C] [D] [E]	113 [A] [B] [C] [D] [E]	148 [A] [B] [C] [D] [E]
9 [A] [B] [C] [D] [E]	44 [A] [B] [C] [D] [E]	79 [A] [B] [C] [D] [E]	114 [A] [B] [C] [D] [E]	149 [A] [B] [C] [D] [E]
10 [A] [B] [C] [D] [E]	45 [A] [B] [C] [D] [E]	80 [A] [B] [C] [D] [E]	115 [A] [B] [C] [D] [E]	150 [A] [B] [C] [D] [E]
11 [A] [B] [C] [D] [E]	46 [A] [B] [C] [D] [E]	81 [A] [B] [C] [D] [E]	116 [A] [B] [C] [D] [E]	
12 [A] [B] [C] [D] [E]	47 [A] [B] [C] [D] [E]	82 [A] [B] [C] [D] [E]	117 [A] [B] [C] [D] [E]	
13 [A] [B] [C] [D] [E]	48 [A] [B] [C] [D] [E]	83 [A] [B] [C] [D] [E]	118 [A] [B] [C] [D] [E]	
14 [A] [B] [C] [D] [E]	49 [A] [B] [C] [D] [E]	84 [A] [B] [C] [D] [E]	119 [A] [B] [C] [D] [E]	
15 [A] [B] [C] [D] [E]	50 [A] [B] [C] [D] [E]	85 [A] [B] [C] [D] [E]	120 [A] [B] [C] [D] [E]	
16 [A] [B] [C] [D] [E]	51 [A] [B] [C] [D] [E]	86 [A] [B] [C] [D] [E]	121 [A] [B] [C] [D] [E]	
17 [A] [B] [C] [D] [E]	52 [A] [B] [C] [D] [E]	87 [A] [B] [C] [D] [E]	122 [A] [B] [C] [D] [E]	
18 [A] [B] [C] [D] [E]	53 [A] [B] [C] [D] [E]	88 [A] [B] [C] [D] [E]	123 [A] [B] [C] [D] [E]	
19 [A] [B] [C] [D] [E]	54 [A] [B] [C] [D] [E]	89 [A] [B] [C] [D] [E]	124 [A] [B] [C] [D] [E]	
20 [A] [B] [C] [D] [E]	55 [A] [B] [C] [D] [E]	90 [A] [B] [C] [D] [E]	125 [A] [B] [C] [D] [E]	
21 [A] [B] [C] [D] [E]	56 [A] [B] [C] [D] [E]	91 [A] [B] [C] [D] [E]	126 [A] [B] [C] [D] [E]	
22 [A] [B] [C] [D] [E]	57 [A] [B] [C] [D] [E]	92 [A] [B] [C] [D] [E]	127 [A] [B] [C] [D] [E]	
23 [A] [B] [C] [D] [E]	58 [A] [B] [C] [D] [E]	93 [A] [B] [C] [D] [E]	128 [A] [B] [C] [D] [E]	
24 [A] [B] [C] [D] [E]	59 [A] [B] [C] [D] [E]	94 [A] [B] [C] [D] [E]	129 [A] [B] [C] [D] [E]	
25 [A] [B] [C] [D] [E]	60 [A] [B] [C] [D] [E]	95 [A] [B] [C] [D] [E]	130 [A] [B] [C] [D] [E]	
26 [A] [B] [C] [D] [E]	61 [A] [B] [C] [D] [E]	96 [A] [B] [C] [D] [E]	131 [A] [B] [C] [D] [E]	
27 [A] [B] [C] [D] [E]	62 [A] [B] [C] [D] [E]	97 [A] [B] [C] [D] [E]	132 [A] [B] [C] [D] [E]	
28 [A] [B] [C] [D] [E]	63 [A] [B] [C] [D] [E]	98 [A] [B] [C] [D] [E]	133 [A] [B] [C] [D] [E]	
29 [A] [B] [C] [D] [E]	64 [A] [B] [C] [D] [E]	99 [A] [B] [C] [D] [E]	134 [A] [B] [C] [D] [E]	
30 [A] [B] [C] [D] [E]	65 [A] [B] [C] [D] [E]	100 [A] [B] [C] [D] [E]	135 [A] [B] [C] [D] [E]	
31 [A] [B] [C] [D] [E]	66 [A] [B] [C] [D] [E]	101 [A] [B] [C] [D] [E]	136 [A] [B] [C] [D] [E]	
32 [A] [B] [C] [D] [E]	67 [A] [B] [C] [D] [E]	102 [A] [B] [C] [D] [E]	137 [A] [B] [C] [D] [E]	
33 [A] [B] [C] [D] [E]	68 [A] [B] [C] [D] [E]	103 [A] [B] [C] [D] [E]	138 [A] [B] [C] [D] [E]	
34 [A] [B] [C] [D] [E]	69 [A] [B] [C] [D] [E]	104 [A] [B] [C] [D] [E]	139 [A] [B] [C] [D] [E]	
35 [A] [B] [C] [D] [E]	70 [A] [B] [C] [D] [E]	105 [A] [B] [C] [D] [E]	140 [A] [B] [C] [D] [E]	

考 场 记 录

缺考 □

作弊

传抄 □

夹带 □

替考 □

其他 □

此栏由监考人员填涂

执 业 助 理 医 师 资 格 考 试 答 题 卡

注意事项

1. 考生务必用铅笔或圆珠笔认真填写左列各项内容，按照试卷封面上的内容填写报考类别。

2. 考生务必认真阅读填涂说明，用2B铅笔仔细填涂下列准考证号、考试单元和答题信息点。

3. 监考人员必须填涂缺考或作弊者的准考证号、考试单元和右下角的考场记录。

姓名

_____

考区（省、自治区、直辖市）

_____

考点（地、市/盟、州）

_____

学校、单位

_____

准 考 证 号

考试单元
第一单元 □
第二单元 □

填 涂 说 明

请用2B铅笔填涂，修改时请用橡皮擦干净。

正确填涂：▬
错误填涂：☑ ☒ ⊘ ▯

[0][1][2][3][4][5][6][7][8][9]

请考生认真填涂并核查以上信息，凡错误填涂者均不予阅卡评分。

1 [A] [B] [C] [D] [E]
2 [A] [B] [C] [D] [E]
3 [A] [B] [C] [D] [E]
4 [A] [B] [C] [D] [E]
5 [A] [B] [C] [D] [E]

6 [A] [B] [C] [D] [E]
7 [A] [B] [C] [D] [E]
8 [A] [B] [C] [D] [E]
9 [A] [B] [C] [D] [E]
10 [A] [B] [C] [D] [E]

11 [A] [B] [C] [D] [E]
12 [A] [B] [C] [D] [E]
13 [A] [B] [C] [D] [E]
14 [A] [B] [C] [D] [E]
15 [A] [B] [C] [D] [E]

16 [A] [B] [C] [D] [E]
17 [A] [B] [C] [D] [E]
18 [A] [B] [C] [D] [E]
19 [A] [B] [C] [D] [E]
20 [A] [B] [C] [D] [E]

21 [A] [B] [C] [D] [E]
22 [A] [B] [C] [D] [E]
23 [A] [B] [C] [D] [E]
24 [A] [B] [C] [D] [E]
25 [A] [B] [C] [D] [E]

26 [A] [B] [C] [D] [E]
27 [A] [B] [C] [D] [E]
28 [A] [B] [C] [D] [E]
29 [A] [B] [C] [D] [E]
30 [A] [B] [C] [D] [E]

31 [A] [B] [C] [D] [E]
32 [A] [B] [C] [D] [E]
33 [A] [B] [C] [D] [E]
34 [A] [B] [C] [D] [E]
35 [A] [B] [C] [D] [E]

36 [A] [B] [C] [D] [E]
37 [A] [B] [C] [D] [E]
38 [A] [B] [C] [D] [E]
39 [A] [B] [C] [D] [E]
40 [A] [B] [C] [D] [E]

41 [A] [B] [C] [D] [E]
42 [A] [B] [C] [D] [E]
43 [A] [B] [C] [D] [E]
44 [A] [B] [C] [D] [E]
45 [A] [B] [C] [D] [E]

46 [A] [B] [C] [D] [E]
47 [A] [B] [C] [D] [E]
48 [A] [B] [C] [D] [E]
49 [A] [B] [C] [D] [E]
50 [A] [B] [C] [D] [E]

51 [A] [B] [C] [D] [E]
52 [A] [B] [C] [D] [E]
53 [A] [B] [C] [D] [E]
54 [A] [B] [C] [D] [E]
55 [A] [B] [C] [D] [E]

56 [A] [B] [C] [D] [E]
57 [A] [B] [C] [D] [E]
58 [A] [B] [C] [D] [E]
59 [A] [B] [C] [D] [E]
60 [A] [B] [C] [D] [E]

61 [A] [B] [C] [D] [E]
62 [A] [B] [C] [D] [E]
63 [A] [B] [C] [D] [E]
64 [A] [B] [C] [D] [E]
65 [A] [B] [C] [D] [E]

66 [A] [B] [C] [D] [E]
67 [A] [B] [C] [D] [E]
68 [A] [B] [C] [D] [E]
69 [A] [B] [C] [D] [E]
70 [A] [B] [C] [D] [E]

71 [A] [B] [C] [D] [E]
72 [A] [B] [C] [D] [E]
73 [A] [B] [C] [D] [E]
74 [A] [B] [C] [D] [E]
75 [A] [B] [C] [D] [E]

76 [A] [B] [C] [D] [E]
77 [A] [B] [C] [D] [E]
78 [A] [B] [C] [D] [E]
79 [A] [B] [C] [D] [E]
80 [A] [B] [C] [D] [E]

81 [A] [B] [C] [D] [E]
82 [A] [B] [C] [D] [E]
83 [A] [B] [C] [D] [E]
84 [A] [B] [C] [D] [E]
85 [A] [B] [C] [D] [E]

86 [A] [B] [C] [D] [E]
87 [A] [B] [C] [D] [E]
88 [A] [B] [C] [D] [E]
89 [A] [B] [C] [D] [E]
90 [A] [B] [C] [D] [E]

91 [A] [B] [C] [D] [E]
92 [A] [B] [C] [D] [E]
93 [A] [B] [C] [D] [E]
94 [A] [B] [C] [D] [E]
95 [A] [B] [C] [D] [E]

96 [A] [B] [C] [D] [E]
97 [A] [B] [C] [D] [E]
98 [A] [B] [C] [D] [E]
99 [A] [B] [C] [D] [E]
100 [A] [B] [C] [D] [E]

101 [A] [B] [C] [D] [E]
102 [A] [B] [C] [D] [E]
103 [A] [B] [C] [D] [E]
104 [A] [B] [C] [D] [E]
105 [A] [B] [C] [D] [E]

106 [A] [B] [C] [D] [E]
107 [A] [B] [C] [D] [E]
108 [A] [B] [C] [D] [E]
109 [A] [B] [C] [D] [E]
110 [A] [B] [C] [D] [E]

111 [A] [B] [C] [D] [E]
112 [A] [B] [C] [D] [E]
113 [A] [B] [C] [D] [E]
114 [A] [B] [C] [D] [E]
115 [A] [B] [C] [D] [E]

116 [A] [B] [C] [D] [E]
117 [A] [B] [C] [D] [E]
118 [A] [B] [C] [D] [E]
119 [A] [B] [C] [D] [E]
120 [A] [B] [C] [D] [E]

121 [A] [B] [C] [D] [E]
122 [A] [B] [C] [D] [E]
123 [A] [B] [C] [D] [E]
124 [A] [B] [C] [D] [E]
125 [A] [B] [C] [D] [E]

126 [A] [B] [C] [D] [E]
127 [A] [B] [C] [D] [E]
128 [A] [B] [C] [D] [E]
129 [A] [B] [C] [D] [E]
130 [A] [B] [C] [D] [E]

131 [A] [B] [C] [D] [E]
132 [A] [B] [C] [D] [E]
133 [A] [B] [C] [D] [E]
134 [A] [B] [C] [D] [E]
135 [A] [B] [C] [D] [E]

136 [A] [B] [C] [D] [E]
137 [A] [B] [C] [D] [E]
138 [A] [B] [C] [D] [E]
139 [A] [B] [C] [D] [E]
140 [A] [B] [C] [D] [E]

141 [A] [B] [C] [D] [E]
142 [A] [B] [C] [D] [E]
143 [A] [B] [C] [D] [E]
144 [A] [B] [C] [D] [E]
145 [A] [B] [C] [D] [E]

146 [A] [B] [C] [D] [E]
147 [A] [B] [C] [D] [E]
148 [A] [B] [C] [D] [E]
149 [A] [B] [C] [D] [E]
150 [A] [B] [C] [D] [E]

考 场 记 录		
	缺考	□
作弊	传抄	□
	夹带	□
	替考	□
	其他	□
此栏由监考人员填涂		

执 业 助 理 医 师 资 格 考 试 答 题 卡

请勿折皱

姓名

_____

考区（省、自治区、直辖市）

_____

考点（地、市/盟、州）

_____

学校、单位

_____

注意事项

1. 考生务必用铅笔或圆珠笔认真填写左列各项内容，按照试卷封面上的内容填写报考类别。

2. 考生务必认真阅读填涂说明，用2B铅笔仔细填涂下列准考证号、考试单元和答题信息点。

3. 监考人员必须填涂缺考或作弊者的准考证号、考试单元和右下角的考场记录。

准 考 证 号

[0]	[0]	[0]	[0]	[0]	[0]	[0]	[0]	[0]	[0]	[0]	[0]	[0]
[1]	[1]	[1]	[1]	[1]	[1]	[1]	[1]	[1]	[1]	[1]	[1]	[1]
[2]	[2]	[2]	[2]	[2]	[2]	[2]	[2]	[2]	[2]	[2]	[2]	[2]
[3]	[3]	[3]	[3]	[3]	[3]	[3]	[3]	[3]	[3]	[3]	[3]	[3]
[4]	[4]	[4]	[4]	[4]	[4]	[4]	[4]	[4]	[4]	[4]	[4]	[4]
[5]	[5]	[5]	[5]	[5]	[5]	[5]	[5]	[5]	[5]	[5]	[5]	[5]
[6]	[6]	[6]	[6]	[6]	[6]	[6]	[6]	[6]	[6]	[6]	[6]	[6]
[7]	[7]	[7]	[7]	[7]	[7]	[7]	[7]	[7]	[7]	[7]	[7]	[7]
[8]	[8]	[8]	[8]	[8]	[8]	[8]	[8]	[8]	[8]	[8]	[8]	[8]
[9]	[9]	[9]	[9]	[9]	[9]	[9]	[9]	[9]	[9]	[9]	[9]	[9]

考试单元

第一单元 ☐

第二单元 ☐

填 涂 说 明

请用2B铅笔填涂，修改时请用橡皮擦干净。

正确填涂：■

错误填涂：✇ ⊗
⊘ ▉

请考生认真填涂并核查以上信息，凡错误填涂者均不予阅卡评分。

1 [A] [B] [C] [D] [E]	36 [A] [B] [C] [D] [E]	71 [A] [B] [C] [D] [E]	106 [A] [B] [C] [D] [E]	141 [A] [B] [C] [D] [E]
2 [A] [B] [C] [D] [E]	37 [A] [B] [C] [D] [E]	72 [A] [B] [C] [D] [E]	107 [A] [B] [C] [D] [E]	142 [A] [B] [C] [D] [E]
3 [A] [B] [C] [D] [E]	38 [A] [B] [C] [D] [E]	73 [A] [B] [C] [D] [E]	108 [A] [B] [C] [D] [E]	143 [A] [B] [C] [D] [E]
4 [A] [B] [C] [D] [E]	39 [A] [B] [C] [D] [E]	74 [A] [B] [C] [D] [E]	109 [A] [B] [C] [D] [E]	144 [A] [B] [C] [D] [E]
5 [A] [B] [C] [D] [E]	40 [A] [B] [C] [D] [E]	75 [A] [B] [C] [D] [E]	110 [A] [B] [C] [D] [E]	145 [A] [B] [C] [D] [E]
6 [A] [B] [C] [D] [E]	41 [A] [B] [C] [D] [E]	76 [A] [B] [C] [D] [E]	111 [A] [B] [C] [D] [E]	146 [A] [B] [C] [D] [E]
7 [A] [B] [C] [D] [E]	42 [A] [B] [C] [D] [E]	77 [A] [B] [C] [D] [E]	112 [A] [B] [C] [D] [E]	147 [A] [B] [C] [D] [E]
8 [A] [B] [C] [D] [E]	43 [A] [B] [C] [D] [E]	78 [A] [B] [C] [D] [E]	113 [A] [B] [C] [D] [E]	148 [A] [B] [C] [D] [E]
9 [A] [B] [C] [D] [E]	44 [A] [B] [C] [D] [E]	79 [A] [B] [C] [D] [E]	114 [A] [B] [C] [D] [E]	149 [A] [B] [C] [D] [E]
10 [A] [B] [C] [D] [E]	45 [A] [B] [C] [D] [E]	80 [A] [B] [C] [D] [E]	115 [A] [B] [C] [D] [E]	150 [A] [B] [C] [D] [E]
11 [A] [B] [C] [D] [E]	46 [A] [B] [C] [D] [E]	81 [A] [B] [C] [D] [E]	116 [A] [B] [C] [D] [E]	
12 [A] [B] [C] [D] [E]	47 [A] [B] [C] [D] [E]	82 [A] [B] [C] [D] [E]	117 [A] [B] [C] [D] [E]	
13 [A] [B] [C] [D] [E]	48 [A] [B] [C] [D] [E]	83 [A] [B] [C] [D] [E]	118 [A] [B] [C] [D] [E]	
14 [A] [B] [C] [D] [E]	49 [A] [B] [C] [D] [E]	84 [A] [B] [C] [D] [E]	119 [A] [B] [C] [D] [E]	
15 [A] [B] [C] [D] [E]	50 [A] [B] [C] [D] [E]	85 [A] [B] [C] [D] [E]	120 [A] [B] [C] [D] [E]	
16 [A] [B] [C] [D] [E]	51 [A] [B] [C] [D] [E]	86 [A] [B] [C] [D] [E]	121 [A] [B] [C] [D] [E]	
17 [A] [B] [C] [D] [E]	52 [A] [B] [C] [D] [E]	87 [A] [B] [C] [D] [E]	122 [A] [B] [C] [D] [E]	
18 [A] [B] [C] [D] [E]	53 [A] [B] [C] [D] [E]	88 [A] [B] [C] [D] [E]	123 [A] [B] [C] [D] [E]	
19 [A] [B] [C] [D] [E]	54 [A] [B] [C] [D] [E]	89 [A] [B] [C] [D] [E]	124 [A] [B] [C] [D] [E]	
20 [A] [B] [C] [D] [E]	55 [A] [B] [C] [D] [E]	90 [A] [B] [C] [D] [E]	125 [A] [B] [C] [D] [E]	
21 [A] [B] [C] [D] [E]	56 [A] [B] [C] [D] [E]	91 [A] [B] [C] [D] [E]	126 [A] [B] [C] [D] [E]	
22 [A] [B] [C] [D] [E]	57 [A] [B] [C] [D] [E]	92 [A] [B] [C] [D] [E]	127 [A] [B] [C] [D] [E]	
23 [A] [B] [C] [D] [E]	58 [A] [B] [C] [D] [E]	93 [A] [B] [C] [D] [E]	128 [A] [B] [C] [D] [E]	
24 [A] [B] [C] [D] [E]	59 [A] [B] [C] [D] [E]	94 [A] [B] [C] [D] [E]	129 [A] [B] [C] [D] [E]	
25 [A] [B] [C] [D] [E]	60 [A] [B] [C] [D] [E]	95 [A] [B] [C] [D] [E]	130 [A] [B] [C] [D] [E]	
26 [A] [B] [C] [D] [E]	61 [A] [B] [C] [D] [E]	96 [A] [B] [C] [D] [E]	131 [A] [B] [C] [D] [E]	
27 [A] [B] [C] [D] [E]	62 [A] [B] [C] [D] [E]	97 [A] [B] [C] [D] [E]	132 [A] [B] [C] [D] [E]	
28 [A] [B] [C] [D] [E]	63 [A] [B] [C] [D] [E]	98 [A] [B] [C] [D] [E]	133 [A] [B] [C] [D] [E]	
29 [A] [B] [C] [D] [E]	64 [A] [B] [C] [D] [E]	99 [A] [B] [C] [D] [E]	134 [A] [B] [C] [D] [E]	
30 [A] [B] [C] [D] [E]	65 [A] [B] [C] [D] [E]	100 [A] [B] [C] [D] [E]	135 [A] [B] [C] [D] [E]	
31 [A] [B] [C] [D] [E]	66 [A] [B] [C] [D] [E]	101 [A] [B] [C] [D] [E]	136 [A] [B] [C] [D] [E]	
32 [A] [B] [C] [D] [E]	67 [A] [B] [C] [D] [E]	102 [A] [B] [C] [D] [E]	137 [A] [B] [C] [D] [E]	
33 [A] [B] [C] [D] [E]	68 [A] [B] [C] [D] [E]	103 [A] [B] [C] [D] [E]	138 [A] [B] [C] [D] [E]	
34 [A] [B] [C] [D] [E]	69 [A] [B] [C] [D] [E]	104 [A] [B] [C] [D] [E]	139 [A] [B] [C] [D] [E]	
35 [A] [B] [C] [D] [E]	70 [A] [B] [C] [D] [E]	105 [A] [B] [C] [D] [E]	140 [A] [B] [C] [D] [E]	

考 场 记 录

缺考 ☐

作	传抄 ☐
	夹带 ☐
弊	替考 ☐
	其他 ☐

此栏由监考人员填涂

执 业 助 理 医 师 资 格 考 试 答 题 卡

姓名

考区（省、自治区、直辖市）

考点（地、市/盟、州）

学校、单位

注意事项

1. 考生务必用铅笔或圆珠笔认真填写左列各项内容，按照试卷封面上的内容填写报考类别。

2. 考生务必认真阅读填涂说明，用2B铅笔仔细填涂下列准考证号、考试单元和答题信息点。

3. 监考人员必须填涂缺考或作弊者的准考证号、考试单元和右下角的考场记录。

准 考 证 号

[0]	[0]	[0]	[0]	[0]	[0]	[0]	[0]	[0]	[0]	[0]	[0]	[0]	[0]
[1]	[1]	[1]	[1]	[1]	[1]	[1]	[1]	[1]	[1]	[1]	[1]	[1]	[1]
[2]	[2]	[2]	[2]	[2]	[2]	[2]	[2]	[2]	[2]	[2]	[2]	[2]	[2]
[3]	[3]	[3]	[3]	[3]	[3]	[3]	[3]	[3]	[3]	[3]	[3]	[3]	[3]
[4]	[4]	[4]	[4]	[4]	[4]	[4]	[4]	[4]	[4]	[4]	[4]	[4]	[4]
[5]	[5]	[5]	[5]	[5]	[5]	[5]	[5]	[5]	[5]	[5]	[5]	[5]	[5]
[6]	[6]	[6]	[6]	[6]	[6]	[6]	[6]	[6]	[6]	[6]	[6]	[6]	[6]
[7]	[7]	[7]	[7]	[7]	[7]	[7]	[7]	[7]	[7]	[7]	[7]	[7]	[7]
[8]	[8]	[8]	[8]	[8]	[8]	[8]	[8]	[8]	[8]	[8]	[8]	[8]	[8]
[9]	[9]	[9]	[9]	[9]	[9]	[9]	[9]	[9]	[9]	[9]	[9]	[9]	[9]

考试单元

第一单元 □

第二单元 □

填 涂 说 明

请用2B铅笔填涂，修改时请用橡皮擦擦干净。

正确填涂：■

错误填涂：☑ ☒ ◲ □ ◨

请考生认真填涂并核查以上信息，凡错误填涂者均不予阅卡评分。

1 [A] [B] [C] [D] [E]	36 [A] [B] [C] [D] [E]	71 [A] [B] [C] [D] [E]	106 [A] [B] [C] [D] [E]	141 [A] [B] [C] [D] [E]
2 [A] [B] [C] [D] [E]	37 [A] [B] [C] [D] [E]	72 [A] [B] [C] [D] [E]	107 [A] [B] [C] [D] [E]	142 [A] [B] [C] [D] [E]
3 [A] [B] [C] [D] [E]	38 [A] [B] [C] [D] [E]	73 [A] [B] [C] [D] [E]	108 [A] [B] [C] [D] [E]	143 [A] [B] [C] [D] [E]
4 [A] [B] [C] [D] [E]	39 [A] [B] [C] [D] [E]	74 [A] [B] [C] [D] [E]	109 [A] [B] [C] [D] [E]	144 [A] [B] [C] [D] [E]
5 [A] [B] [C] [D] [E]	40 [A] [B] [C] [D] [E]	75 [A] [B] [C] [D] [E]	110 [A] [B] [C] [D] [E]	145 [A] [B] [C] [D] [E]
6 [A] [B] [C] [D] [E]	41 [A] [B] [C] [D] [E]	76 [A] [B] [C] [D] [E]	111 [A] [B] [C] [D] [E]	146 [A] [B] [C] [D] [E]
7 [A] [B] [C] [D] [E]	42 [A] [B] [C] [D] [E]	77 [A] [B] [C] [D] [E]	112 [A] [B] [C] [D] [E]	147 [A] [B] [C] [D] [E]
8 [A] [B] [C] [D] [E]	43 [A] [B] [C] [D] [E]	78 [A] [B] [C] [D] [E]	113 [A] [B] [C] [D] [E]	148 [A] [B] [C] [D] [E]
9 [A] [B] [C] [D] [E]	44 [A] [B] [C] [D] [E]	79 [A] [B] [C] [D] [E]	114 [A] [B] [C] [D] [E]	149 [A] [B] [C] [D] [E]
10 [A] [B] [C] [D] [E]	45 [A] [B] [C] [D] [E]	80 [A] [B] [C] [D] [E]	115 [A] [B] [C] [D] [E]	150 [A] [B] [C] [D] [E]
11 [A] [B] [C] [D] [E]	46 [A] [B] [C] [D] [E]	81 [A] [B] [C] [D] [E]	116 [A] [B] [C] [D] [E]	
12 [A] [B] [C] [D] [E]	47 [A] [B] [C] [D] [E]	82 [A] [B] [C] [D] [E]	117 [A] [B] [C] [D] [E]	
13 [A] [B] [C] [D] [E]	48 [A] [B] [C] [D] [E]	83 [A] [B] [C] [D] [E]	118 [A] [B] [C] [D] [E]	
14 [A] [B] [C] [D] [E]	49 [A] [B] [C] [D] [E]	84 [A] [B] [C] [D] [E]	119 [A] [B] [C] [D] [E]	
15 [A] [B] [C] [D] [E]	50 [A] [B] [C] [D] [E]	85 [A] [B] [C] [D] [E]	120 [A] [B] [C] [D] [E]	
16 [A] [B] [C] [D] [E]	51 [A] [B] [C] [D] [E]	86 [A] [B] [C] [D] [E]	121 [A] [B] [C] [D] [E]	
17 [A] [B] [C] [D] [E]	52 [A] [B] [C] [D] [E]	87 [A] [B] [C] [D] [E]	122 [A] [B] [C] [D] [E]	
18 [A] [B] [C] [D] [E]	53 [A] [B] [C] [D] [E]	88 [A] [B] [C] [D] [E]	123 [A] [B] [C] [D] [E]	
19 [A] [B] [C] [D] [E]	54 [A] [B] [C] [D] [E]	89 [A] [B] [C] [D] [E]	124 [A] [B] [C] [D] [E]	
20 [A] [B] [C] [D] [E]	55 [A] [B] [C] [D] [E]	90 [A] [B] [C] [D] [E]	125 [A] [B] [C] [D] [E]	
21 [A] [B] [C] [D] [E]	56 [A] [B] [C] [D] [E]	91 [A] [B] [C] [D] [E]	126 [A] [B] [C] [D] [E]	
22 [A] [B] [C] [D] [E]	57 [A] [B] [C] [D] [E]	92 [A] [B] [C] [D] [E]	127 [A] [B] [C] [D] [E]	
23 [A] [B] [C] [D] [E]	58 [A] [B] [C] [D] [E]	93 [A] [B] [C] [D] [E]	128 [A] [B] [C] [D] [E]	
24 [A] [B] [C] [D] [E]	59 [A] [B] [C] [D] [E]	94 [A] [B] [C] [D] [E]	129 [A] [B] [C] [D] [E]	
25 [A] [B] [C] [D] [E]	60 [A] [B] [C] [D] [E]	95 [A] [B] [C] [D] [E]	130 [A] [B] [C] [D] [E]	
26 [A] [B] [C] [D] [E]	61 [A] [B] [C] [D] [E]	96 [A] [B] [C] [D] [E]	131 [A] [B] [C] [D] [E]	
27 [A] [B] [C] [D] [E]	62 [A] [B] [C] [D] [E]	97 [A] [B] [C] [D] [E]	132 [A] [B] [C] [D] [E]	
28 [A] [B] [C] [D] [E]	63 [A] [B] [C] [D] [E]	98 [A] [B] [C] [D] [E]	133 [A] [B] [C] [D] [E]	
29 [A] [B] [C] [D] [E]	64 [A] [B] [C] [D] [E]	99 [A] [B] [C] [D] [E]	134 [A] [B] [C] [D] [E]	
30 [A] [B] [C] [D] [E]	65 [A] [B] [C] [D] [E]	100 [A] [B] [C] [D] [E]	135 [A] [B] [C] [D] [E]	
31 [A] [B] [C] [D] [E]	66 [A] [B] [C] [D] [E]	101 [A] [B] [C] [D] [E]	136 [A] [B] [C] [D] [E]	
32 [A] [B] [C] [D] [E]	67 [A] [B] [C] [D] [E]	102 [A] [B] [C] [D] [E]	137 [A] [B] [C] [D] [E]	
33 [A] [B] [C] [D] [E]	68 [A] [B] [C] [D] [E]	103 [A] [B] [C] [D] [E]	138 [A] [B] [C] [D] [E]	
34 [A] [B] [C] [D] [E]	69 [A] [B] [C] [D] [E]	104 [A] [B] [C] [D] [E]	139 [A] [B] [C] [D] [E]	
35 [A] [B] [C] [D] [E]	70 [A] [B] [C] [D] [E]	105 [A] [B] [C] [D] [E]	140 [A] [B] [C] [D] [E]	

考 场 记 录

缺考 □

作弊
- 传抄 □
- 夹带 □
- 替考 □
- 其他 □

此栏由监考人员填涂